U0321441

三氧医学
理论与实践

何晓峰　郭亚兵　主编

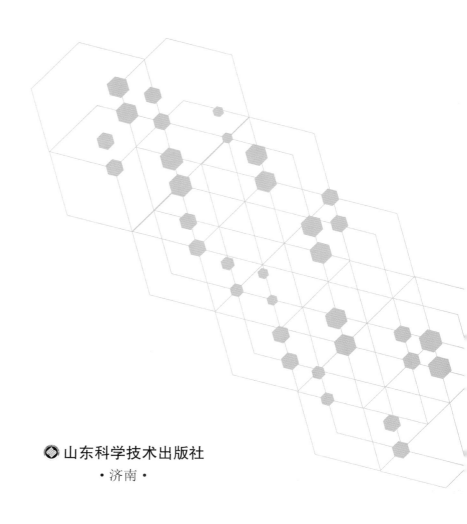

山东科学技术出版社
·济南·

图书在版编目（CIP）数据

三氧医学理论与实践 / 何晓峰，郭亚兵主编 .
—济南：山东科学技术出版社，2021.11
ISBN 978-7-5723-0913-7

Ⅰ. ①三… Ⅱ. ①何… ②郭… Ⅲ. ①臭氧—自
然疗法 Ⅳ. ① R454.6

中国版本图书馆 CIP 数据核字 (2021) 第 075955 号

三氧医学理论与实践
SANYANGYIXUE LILUN YU SHIJIAN

责任编辑：魏海增
装帧设计：孙小杰

主管单位：山东出版传媒股份有限公司
出 版 者：山东科学技术出版社
　　　　　地址：济南市市中区英雄山路 189 号
　　　　　邮编：250002　电话：（0531）82098088
　　　　　网址：www.lkj.com.cn
　　　　　电子邮件：sdkj@sdcbcm.com
发 行 者：山东科学技术出版社
　　　　　地址：济南市市中区英雄山路 189 号
　　　　　邮编：250002　电话：（0531）82098071
印 刷 者：山东临沂新华印刷物流集团有限责任公司
　　　　　地址：山东省临沂市高新技术产业开发区新华路东段
　　　　　邮编：276017　电话：（0539）2925659

规格：16 开（184mm×260mm）
印张：16　字数：384 千　印数：1~6000
版次：2021 年 11 月第 1 版　2021 年 11 月第 1 次印刷
定价：168.00 元

编 委 会

序 一

生物氧化治疗中临床应用最广的是三氧治疗。南方医科大学南方医院的何晓峰教授作为国内第一个引入三氧治疗的医生，一直引领这个行业的发展。回想起20年前，何晓峰从意大利博洛尼亚大学学成归来，在李彦豪教授大力支持下，率先在国内开展了三氧治疗腰椎间盘突出的临床研究。2001年初，在我院应用三氧治疗了首批20余名患者，取得了不错的疗效。相比于其他腰椎间盘突出治疗方法，三氧治疗创伤小是其突出优点。2002年，在广州举办的腰椎间盘突出介入治疗学习班上，我受邀参与授课，向介入治疗的同行推广应用三氧治疗方式。为了进一步规范引领生物氧化治疗尤其是三氧治疗的发展，2019年4月成立了中国医师协会介入医师分会生物氧化治疗专业委员会，并选举何晓峰教授为主任委员。

三氧治疗是一种治疗成本低、绿色环保的适宜性医疗技术。尤其是在疼痛治疗中，三氧可替代激素的使用，受到了医患的认可。近年来，由于三氧水和三氧油等制备技术的成熟，三氧治疗技术在我国已广泛应用于皮肤疾病、窦道瘘管和妇科炎症等的治疗，取得了很好的临床疗效，并获得了良好的卫生经济学效益。

现阶段，生物氧化治疗尤其是三氧治疗已积累了大量的临床实践经验，主流医学文献的显示度也不断增加。但是，就三氧治疗这样一个广阔的领域而言，尚缺少理论研究与临床实践并重、对该方向发展起引领性作用的专著。

何晓峰教授、郭亚兵教授主编的这本《三氧医学理论与实践》，介绍了三氧治疗的机理和临床应用，尤其是在三氧治疗颈腰椎间盘突出、骨关节疾病、皮肤疾病、妇科炎症、肝功能不全、缺血性脑血管疾病等方面的临床实践和取得的确切疗效。此外，还介绍了三氧应用在肿瘤治疗方面的有益探索，填补了三氧医学理论和实践的这一空白。相信该书会对三氧治疗在国内的健康发展起到积极推动作用，是从事该行业的医生们很好的一本参考书。

滕皋军

东南大学附属中大医院主任医师、教授

中国医师协会介入医师分会会长

2021 年 11 月

序 二

21世纪之初，一位年近不惑的医生满怀壮志走出国门，远赴意大利古老的博洛尼亚大学学习最新的神经介入技术。他就是本书的第一主编何晓峰。当年，何晓峰一下飞机就被意大利的"黑的士"猛宰了千余人民币，同时期广州肆虐的黑的士都没那么大胆。

有道是，有心栽花花不开，无心插柳柳成荫。"花开"还是"柳成荫"，这事儿真是难说。何晓峰本想学成神经介入技术，回国后大展身手，却在学习中发现了一种新兴的治疗技术——三氧治疗。他预见到三氧应用于介入治疗的可行性，于是把当时在国内名不见经传的三氧治疗腰椎间盘突出技术带了回来。他回来后，神经介入方面的临床实践难以开展，而学到的"副业"——三氧治疗技术却搞得红红火火。

这开创性的事情，事后说起来很容易，但当时做起来实在是困难重重。遇到的第一个困难是在国内买不到医用三氧发生器，情急之下才找到一家瑞典生产的实验室用三氧发生器。估计医院不会批准购买，我们想办法凑了2万元将其买下，这才有了进行相关实验的"武器"。我先把仪器给俞志坚博士等人用于开展椎间盘三氧注射动物实验研究，实验结果鼓舞了大家的信心。三氧治疗椎间盘突出技术开始进行临床试验时，受试者征集比较困难。于是，我们赴南京，找到东南大学附属中大医院的滕皋军教授寻求帮助。滕教授及其团队给予了热情友好的支持。临床试验结束后，论文发表在《介入放射学杂志》，迄今仍然是该杂志创办以来被引用次数最高的两篇论文之一。回过头看，当年的基础研究和临床实验方法不够严谨，但谁又能要求一个还不会走路的婴儿做出标准的体操动作呢？！

"三氧"（O_3），是氧的一种同分异构体，具有强氧化性，因其具有刺鼻性气味，一直译为"臭氧"，现在全国科学技术名词审定委员会发布的《大气科学名词（第3版）》(2009)、《化学名词（第2版）》(2016)、《呼吸病学名词》(2018)等仍沿用"臭氧"这一术语。但在临床医学领域，考虑到患者的接受度，"三氧"似乎可以替代"臭氧"。这也是本书名为《三氧医学理论与实践》之本意所在。

三氧治疗领域存在一个悖论，尽管临床上可看到其在某些方面获得较好的疗效，却仍很难得到主流医学界的认可，一定程度上成了"另类疗法"（alternative therapy）。究其原因，也许正如本书主编之一郭亚兵教授在第五章中描述的那样。目前，实时、精准显示三氧浓度的仪器尚未出现，医用三氧（包括三氧和纯氧混合气体、三氧水、三氧油等）的不稳定性也使得三氧浓度测定的准确性还存在不足，成为实验研究和临床应用的缺陷。这就好比某种中草药因为产地、气候和生长状态不同，即使使用同样剂量，疗效也会参差不齐，但这并不影响人们对中草药的接受度和其应用。从根本上讲，医学本身就是经验科学。假以时日，随着工程技术和实验技术的发展，新型的三氧测定技术和设备不断涌现，三氧治疗的基础理论和临床应用也将会有一个很大的发展，并在临床治疗诸学科中占有一席之地。这就需要何晓峰、郭亚兵及其他同行们倍加努力。

本人曾经参与过部分相关三氧实验和治疗工作。这次应何晓峰之邀为其新书做序，匆匆阅读了书稿，对这本书的感觉是：内容丰富务实，但还有些提升的空间。

本书的出版，是对过去经验的总结。时代在发展，医疗技术也日新月异，那就期待融汇新成果的新一版专著的面世吧。

李彦豪

2021 年 11 月

序 三

　　我和何晓峰、郭亚兵两位主编相识于三氧治疗大会。21世纪初，三氧治疗在国内刚刚兴起，本院的何晓峰教授举办了全国首届三氧治疗腰椎间盘突出的会议，对此我产生了很大的兴趣。外科开放性手术治疗腰椎间盘突出是主流医学，但存在创伤较大、患者卧床时间较长和并发症较多等问题。能用一种更加简便、安全和费用较低的治疗方法解决这个常见病，是我们骨科医生梦寐以求的理想。我进一步了解到，三氧还能治疗疼痛及骨关节疾病，替代激素的使用。于是，在好奇心驱使下，我安排几个研究生开展了这方面的动物实验，研究结果令人鼓舞，在国内及国际杂志上发表了几篇文章。由于中国医生们的研究贡献，在2011年召开的第3届世界三氧治疗大会上，何晓峰代表中国医生荣获了三氧研究"MONTI"奖。

　　三氧治疗在国际上有上百年的历史，在药品匮乏的年代，曾经发挥过积极的治疗作用。由于抗生素的大量使用，药物的耐药性问题日益突出，成了现代医学发展的一个瓶颈。近年来，这门古老的治疗方法也重新为国际医学界所重视。在国内，三氧医学属于边缘学科，涉及骨科、内科、康复、介入、妇科等诸多领域。由于三氧的不稳定性，各学科开展的研究尚不够深入，存在着较多的学术争议。虽然问题不少，但三氧治疗的临床疗效还是显而易见的，也得到了广大患者的认可。

　　何晓峰和郭亚兵教授主编的《三氧医学理论与实践》一书，总结了我国近

20年来三氧治疗的成功经验，客观公正地阐述了其中存在的问题，展望了三氧治疗未来发展趋势，是从事该行业的医生们在临床工作中值得参考的一部专著。

我愿意向我的同行们推荐这部书。

余 斌

南方医科大学南方医院创伤骨科研究所所长

中华医学会创伤骨科分会候任主任委员

2021年11月

前　言

　　自2009年本人编撰出版《臭氧治疗的临床应用》一书，距今已有12年了。在这12年中，三氧治疗在世界范围内不断发展，各国也陆续推出许多新的治疗方法。据不完全统计，我国每年开展数十万例颈腰椎间盘突出、脑梗死、骨性关节炎、皮肤疾病、妇科炎症等的三氧治疗，疗效得到了充分肯定。三氧水、三氧油的临床应用近些年来也得到了长足发展。三氧肿瘤治疗、三氧再生治疗等基础研究和临床治疗也在积极探索之中。

　　众所周知，三氧治疗在欧美国家有逾百年的悠久历史，而在中国是2000年由本人从意大利率先引入，历史较为短暂。早在20世纪70年代，欧洲各国已陆续成立了三氧治疗协会。第一个世界性的三氧治疗联合会（WFOT）是2005年在印度新德里成立的，选举印度医生Kumar担任第1任主席。2012年Kumar不幸患病去世，2014年选举西班牙Noci教授接任第2任主席；2016年在WFOT孟买会议上选举本人为第3任主席，郭亚兵教授为副主席；2018年在我国广州举办的第6届WFOT会议上选举罗马尼亚医生Tiron为第4任主席，当年接纳美国三氧治疗学会、蒙古国三氧与替代疗法协会、波兰三氧协会为新的会员国，中国山东淄博前沿医疗器械有限公司首次成为WFOT合作会员单位。本届WFOT会议上还发布了三氧治疗规范化指南讨论稿。截至2020年底，WFOT已经拥有31个国家的会员单位，遍布欧洲、美洲、亚洲、非洲及大洋洲，其中全国性协会23个、WFOT分会9个和独立成员2个。目前，WFOT已成为世界上最大的三氧治疗协会，在世界范围内具有广泛的基础。中国尚无全国性的三氧治疗协会，是9个WFOT分会之一。鉴于国内三氧治疗的快速发展形势，2019年4月，在中国医师协会介入医师分会滕皋军会长的大力支持下，成立了生物氧化治疗专业委员会，由本人任主任委员，以期引领该行业在介入治疗领域的健康发展。同年，中国医师协会疼痛医师分会也出台了三氧治疗专家共识，为全国疼痛学科开展三氧治疗夯实了基础。这些行动表明，我国已将这项治疗方法纳入规范管理。

在三氧治疗发展的大好形势下，国内一些非正规医疗机构也借机推广三氧血液净化治疗。由于是非专业人员从事该项工作，存在诸多问题，如治疗方法不规范、在宣传上夸大疗效等。这给三氧治疗带来了负面影响。

为引导三氧治疗的规范发展，新的三氧治疗专著出版势在必行。有鉴于此，主编召集了一批专家在参考现今世界各国和总结我国现有经验的基础上，对2009年版《臭氧治疗的临床应用》做了增补和修改，汇总了新的治疗方法，就三氧治疗的热点和难点问题进行了新的探讨，尤其是对存在争议的一些治疗方法进行了说明。

参编本书的作者大多是临床一线专家，有丰富的临床治疗经验，基本代表了当今世界范围内三氧治疗的前沿与方向。本书汇集了他们从事三氧治疗的理论研究成果、临床经验和治疗案例，对从事三氧治疗的同行们来说具有较高的参考价值。但是，由于编者经验所限，并且在很多领域中的三氧治疗尚处于摸索试验阶段，书中不当及错漏之处也在所难免，还望同行们批评指正。

何晓峰

2021 年 10 月于广州

目录

第一章

三氧临床治疗方式

一、临床上常用的治疗方法

（一）三氧大自血治疗（MAH，major autohemotherapy）

抽取静脉血（常用肘静脉）100 mL 至输血袋内，与 100 mL 三氧气体混合后再回输至静脉。常用三氧的浓度为 20~40 μg/mL，以低浓度逐渐增高为宜。通常情况下须避免血液容量大于 200 mL，以防血流动力学不稳定，特别是对老人或血流动力学紊乱的患者。也应避免三氧浓度 80 μg/mL 及以上，以免增加溶血的风险。治疗周期和三氧剂量取决于患者的一般状况、年龄以及何种疾病。一般来说，每 5 次就增加 5 μg/mL 三氧剂量，每 15~20 次作为一个治疗周期。从临床经验看，第 5 次到第 10 次时，患者情况会有改善，随后氧化防御机制被激活。治疗频率可以每天 1 次或数次，也可以一周 2~3 次，由医师根据具体情况而定。

抽取静脉血须使用 12 号针头，由于该针头较粗大，且需要反复多次抽血，故在临床使用中有一定限制，尤其是对静脉取血困难者，但目前尚无其他更好的替代方法。乌克兰专家推荐一种每次取血 2 000 mL 的设备（EBOO），该设备类似血液透析，但国际上许多学者持反对意见，认为会导致血流动力学不稳定及增加溶血风险。

血液与三氧混合后须于 15 min 内回输至静脉。高压回输在某些品牌的设备中采用，但多数欧洲专家持反对意见，认为有气体栓塞风险。

由于血袋中含有枸橼酸钠抗凝液，三氧大自血疗法会增加患者出血风险，月经周期的妇女也有增加月经量的可能，应谨慎使用。也有专家推荐使用玻璃瓶代替血袋,但临床实践证实二者无明显差异。

蚕豆病(G-6-PD缺乏症)和甲亢患者是三氧大自血治疗的禁忌证。因为前者的红细胞缺乏抗氧化酶而易致溶血,治疗须做相关检测;后者可增加机体代谢而加重甲亢的症状。

(二)椎间盘消融及神经根松解

具体治疗方法参见本书相关章节。

腰椎间盘消融术使用的三氧浓度为25~40 μg/mL,间盘内注射量为10~15 mL。颈椎间盘较小,通常使用量不超过5 mL同样浓度的气体。利用三氧行髓核溶解,尽管仅一次治疗就有效,但有一些特别的技术要求,需要经验丰富的人员执行具体的操作。

腰4椎体以上静脉丛较为丰富,行三氧神经根松解时有气栓风险,须谨慎行事。颈部血供丰富,且多支血管交叉吻合,行神经根松解易致气体进入椎动脉内,发生小脑及脑干梗死,须特别慎重。

(三)肌肉注射和椎旁注射

具体治疗方法参见本书相关章节。

肌肉及椎旁注射三氧气体浓度以30 μg/mL以下较为安全。意大利医生Muto曾行动物实验,显示50 μg/mL的三氧气体可致肌肉点状坏死。每个痛点注射量不宜超过5 mL,每次总量在30 mL以下。

从脊柱侧旁开2 cm入路,深度为2~4 cm,应考虑到患者的体质和/或接受治疗位置,对于瘦弱的患者浅一些,对于肥胖患者和腰椎处应该深一些。

前2周每周进行2次治疗,一旦临床改善,治疗间隔改为每周1次,持续4~6周,然后每15天1次,直到完成20次即1个疗程的治疗。一旦症状消失,也可缩短治疗。在某些情况下,专家可以使用更长的针头。

重要的是,医生要准确检查腰骶椎区和髂骨关节区水平的肌肉是否有炎症或"触发点"。一般来说,触发点都在肌肉深部。因此,应用此方法时必须肌内注射,剂量可5~10 mL不等,视解剖位置而定,浓度为10 μg/mL或20 μg/mL。

在穴位或反射区,用0.1~0.3 mL浓度低于30 μg/mL的氧气和三氧混合气体采用皮下注射,最大使用气体剂量为1 mL。

（四）关节腔内注射

多用于膝关节、肩关节及指间关节。具体治疗方法参见本书相关章节。

（五）硬膜外腔注射

在硬膜外腔进行注射，每周2次。采用5 mL 浓度为20 μg/mL 的氧气和三氧混合气体。

尽管相对于盘内注射来说腔体硬膜外注射法或通过神经间隙或裂孔是一种间接治疗方式，但这也是三氧治疗椎间盘突出的另一种选择，因为利用这种方法患者和医生都可以避免暴露在射线下的风险。将三氧注射到硬膜外，既可以作用于椎间盘也可以对损坏的神经根起作用，很容易操作，不会造成神经损伤而影响患者的正常生活。此外，这种方式需要很少的资源和设备，节约成本，相对于同为间接治疗的椎旁注射，治疗次数少。对多间盘突出非常有用，也可用于有椎间盘突出相关疾病的患者。

（六）皮下注射

皮下注射用30G 针，小剂量（1～2 mL）注射5～10 μg/mL 三氧。

皮下注射对神经性疼痛的治疗也有效，也可用于美容，减少脂肪，但每次用量不能超过100 mL。

（七）直肠注气

系统性全身治疗只能通过直肠，使用浓度取决于患者的病理及氧化应激分级，用量取决于患者的年龄。直肠吹入的导管置入肛门括约肌内1～2 cm 处。

每治疗5次后改变剂量。第1年每3个月治疗15～20次，为1个周期。然后对患者进行评估，确定第2年的治疗周期和频率。

（八）三氧局部熏蒸

多用于糖尿病足的治疗。采用抗氧化熏蒸袋包裹病足，根据病灶程度和进展情况，采用40～60 μg/mL 的三氧熏蒸20～30 min。浓度为60～70 μg/mL 的三氧只能用于熏蒸化脓性感染部位。一旦感染被控制住，长出健康的肉芽组织，就需要降低浓度，减少熏蒸次数，帮助愈合。

（九）三氧全身熏蒸

做法是：将人体置身于氧舱内，头面部置于舱外，颈部用湿毛巾密封。将三氧气体注入舱内，让身体接受 20 ～ 30 min 的熏蒸。该方式主要用于治疗皮肤病，或用于不能接受大自血疗法的患者。目前国内已有少数单位临床应用这种方式，疗效尚在探索之中。

（十）瘘管注气

操作者首先要确认瘘管不与呼吸通道相通。重要的是要记住，在进行皮肤、肛周和手术瘘注气时，气体可能会进入一个封闭腔，导致阻塞或形成囊肿，所以要避免压力增加引起患者危险或痛苦。

（十一）阴道注气

做法是：用 20 ～ 40 μg/mL 的三氧 1 000 ～ 2 000 mL，以 100 ～ 200 mL/min 流速连续熏蒸 10 min。必须先用三氧水冲洗阴道。这种应用必须有三氧分解回收设备。

（十二）膀胱尿道注气

根据情况，吹注 50 ～ 100 mL 三氧进入尿道膀胱。推荐的浓度从 10 ～ 15 μg/mL、15 ～ 20 μg/mL、20 ～ 25 μg/mL 逐步增加。可以结合三氧水冲洗治疗。

（十三）局部应用三氧水、三氧油和三氧膏

它适用于伤口、溃疡和多个感染病灶，根据目的（消毒、再生）和组织类型采用不同的浓度。

二、不推荐使用的治疗方式

（一）维生素和三氧

用三氧治疗时须暂停使用所有的含有维生素 C 和维生素 E 的抗氧化补充剂，血液中这些化合物的浓度高，会干扰三氧作为氧化剂的作用，影响治疗效果。同时，要告知患者不能大量食用富含维生素的食物。因此，维生素或抗氧化剂应在三氧治疗之前或之后使用，不应在治疗过程中使用。

（二）腹腔内

这种方式主要应用在动物实验阶段。研究人员发现，在动物体内植入不同的肿瘤细胞系，三氧对肿瘤细胞比许多人所用的细胞抑制剂有更大的细胞毒性，而且不会引起化疗时的不良反应。马尔堡·菲利普大学动物医学服务和实验室的 Siegfried Schulz 教授正在进行这一方面的研究。

到目前为止，三氧用于人类癌症治疗的实验研究还没有有说服力的数据。

在临床已经使用了腹腔清洗的方式处理治疗腹膜炎，一次三氧水使用量为 200～300 mL，浓度为 10～20 μg/mL，通过硅胶导管进入腹腔。

三、禁止的治疗方式

（一）直接静脉注射三氧

强烈反对该治疗方式，因其可能导致空气栓塞，即使在使用输液泵缓慢滴注和 20 mL 小剂量的情况下。空气栓塞起源于肺的气体栓子阻塞血管，然后出现咳嗽、胸闷、头晕，甚至视觉变化、血压下降、脑缺血（麻痹）和死亡的迹象。

没有理由让患者接受有风险的治疗，有很多安全的方法都是经过测试有效的，如大自血、小自血和直肠灌注。

（二）吸入

这是绝对禁止的。因为肺的解剖及生化特性使得它对三氧引起的氧化损伤非常敏感。

四、没有达成共识的治疗方式

乌克兰和俄罗斯三氧学会用三氧化盐水作为三氧全身系统性治疗的另一种形式，这种形式在这两个国家发展得很好，疗效在1992—2009年于俄罗斯举行的第8届实践科学会议上提交的科学研究成果中得到证实。不过，这种方法并没有全面获得其他学会的认同，因此没有给医生制定使用此方法的标准。

五、临床治疗的基本要求

不论采用哪种治疗方式，都须由合格的技术人员进行操作，要签署书面的知情同意书，并且严格无菌操作。

治疗中使用的所有与患者的组织或体液接触的设备，都必须是一次性使用或消毒后的（如外科手术设备）。在注射前，三氧必须通过抗菌消毒过滤器<20 μm进行过滤。

常规治疗和三氧治疗相结合可以治疗相关疾病，至少有理论基础表明可能是有益的，但还没有真正的临床证据。某些研究表明该治疗有效，但是通过其他治疗也能达到相同效果，因此结果是不可靠的。在一些研究中对三氧治疗与另一种方法合并治疗进行了评估，结论是三氧疗法可作为补充治疗。

（一）一般基础治疗

不是所有的患者对由三氧治疗引起的氧化应激反应都同样不明显且可控制，因此，三氧处理应始终遵循循序渐进的方式，从低剂量逐渐增加，避免不必要的风险，直到诊断出氧化应激再调整剂量。

利用一些指标对患者进行氧化应激状态分类是可取的，如丙二醛、过氧化氢酶、超氧化物歧化酶、谷胱甘肽。

（二）临床医生根据临床状态评估三氧治疗疗效

如果制定的方法无法衡量患者的氧化应激程度，则医生根据相同的临床状态进行评估就非常重要，评估患者此时是否可以接受三氧治疗，或是否有必要在之前改善他的营养。

对于任何药物治疗，患者都可分为3种类型：正常应答、超常反应、弱应答。目前，这些因素都无法控制，取决于患者的体质和疾病自身的特性。

三氧疗法是一种"医疗行为"，应该由医务人员科学严谨地实施。因此，医疗机构应当按照一定要求将三氧治疗正规化，这对于那些至今仍未按要求实施的三氧治疗师非常适用。

（三）三氧治疗中心须具备的条件

目前我国国内三氧治疗尚无全国性组织，只是在中国医师协会疼痛科医师分会、介入医师分会设有相关的生物氧化治疗专业委员会，并制定了专家共识和相关规范。因此，三氧治疗中心的建设应该获得强制性医疗卫生许可，并应遵守下列要求：

（1）有培训合格的医生并拥有公认的三氧治疗经验。

（2）使用合适的设备以产生和实施三氧治疗，应得到卫生行政部门许可。产生三氧的设备必须根据制造商的建议定期进行校准或调整,避免程序应用不当或浓度不准确。

(3)使用由授权公司提供的医用氧气。

(4)根据选择的治疗方式,准确落实各项协议,以保证治疗的质量。该协议应通过适当的科学验证和生物氧化治疗专业委员会的认可。

(5)制作知情同意书,由患者及负责执行三氧治疗的医生签署,保留患者的临床病史复印件。

(6)有良好的通风系统。

(7)有急救药品、通风设备或呼吸辅助器。

(8)椎间盘内三氧操作应在医院内手术室或可行大手术的门诊完成。

治疗成功的关键取决于多种可控制因素,包括三氧治疗师的知识储备和技术、操作方法、三氧的质量、良好的临床应用。不可控因素包括患者的体质及疾病的当前状态。

（何晓峰　南方医科大学南方医院　广州）

第二章

三氧的理化性质及作用机理

三氧（O_3）是在19世纪中叶发现的一种气体，是由3个氧原子组成的分子，结构不稳定。三氧气体是无色的，有特殊臭味，在20℃下的半衰期为40 min，在0℃下的半衰期约为140 min，基本功能是保护人类免受紫外线辐射的有害影响。研究发现三氧具有许多治疗效果，而精确的医用三氧发生器的出现使得由临床及基础实验评估研究三氧的机制、功能和可能的毒性成为可能。

一、三氧的研究历史

三氧的研究历史可追溯到200多年以前。1785年，荷兰物理学家马修·冯·马鲁姆（Martin van Marum）发现在放电时氧气会发生化学变化，产生一种特殊的气味，首次提及"三氧"这一名称。1801年，Cruikschank 注意到在电解过程中有一种不知名的气体产生。1840年，巴塞尔大学教授克里斯蒂安·弗里德里希·施恩贝宁（Christian Friedrich Schönbein）将氧气性质的变化与他所谓的"三氧"形成的特殊气体的信息相关联，发表了题为《电解水过程中阳极的气味》的论文，这种刺激性的气体被正式命名为"三氧"（Ozone，希腊语词根为 ozein，"嗅到"的意思）。Schönbein 首次检测到三氧有与双键位置的生物底物结合的能力。在当时，施恩贝宁已认识到三氧存在于自然界的任何角落，并且浓度随海拔高度的增加而增加。这个伟大的发现至今仍对我们的日常生活及地球大气环境保护研究有着巨大的影响。1857年，在由维尔纳·冯·西门子公司发明的现代磁感应管基础上构建了第一个技术三氧化装置，即所谓的西门子管。这种能产生三氧的管使人们进一步认识到三氧是一种非常不稳定、难以储存的气体，可杀灭细菌、病毒，因而可用于水的消毒。许多消毒水的工厂由此而诞生，产生了巨大的社会和经济效应。100年后，约阿希姆·汉斯勒（Joachim Hansler）博士构建了第1种可以精确计量三氧和氧气混合物的药用三氧发生器。1893年10月，第1个三氧水处理系统安装在荷兰，目前已有3 000多个三氧水处理厂。在1896年9月，尼古拉·特斯拉（Nikola Tesla）获得三氧发生器的专利。1900年，特斯拉三氧公司成立，开始销售用于医疗用途的三氧发生器和三氧化橄榄油。

二、三氧的理化特性

三氧（O_3）是氧（O_2）的同素异形体，相对分子质量为48，常温下通常为无色气体，但厚层呈蓝色。液态三氧为深蓝色，比重为1.71（−183℃），沸点为−112℃；固态三氧呈紫黑色，熔点为−251℃。三氧的临界温度为−12℃，1个大气压、0℃时溶解度为2.144 g/L。在标准压力和温度（STP）下其溶解度比氧大13倍，在含有杂质的水溶液中三氧迅速分解，在大气中的半衰期为40 min（常温），在蒸馏水中的半衰期为20 min（20℃）。三氧是氧的同素异形体，化学性质极活泼，易爆炸，在高温下可迅速分解成氧气，常温下分解缓慢，是一种强氧化剂，具有强烈的杀菌作用。三氧在水中氧化还原电位为2.07 V，氧化能力高于氯（1.36 V）、二氧化氯（1.05 V）。人们把含有三氧的水叫作三氧水。三氧水对各种致病微生物均有极强的杀灭作用，三氧在水中不稳定，发生强烈氧化还原反应，产生极活泼、具有强烈氧化作用的单元子氧（O）和羟基（—OH）。羟基氧化还原电位为2.8 V，相当于氟的氧化能力。三氧主要存在于距地球表面20~35 km的同温层，可吸收对人体有害的短波紫外线。在常温常压下，三氧稳定性极差，可自行分解为氧气。WFOT对环境气体三氧设定的安全标准为1.0×10^{-7}，接触时间不超过10 h；美国的标准为1.0×10^{-7}，接触时间不超过8 h。

三、三氧镇痛抗炎的机制研究

三氧治疗作为一种古老而创新的治疗方法，越来越多地被世界各地的医学工作者认同。目前，三氧在临床上主要应用于治疗关节性疾病、妇科疾病、皮肤溃疡和损伤、病毒性肝炎、溃疡性结肠（直肠）炎及疼痛等，并用于辅助治疗肿瘤，其临床疗效得到了充分肯定，尤其是在治疗炎性疼痛及神经病理性疼痛等方面疗效显著。三氧作为一种强氧化剂，为何具有强大的抗炎镇痛作用？这是很多人关心的问题。

由于三氧没有受体，其药理作用机制是通过其他介质间接实现的。随着医学基础研究的深入，三氧的作用机制渐趋明了。三氧的镇痛机制主要可以分为以下方面。

（一）激活内源性的抗氧化机制，主动清除氧自由基

三氧作为强氧化剂，在合适浓度的情况下，作用于机体细胞，可以产生类似于预适应的生化反应，诱导多种抗氧化酶的表达上调，主动清除过量的活性氧（reactive oxygen species，ROS）。

例如，三氧处理以后可以促进局部微环境中的血红素加氧酶1（heme oxygenase-1，HO-1）的表达。血红素加氧酶（heme oxygenase，HO）是血红素分解代谢过程中的限速酶，人体内的 HO 有3种类型：氧应激诱导型（HO-1）、组成型（HO-2）及尚未明确的 HO-3。HO 可以将血红素转化为胆绿素，进而变成胆红素，胆红素作为内源性最强的抗氧化剂之一，可以中和炎症和疼痛反应中过量的 ROS，进而起到保护作用。三氧可以刺激超氧化物歧化酶（superoxide dismutase，SOD）的表达，进而分解超量的过氧化自由基；生成过氧化氢酶（catalase），分解过氧化氢；促进谷胱甘肽过氧化物酶（glutathione peroxidase，GSH-Px）的合成，分解有机过氧化物。同时，三氧还可以导致磷酸戊糖旁路代谢中的6-磷酸葡萄糖脱氢酶（glucose-6-phosphate-dehydrogenase，G-6-PD）的增加，提升还原型辅酶Ⅱ（NADPH）的抗氧化还原能力。三氧的这一作用可加速机体主动清除生理和病理过程中积累过多的自由基和过氧化物。

（二）通过对免疫功能的双向调节作用，发挥抗炎和退炎效果

三氧在不同浓度下具有免疫激活和抗炎的双重作用。三氧作用于免疫细胞，可诱导产生众多细胞因子，包括干扰素（IFN-γ）、白细胞介素（IL-1β、2、4、6、8、10）、肿瘤坏死因子（TNF-α）、粒细胞巨噬细胞集落刺激因子（GM-CSF）和转化生长因子（TGF-β）。这些细胞因子的功能复杂，既有促进免疫反应的细胞因子，如 IFN-γ；也有抑制免疫反应的细胞因子，如 IL-10。所以，不同的三氧浓度和疗程治疗，对于机体的免疫功能具有不同的调节方式和效果。

根据三氧的作用机制，将所有治疗剂量分为低剂量、中剂量和高剂量等3种类

型。低、中剂量三氧具有免疫增强效应，例如三氧能增强粒细胞和巨噬细胞的吞噬功能，提升机体对于病原微生物或者代谢废物的清除作用。高剂量的三氧具有免疫抑制作用：一方面，通过抑制细胞核内转录因子，例如 NF-κB，抑制致炎因子的合成；另一方面，通过增加炎症抑制因子的合成与释放，产生快速退炎镇痛效果。

（三）直接灭活致炎致痛因子并激发内源镇痛物质的释放

三氧具有极强的氧化性，注射到炎症部位之后，可以迅速灭活接触到的致炎因子，减轻炎症因子对于痛觉末梢的刺激，抑制疼痛的外周敏化，产生镇痛作用。三氧局部注射后可直接作用于感觉神经末梢，刺激神经末梢释放内啡肽等物质，阻断有害信号向高级中枢的传递。还有研究表明，三氧可以刺激神经末梢抑制性中间神经元释放脑啡肽等物质，从而起到中枢镇痛作用。这种镇痛作用可以在注射后迅速出现，可能是三氧速效镇痛的分子机制。

（四）增加氧供，改善组织缺氧

三氧处理可使细胞内 2，3-二磷酸甘油酸含量增加，使氧合血红蛋白解离曲线右移，增加红细胞携带的氧气释放，减轻局部组织的缺氧状态。临床上利用三氧治疗，使用的都是三氧和氧气的混合物，三氧在接触到具有还原性的细胞表面之后，可以迅速地还原为氧气，和同时给予的氧气一起在局部营造一个富氧的环境，为免疫系统的功能恢复和组织的修复提供便利。同时，血管内皮细胞受到三氧刺激，可以释放一氧化氮等物质，扩张血管，改善局部微循环，从而促进组织修复。

四、结语

虽然三氧治疗已有很多临床研究，但仍需要在合适的疾病中进行随机和良好对照的临床实验，并通过科学的实验证明其有效性和具体作用机制，这将有助于三氧的临床使用。相信随着三氧生产技术的进步、高质量基础研究及临床研究的丰富，医用三氧治疗作用将不断完善、拓展，有效、安全地为患者减轻痛苦，提高患者生活质量。

参考文献

[1] 李芸 , 傅志俭. 三氧治疗炎性痛的应用研究 [J]. 中国疼痛医学杂志 , 2016, 22(3): 168–171.

[2] 何晓峰 , 李彦豪. 三氧治疗：历史、现状与未来 [J]. 中国介入影像与治疗学 , 2005, 2(05): 389–392.

[3] Di Paolo N, Bocci V, Gaggiotti E. Ozone therapy[J]. The International journal of artificial organs, 2004, 27(3): 168–175.

[4] Bocci V. Biological and clinical effects of ozone. Has ozone therapy a future in medicine?[J]. British journal of biomedical science, 1999, 56(4): 270–279.

[5] Bocci V. Does ozone therapy normalize the cellular redox balance? Implications for therapy of human immunodeficiency virus infection and several other diseases[J]. Medical hypotheses, 1996, 46(2): 150–154.

[6] Folinsbee L J. Effects of ozone exposure on lung function in man: a review[J]. Reviews on environmental health, 1981, 3(3): 211–240.

[7] Bocci V. Is it true that ozone is always toxic? The end of a dogma[J]. Toxicology and applied pharmacology, 2006, 216(3): 493–504.

[8] Holmes J. Clinical reversal of root caries using ozone, double–blind, randomized, controlled 18–month trial[J]. Gerodontology, 2003, 20(2): 106–114.

[9] Baysan A, Lynch E. Clinical reversal of root caries using ozone: 6–month results[J]. American journal of dentistry, 2007, 20(4): 203–208.

[10] Hernandez F, Menendez S, Wong R. Decrease of blood cholesterol and stimulation of antioxidative response in cardiopathy patients treated with endovenous ozone therapy[J]. Free radical biology & medicine, 1995, 19(1): 115–119.

[11] Clavo B, Perez J L, Lopez L, et al. Effect of ozone therapy on muscle oxygenation[J]. Journal of alternative and complementary medicine, 2003, 9(2): 251–256.

[12] Braslavsky S E, Rubin M B. The history of ozone. Part VIII. Photochemical formation of ozone[J]. Photochemical & photobiological sciences: Official journal of the European Photochemistry Association and the European Society for Photobiology, 2011, 10(10): 1515–1520.

[13] Caliskan B, Guven A, Ozler M, et al. Ozone therapy prevents renal inflammation and fibrosis in a rat model of acute pyelonephritis[J]. Scandinavian journal of clinical and laboratory investigation, 2011, 71(6): 473–480.

[14] Wells K H, Latino J, Gavalchin J, et al. Inactivation of human immunodeficiency virus type 1 by ozone in vitro[J]. Blood, 1991, 78(7): 1882–1890.

[15] Di Filippo C, Cervone C, Rossi C, et al. Antiarrhythmic effect of acute oxygen–ozone administration to rats[J]. European journal of pharmacology, 2010, 629(1–3): 89–95.

[16] Pryor W A, Squadrito G L, Friedman M. A new mechanism for the toxicity of ozone[J]. Toxicology letters, 1995, 82–83: 287–293.

[17] Pryor W A, Squadrito G L, Friedman M. The cascade mechanism to explain ozone toxicity: the role of lipid ozonation products[J]. Free radical biology & medicine, 1995, 19(6): 935–941.

[18] Konings A W. Mechanisms of ozone toxicity in cultured cells. I. Reduced clonogenic ability of polyunsaturated fatty acid–supplemented fibroblasts. Effect of vitamin E[J]. Journal of toxicology and environmental health, 1986, 18(3): 491–497.

[19] Mustafa M G. Biochemical basis of ozone toxicity[J]. Free radical biology & medicine, 1990, 9(3): 245–265.

[20] Shimasaki H, akatori T, Anderson W R, et al. Alteration of lung lipids in ozone exposed rats[J].Biochemical and biophysical research communications, 1976, 68(4): 1256–1262.

[21] Forman H J, Fukuto J M, Miller T, et al. The chemistry of cell signaling by reactive oxygen and nitrogen species and 4–hydroxynonenal[J]. Archives of biochemistry and biophysics, 2008, 477(2): 183–195.

[22] Groeger G, Quincy C, Cotter T G. Hydrogen peroxide as a cell–survival signaling molecule[J]. Antioxidants & redox signaling, 2009, 11(11): 2655–2671.

[23] Hao Q, Rutherford S A, Low B, et al. Selective regulation of hydrogen peroxide signaling by receptor tyrosine phosphatase–alpha[J]. Free radical biology & medicine, 2006, 41(2): 302–310.

[24] Williams A S, Leung S Y, Nath P, et al. Role of TLR2, TLR4, and MyD88 in murine ozone–induced airway hyperresponsiveness and neutrophilia[J]. Journal of applied physiology, 2007, 103(4): 1189–1195.

[25] Lippmann M. Health effects of ozone. A critical review[J]. Japca, 1989, 39(5): 672–695.

[26] Bhalla D K, Gupta S K. Lung injury, inflammation, and inflammatory stimuli in rats

exposed to ozone[J]. Journal of toxicology and environmental health Part A, 2000, 59(4): 211–228.

[27] Jerrett M, Burnett R T, Pope C A, et al. Long–term ozone exposure and mortality[J]. The New England journal of medicine, 2009, 360(11): 1085–1095.

[28] Valacchi G, Pagnin E, Corbacho A M, et al. In vivo ozone exposure induces antioxidant/ stress–related responses in murine lung and skin[J]. Free radical biology & medicine, 2004, 36(5): 673–681.

[29] Valacchi G, Fortino V, Bocci V. The dual action of ozone on the skin[J]. The British journal of dermatology, 2005, 153(6): 1096–1100.

[30] Crapo J D. Morphologic changes in pulmonary oxygen toxicity[J]. Annual review of physiology, 1986, 48: 721–731.

[31] Ruidavets J B, Cournot M, Cassadou S, et al. Ozone air pollution is associated with acute myocardial infarction[J]. Circulation, 2005, 111(5): 563–569.

[32] Tager I B, Balmes J, Lurmann F, et al. Chronic exposure to ambient ozone and lung function in young adults[J]. Epidemiology, 2005, 16(6): 751–759.

[33] Spickett C M, Jerlich A, Panasenko O M, et al. The reactions of hypochlorous acid, the reactive oxygen species produced by myeloperoxidase, with lipids[J]. Acta biochimica Polonica, 2000, 47(4): 889–899.

[34] Poli G, Schaur R J. 4–Hydroxynonenal in the pathomechanisms of oxidative stress[J]. IUBMB life, 2000, 50(4–5): 315–321.

[35] Chiarpotto E, Castello L, Leonarduzzi G, et al. Role of 4–hydroxy–2, 3–nonenal in the pathogenesis of fibrosis[J]. BioFactors, 2005, 24(1–4): 229–236.

[36] Nakao A, Sugimoto R, Billiar T R, et al. Therapeutic antioxidant medical gas[J]. Journal of clinical biochemistry and nutrition, 2009, 44(1): 1–13.

[37] Xu Z S, Wang X Y, Xiao D M, et al. Hydrogen sulfide protects MC3T3–E1 osteoblastic cells against H_2O_2–induced oxidative damage–implications for the treatment of osteoporosis[J]. Free radical biology & medicine, 2011, 50(10): 1314–1323.

[38] Bocci V, Valacchi G, Corradeschi F, et al. Studies on the biological effects of ozone: 7. Generation of reactive oxygen species (ROS) after exposure of human blood to ozone[J]. Journal of biological regulators and homeostatic agents, 1998, 12(3): 67–75.

[39] Travagli V, Zanardi I, Silvietti A, et al. A physicochemical investigation on the effects of

ozone on blood[J]. International journal of biological macromolecules, 2007, 41(5): 504– 511.

[40] Bocci V A. Scientific and medical aspects of ozone therapy. State of the art[J]. Archives of medical research, 2006, 37(4): 425–435.

[41] Bocci V. The case for oxygen–ozonetherapy[J]. British journal of biomedical science, 2007, 64(1): 44–40.

[42] Bocci V, Borrelli E, Travagli V, et al. The ozone paradox: ozone is a strong oxidant as well as a medical drug[J]. Medicinal research reviews, 2009, 29(4): 646–682.

[43] Artis A S, Aydogan S, Sahin M G. The effects of colorectally insufflated oxygen–ozone on red blood cell rheology in rabbits[J]. Clinical hemorheology and microcirculation, 2010, 45(2–4): 329–336.

[44] Alary J, Gueraud F, Cravedi JP. Fate of 4–hydroxynonenal in vivo: disposition and metabolic pathways[J]. Molecular aspects of medicine, 2003, 24(4–5): 177–187.

[45] Awasthi Y C, Ansari G A, Awasthi S. Regulation of 4–hydroxynonenal mediated signaling by glutathione S–transferases[J]. Methods in enzymology, 2005, 401: 379– 407.

[46] Travagli V, Zanardi I, Bernini P, et al. Effects of ozone blood treatment on the metabolite profile of human blood[J]. International journal of toxicology, 2010, 29(2): 165–174.

[47] Bocci V, Zanardi I, Travagli V, et al. Oxygenation–ozonation of blood during extracorporeal circulation: in vitro efficiency of a new gas exchange device[J]. Artificial organs, 2007, 31(9): 743–748.

[48] Di Paolo N, Bocci V, Salvo D P, et al. Extracorporeal blood oxygenation and ozonation (EBOO): a controlled trial in patients with peripheral artery disease[J]. The International journal of artificial organs, 2005, 28(10): 1039–1050.

[49] Bocci V, Aldinucci C, Mosci F, et al. Ozonation of human blood induces a remarkable upregulation of heme oxygenase–1 and heat stress protein–70[J]. Mediators of inflammation, 2007, 2007: 26785.

[50] Wang G L, Jiang B H, Rue E A, et al. Hypoxia–inducible factor 1 is a basic–helix–loop– helix–PAS heterodimer regulated by cellular O_2 tension[J]. Proceedings of the National Academy of Sciences of the United States of America, 1995, 92(12): 5510–5514.

[51] Siddiq A, Aminova L R, Ratan R R. Prolyl 4–hydroxylase activity–responsive

transcription factors: from hydroxylation to gene expression and neuroprotection[J]. Frontiers in bioscience: a journal and virtual library, 2008, 13: 2875–2887.

[52] Siddiq A, Aminova L R, Ratan R R. Hypoxia inducible factor prolyl 4–hydroxylase enzymes: center stage in the battle against hypoxia, metabolic compromise and oxidative stress[J]. Neurochemical research, 2007, 32(4–5): 931–946.

[53] Manalo D J, Rowan A, Lavoie T, et al. Transcriptional regulation of vascular endothelial cell responses to hypoxia by HIF–1[J]. Blood, 2005, 105(2): 659–669.

[54] Morsy M D, Hassan W N, Zalat S I. Improvement of renal oxidative stress markers after ozone administration in diabetic nephropathy in rats[J]. Diabetology & metabolic syndrome, 2010, 2(1): 29.

[55] Martinez–Sanchez G, Al–Dalain S M, Menendez S, et al. Therapeutic efficacy of ozone in patients with diabetic foot[J]. European journal of pharmacology, 2005, 523(1–3): 151–161.

[56] Bocci V, Di Paolo N. Oxygen–ozone therapy in medicine: an update[J]. Blood purification, 2009, 28(4): 373–376.

[57] Eliakim R, Karmeli F, Rachmilewitz D, et al. Ozone enema: a model of microscopic colitis in rats[J]. Digestive diseases and sciences, 2001, 46(11): 2515–2520.

[58] Bocci V, Zanardi I, Huijberts M S, et al. Diabetes and chronic oxidative stress. A perspective based on the possible usefulness of ozone therapy[J]. Diabetes & metabolic syndrome, 2011, 5(1): 45–49.

[59] Bocci V, Paulesu L. Studies on the biological effects of ozone 1. Induction of interferon gamma on human leucocytes[J]. Haematologica, 1990, 75(6): 510–515.

[60] Bocci V, Luzzi E, Corradeschi F, et al. Studies on the biological effects of ozone: 4. Cytokine production and glutathione levels in human erythrocytes[J]. Journal of biological regulators and homeostatic agents, 1993, 7(4): 133–138.

[61] Bocci V, Valacchi G, Corradeschi F, et al. Studies on the biological effects of ozone: 8. Effects on the total antioxidant status and on interleukin–8 production[J]. Mediators of inflammation, 1998, 7(5): 313–317.

[62] Bocci V A, Zanardi I, Travagli V. Ozone acting on human blood yields a hormetic dose–response relationship[J]. Journal of translational medicine, 2011, 9: 66.

[63] Burgassi S, Zanardi I, Travagli V, et al. How much ozone bactericidal activity is compromised by plasma components? [J]. Journal of applied microbiology, 2009,

106(5): 1715-1721.

[64] Bocci V, Venturi G, Catucci M, et al. Lack of efficacy of ozone therapy in HIV infection[J]. Clinical microbiology and infection: the official publication of the European Society of Clinical Microbiology and Infectious Diseases, 1998, 4(11): 667-669.

[65] Sweet F, Kao M S, Lee S C, et al. Ozone selectively inhibits growth of human cancer cells[J]. Science, 1980, 209(4459): 931-933.

[66] Bocci V, Larini A, Micheli V. Restoration of normoxia by ozone therapy may control neoplastic growth: a review and a working hypothesis[J]. Journal of alternative and complementary medicine, 2005, 11(2): 257-265.

[67] Bocci V. Does ozone really "cure" cancer? [J]. International journal of cancer, 2008, 123(5): 1222; author reply 1223.

[68] Li W, Khor T O, Xu C, et al. Activation of Nrf2-antioxidant signaling attenuates NFkappaB-inflammatory response and elicits apoptosis[J]. Biochemical pharmacology, 2008, 76(11): 1485-1489.

[69] Xu C, Huang M T, Shen G, et al. Inhibition of 7, 12-dimethylbenz(a)anthracene-induced skin tumorigenesis in C57BL/6 mice by sulforaphane is mediated by nuclear factor E2-related factor 2[J]. Cancer research, 2006, 66(16): 8293-8296.

[70] Kumar T, Arora N, Puri G, et al. Efficacy of ozonized olive oil in the management of oral lesions and conditions: A clinical trial[J]. Contemporary clinical dentistry, 2016, 7(1): 51-54.

[71] Schulz S. A new model for integral measuring of wound healing processes in small laboratory animals, tested with ozonized olive oil (author's transl)[J]. DTW Deutsche tierarztliche Wochenschrift, 1981, 88(2): 60-64.

[72] Valacchi G, Lim Y, Belmonte G, et al. Ozonated sesame oil enhances cutaneous wound healing in SKH1 mice[J]. Wound repair and regeneration: official publication of the Wound Healing Society and the European Tissue Repair Society, 2011, 19(1): 107-115.

[73] Travagli V, Zanardi I, Valacchi G, et al. Ozone and ozonated oils in skin diseases: a review[J]. Mediators of inflammation, 2010, 2010: 610418.

[74] Valacchi G, Sticozzi C, Zanardi I, et al. Ozone mediators effect on "in vitro" scratch wound closure[J]. Free radical research, 2016, 50(9): 1022-1031.

[75] Fuccio C, Luongo C, Capodanno P, et al. A single subcutaneous injection of ozone prevents allodynia and decreases the over-expression of pro-inflammatory caspases in

the orbito-frontal cortex of neuropathic mice[J]. European journal of pharmacology, 2009, 603(1-3): 42-49.

[76] Andreula C F, Simonetti L, De Santis F, et al. Minimally invasive oxygen-ozone therapy for lumbar disk herniation[J]. AJNR American journal of neuroradiology, 2003, 24(5): 996-1000.

[77] Chen Z, Liu X, Yu G, et al. Ozone therapy ameliorates tubulointerstitial inflammation by regulating TLR4 in adenine-induced CKD rats[J]. Renal failure, 2016, 38(5): 822-830.

[78] Yu G, Bai Z, Chen Z, et al. The NLRP3 inflammasome is a potential target of ozone therapy aiming to ease chronic renal inflammation in chronic kidney disease[J]. International immunopharmacology, 2017, 43: 203-209.

[79] Lu L, Pan C, Chen L, et al. AMPK activation by peri-sciatic nerve administration of ozone attenuates CCI-induced neuropathic pain in rats[J]. Journal of molecular cell biology, 2017, 9(2): 132-143.

（刘文涛　南京医科大学转化医学院　南京）

第三章

三氧溶液及三氧油的制备和临床应用

一、三氧溶液的制备和浓度检测

（一）概述

三氧有着极强的氧化能力，具有广谱高效杀菌的特点。三氧气体已经被广泛应用于腰椎间盘突出及骨关节疾病的治疗、创伤及难治性溃疡（如糖尿病足）的治疗、癌症的辅助治疗、中风及病毒性肝炎等疾病的治疗，其临床疗效得到了充分肯定，并具有抗自由基防衰老的效果。近年来，随着三氧发生器的改进及三氧应用于临床的基础研究深入展开，三氧溶液在临床治疗领域的应用也逐渐受到重视。实验表明，5 mg/L 的三氧溶液消毒 1 min 对标准菌株大肠埃希菌（ATCC 8099）、金黄色葡萄球菌（ATCC 25923）、白色念珠菌（ATCC 10231）的杀灭率可达 100%，对枯草杆菌芽孢（ATCC 9372）消毒 10 min 的杀灭率可达 99.99%，说明三氧溶液对临床菌株有快速、高效的杀灭作用。白希尧等还证实 4 mg/mL 浓度的三氧溶液作用 1 min，可将 HBsAg 全部灭活。因此，三氧溶液是一种广谱、高效的杀菌剂。

（二）三氧溶液的制备

在常温、常压下三氧气体在水中的溶解度比氧气约高 13 倍，比空气高 25 倍。0℃、1 标准大气压时，1 体积水可溶解 0.494 体积三氧。但三氧溶液的稳定性受水中离子浓度和 pH 影响较大，有金属离子存在时三氧可迅速分解为氧，在纯水中的分解较慢。在去离子水或者单蒸馏水中，残留的微量离子能显著地缩短三氧的半衰期（半衰期分别为 80 min 和 20 min，图 3-1）。后两种溶液只能即时制备并立刻使用。

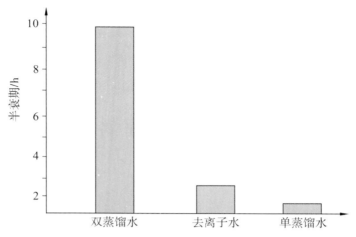

图3-1　三氧溶于双蒸馏水（左）、去离子水（中）和单蒸馏水（右）的半衰期

三氧虽然在水中的溶解度比氧大10倍，但在实用中它的溶解度甚小，因为它遵守亨利（Henry，1803年）定律，其溶解度与体系中的分压和总压成比例。三氧在空气中的含量极低，故分压也极低，就会迫使水中的三氧从水和空气的界面上逸出，使水中三氧的浓度总是处于不断降低的状态。

要想提高三氧在水中的溶解度，有这么几种措施：提高三氧浓度、降温、增大接触面积（加压）、延长接触时间等。

1. 三氧浓度

由于受到体积、成本和散热条件的影响，目前使用医用纯氧源可以制取的比较理想和安全的三氧的浓度在60 mg/L 左右。

2. 温度

三氧气体浓度和三氧在水中的溶解特性受温度影响非常大。在达到平台期后，三氧化的双蒸馏水即可使用。若不立即使用，需要保存，可用聚四氟乙烯树脂盖子密封于玻璃瓶中，尽可能放置于冰箱内。三氧的降解主要依赖于温度。如果保存在5℃温度下，三氧的理论半衰期是110 h（图3-2），即起始三氧溶液浓度为20.8 µg/mL（80 µg/mL 的26%），110 h 以后将降低到大约10 µg/mL。这在临床使用中是非常重要的，三氧化水如果能正确保存，那么患者在家庭治疗中能用至少48 h。

3. 接触面积和接触时间

直径在100 µm 以下的气泡称作微米气泡，直径在100 nm 以下的气泡称作纳米气泡。气泡在水中的上升速度与气泡直径的平方成正比，纳米气泡的体积已经

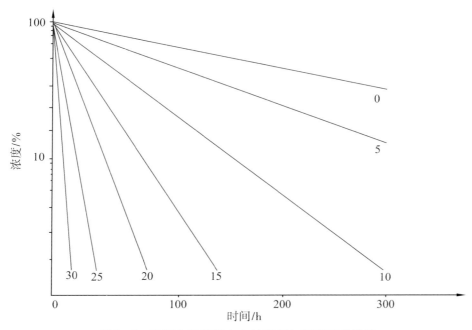

图 3-2　三氧在双蒸馏水中的降解与温度间的关系

达到分子级别，其受浮力的影响几乎可以忽略不计，可以长时间滞留在水中。例如，气泡直径 1 mm 的气泡在水中上升的速度为 6 m/min，而直径 10 μm 的气泡在水中的上升速度为 3 mm/min，后者是前者的 1/2 000。如果考虑到比表面积的增加，纳米气泡的溶解能力是一般气泡的 20 万倍。因此，气泡直径越小混合效率越高。

根据亨利定律，在一定的温度及气压下，三氧气体在水中溶解的饱和浓度与气体本身的浓度成比例。只有水绝对纯净（双蒸馏水），并且温度和三氧气体压力保持恒定时，才适用于这一定律。3 个不同浓度下，三氧气体在双蒸馏水中连续冒泡 5 min 后即达到饱和（图 3-3）。

图 3-3 中，三氧气体浓度分别为 80 μg/mL、42 μg/mL、20 μg/mL。环境条件是 22℃、752 托（1.0026 ×

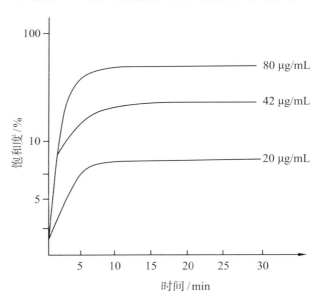

图 3-3　三氧气体在双蒸馏水中注入 25 min 时
三氧溶液的饱和浓度曲线

10^5 Pa）。该图显示 5 min 时，在最高三氧气体浓度条件下，三氧溶液的饱和度是 26%（=20.8 µg/mL）（Viebahn，1999）。

（三）目前常用三氧溶液制作设备制取三氧溶液的原理

1. 曝气法

原理：增大三氧与水接触面积。一般曝气头采用刚玉等烧结而成，孔径在 0.2 mm 左右（图 3-4）。高端产品采用钛金属粉末经冷等静压、真空烧结而成，孔径可以做到 0.5 µm，曝气气泡可以达到 0.1～2 mm。

优点：操作简单，成本低。

缺点：保存时间短，混合效率低。

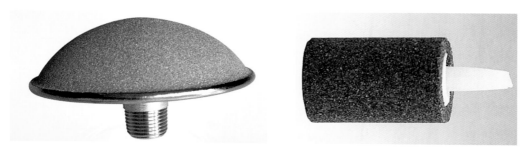

图 3-4　曝气头

2. 射流法

原理：文丘里效应。这种现象以其发现者、意大利物理学家文丘里（Giovanni Battista Venturi）命名，因此射流器又称文丘里管（图 3-5）。高压液体通过喷嘴进入吸入室时，会在吸入室形成真空，从吸气管吸入大量三氧。三氧进入吸入室后，在喉管处与液体剧烈混合，形成气液混合物，由扩散管排出，三氧在水中以细微气泡上升，在整个过程中形成高效的物质传递。

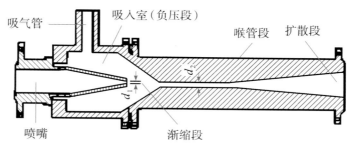

图 3-5　文丘里管

优点：混合效率比曝气法高，结构比较简单，成本较低。

缺点：进水端需要有高压水泵加压供水。

3. 气液混合泵

气液混合泵的叶轮外围有数十枚呈放射状排列的叶片，叶轮在泵内旋转过程中产生摩擦力和推力。由负压吸入泵内的气液混合体在每个叶片之间涡旋加压混合，从泵的进口至出口的过程中三氧已被均匀混合了数十次，混合并释放出来的水中微细气泡基本达到微米级别（直径为 10 ~ 30 μm 的气泡占绝对比例），可以充分地溶解于水中。比较常用的是由日本尼可尼（NIKUNI）株式会社生产的气液混合泵（图3-6）。

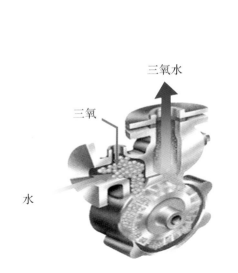 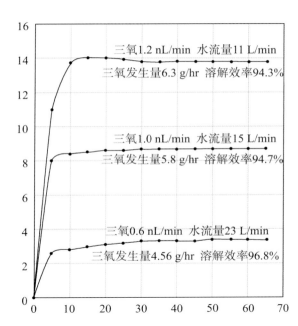

三氧水

三氧

水

三氧1.2 nL/min 水流量11 L/min
三氧发生量6.3 g/hr 溶解效率94.3%

三氧1.0 nL/min 水流量15 L/min
三氧发生量5.8 g/hr 溶解效率94.7%

三氧0.6 nL/min 水流量23 L/min
三氧发生量4.56 g/hr 溶解效率96.8%

图3-6　气液混合泵示意图及产生三氧水物理性质

优点：混合效率可高达90%以上，操作简单。

缺点：成本高，不适合小水量应用（最小流量1 t/h）。

（四）利用三氧气体发生器制备三氧溶液方法

三氧溶液的制备系统是由纯氧源、医用三氧发生器、玻璃瓶或抗氧化材料的气瓶以及三氧还原装置组成。气瓶3/4充满无菌双蒸馏水，三氧气体在水中冒泡至少5 min。余下的三氧通过还原装置转换成氧气（图3-7）。

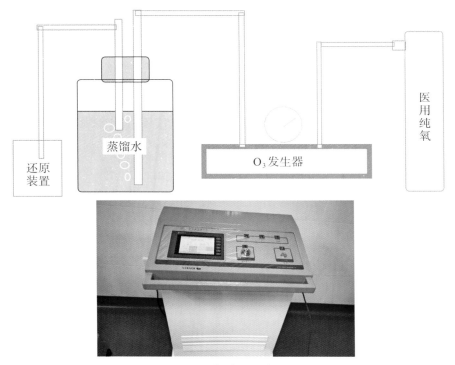

图3-7 三氧溶液制备系统

（五）三氧溶液浓度检测常用的方法

1. 比色法

三氧与不同化学试剂的显色或脱色反应程度不同，通过样品显色液与标准色管或者标准色盘的颜色比较，确定样品的三氧浓度，即为比色法。常用的有杭州陆恒生物科技有限公司生产的DPD试纸。比色法检测的成本低，易操作，但测量范围小（0.025~1.5 mg/L），误差大（±5%~±10%）。

2. 碘量法

这种方法又称滴定法，将一定浓度的碘化物溶液滴入含三氧的水样中，碘化物被氧化成单质碘，同时三氧还原成氧。在中性溶液中，每还原1 mol三氧产生1 mol碘。不管是测三氧气体浓度还是三氧溶液浓度，碘量法都是最准确的方法。详细测试方法参考标准《水处理用臭氧发生器》（CJ/T 322—2010）。

缺点：操作比较复杂，只能取样单次检测，影响精度的因素较多，如水中杂质、放置时间、环境温度、操作人员等，因此只适合实验室检测。

3. 紫外分光光度法

根据朗伯比尔定律，使用253.7 nm的紫外光进行检测。三氧气体浓度检测应用已经非常成熟，三氧溶液检测设备比较罕见，比较知名的是德国 BMT 964-AQ 三氧溶液检测仪，价格在 10 万元级别。

优点：精度仅次于碘量法，极少受其他氧化剂的干扰，可以在线连续检测。

缺点：设备价格高昂，水中悬浮状态的颗粒和气泡会影响测量精度。

4. 电位法

原理是利用氧化还原电位换算出三氧浓度。

优点：可在线检测，检测范围可到 20 mg/L，检测精度 ±8%。

缺点：测量结果是溶液中"氧化剂"的总和，而不是单纯的三氧浓度；电极需定期维护。

5. 电量法

原理是在含有氧化剂的水中放入一对电极，在阴阳极之间加一固定的极化电压，溶解的氧化剂在到达阴极表面后会被还原，产生与氧化剂浓度成正比的扩散电流。常见设备如意大利 B&C 公司生产的 CL 7685。

优点：抗干扰能力强，响应速度快，几乎免维护，测量范围 0～20 mg/L，精度可达 ±2.8%。

缺点：价格较高。

二、三氧溶液的临床应用

对于临床治疗而言，使用三氧溶液来清洗慢性溃疡、创伤、感染的伤口、烧伤等，在操作上比用三氧和氧气混合气体更加容易，还可以有效避免三氧气体对呼吸道的损伤。据目前国内外文献报道，三氧溶液已经用于创伤、烧伤、急慢性浅表溃疡、阴道炎、龟头炎、齿龈炎及少数弥漫性化脓性腹膜炎的患者，均取得很好疗效。

（一）三氧溶液用于肛周皮肤糜烂及压疮的治疗

南方医院利用三氧溶液治疗此类患者 62 例，具体方法是，用浓度 60 μg/mL 的三氧气体在无菌双蒸馏水中持续冒泡 5 min，制成浓度为 16 μg/mL 的三氧溶液，清洗肛周糜烂皮肤，每日 4～6 次。结果，62 例患者肛周皮肤糜烂痊愈 52 例，有效 9 例，无效 1 例，总有效率 98.4%；糜烂面愈合。三氧溶液能促进糜烂面愈合的一个很重要的因素是，在实施杀菌过程中，三氧随时发生蜕变，这种蜕变因与细菌和各类有机物接触而加快，蜕变的终末产物为氧，可改善局部组织缺氧，增加向糜烂组织供氧，具有局部氧疗的作用，促使创面组织的有氧代谢顺利进行，促进创面的愈合。夏威等用局部三氧治疗糖尿病重度压疮的患者，治疗组给予三氧溶液和生理盐水局部冲洗后，用三氧套袋法（ozone bagging therapy）治疗，每日1次，10次为1疗程，根据创面情况调整治疗次数，必要时重复1~2疗程。对照组，创面常规处理：首先取创面分泌物做病原菌分离培养及药敏实验，然后分期清除坏死组织和脓性分泌物、3%过氧化氢和生理盐水局部冲洗、贝复济（重组牛碱性成纤维细胞生长因子）喷覆后包扎，每日换药1次。结果：治疗组创面完全愈合平均时间（13.2±6.5）d、肉芽组织出现时间（8.3±4.1）d；显著少于对照组的（18.6±6.7）d。治愈者愈合时间显著短低于对照组。这表明局部三氧应用于糖尿病重度褥疮具有良好的抗感染、减少创面渗出、促进创面愈合的效果。意大利的 Velio Bocci 教授研究证明低浓度三氧能激活免疫活性细胞，使干扰素、白细胞介素、肿瘤坏死因子、粒细胞和巨噬细胞集落刺激因子等细胞因子的释放增加，增强机体免疫机能。还能刺激网状细胞再生，促使成纤维细胞增生和胶原纤维的产生，促使创面提前愈合。

（二）肠外瘘、瘘管及窦道三氧溶液灌注疗法

肠外瘘是指肠管与体外皮肤之间出现病理性通道，造成肠内容物流出肠腔，引起感染、体液丢失、营养不良及器官功能障碍等一系列病理生理改变，是腹部外科手术引起的严重并发症之一。我院采用三氧溶液持续灌注窦道及瘘管，均取得良好的疗效。

管腔窦道或瘘管的患者经体外瘘管行三氧气体局部灌注，使瘘管逐渐愈合。若配合全身自血疗法提高患者机体免疫力，疗效更佳。我院治疗食管癌术后食管胸腔瘘也取得满意的效果。使用浓度为80 μg/mL的三氧气体在无菌双蒸馏水中冒泡5 min，制成浓度为20 μg/mL的三氧化无菌双蒸馏水100 mL，冲洗窦道，每日2次。其中1例患者为男性，45岁。食管癌术后胸腔瘘（图3-8A、3-8B）。经放置外引流6个月脓腔未见缩小（图3-8C）。随后经鼻腔经食管瘘口置入导管于脓腔内（图3-8D），每日灌注100 mL三氧化水2次。1周后复查脓腔有所缩小（图3-8E、F），3周后完全愈合（图3-8G、H）。

（三）三氧溶液用于妇科治疗

国内外流行病学调查显示，细菌性阴道病是妇科门诊患者阴道感染发病率

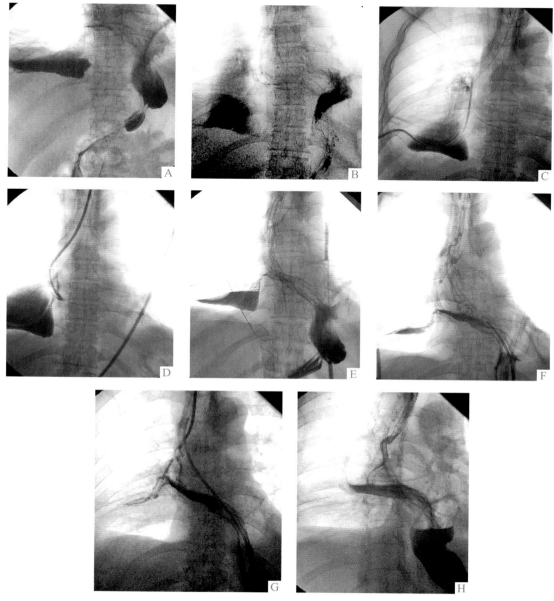

图3-8　食管癌术后胸腔瘘患者三氧水冲洗治疗

最高的疾病，占妇科就诊患者的23%～37%。陈凤佳等观察了132例细菌性阴道病患者应用三氧溶液治疗的效果，发现用浓度为6 μg/mL的三氧溶液冲洗阴道，每天1次，每次5 min，疗程7 d，总有效率为100%，效果明显优于对照组（洁尔阴液冲洗阴道后双唑泰栓1粒塞阴道，每天1次，疗程7 d）。杨永斯等观察了168例白色念珠菌性阴道炎患者应用三氧溶液治疗的效果，发现三氧与达克宁栓近期的临床疗效差异无显著性，但随访半年后的三氧组复发率明显降低。三氧溶液在实施杀菌过程中，三氧随时发生蜕变，这种蜕变因与细菌和各类有机物接触而加快，蜕变的终末产物为氧，这种活性氧留在局部组织（如阴道、口腔、伤口局部等）中，直接改善了局部的无氧环境，能刺激免疫细胞的产生，抑制厌氧菌生长。以往治疗各种阴道炎主要以抗生素为主，这些药物主要以杀菌为主，而无法改变阴道的生态环境，停药后易反复发作，治疗疗效差。有研究显示三氧消毒剂对阴道 pH 以及有关内环境的各项指标均无不良影响，三氧溶液治疗阴道炎并不会影响阴道内环境的重建，三氧既能杀菌又能改变阴道内环境，恢复阴道生态系统。

刘雪梅等应用浓度为 6 ~ 12 mg/L 的三氧溶液在手术中喷射巴氏腺脓（囊）肿腔内腔外，与以往的活性碘比较具有相同的消毒效果，但三氧溶液使用操作简单，其伤口愈合速度比用活性碘快。关于这一点，意大利的 Polignano 教授于 2000 年在一项研究中已经证实：三氧化水和碘具有相同杀菌效力，都远超过过氧化氢和高锰酸钾。

（四）创伤愈合及抗感染

三氧溶液能增加红细胞中 2，3- 二磷酸甘油酸（2，3-DPG）及三磷酸腺苷（ATP）的含量，从而促进红细胞的代谢，使局部组织含氧量增加，刺激网状细胞再生，促使成纤维细胞增生和胶原纤维的产生，促使创面提前愈合作用，因此也被广泛应用在创伤愈合方面。谢卫国等采用浓度为 6.57 ~ 7.75 mg/L 的三氧溶液淋洗烧伤创面，彻底清除创面分泌物并洗净创面后，以浸有三氧溶液的纱布湿敷创面 5 ~ 10 min。对照组创面以 0.05% 氯己定溶液行同样处理。结果表明，三氧溶液清创后细菌杀灭率 94.5%，氯己定对照组清创后细菌杀灭率 90.6%。周有生等采用浓度 ≥ 6 mg/L 的三氧消毒水对创面进行雾状喷射或束流喷射，于清创后 3、5、7 d 观察创面愈合情况。结果表明治疗组甲级愈合 142 例（87.6%），乙级愈合 16 例（9.9%），丙级愈合 4 例（2.5%）；对照组则分别为 76.8%、17.4% 和 5.8%。这说明三氧溶液应用于局部烧伤创面具有良好的抗感染、减少创面渗出、促进创面愈合的作用。

（五）三氧溶液用于口腔疾病治疗的研究

三氧溶液用于口腔疾病的治疗过程中，人们发现三氧杀菌的效果受其浓度、微生物种类、作用时间、温度等因素影响，微生物细胞膜的结构不同导致了对三氧的敏感性不同。相对于 G+ 的白色念珠球菌和链球菌，G- 的牙龈卟啉单胞菌、牙髓卟啉菌对三氧的作用更敏感。刘宝娟等比较了常用根管冲洗液与三氧溶液的杀菌效果,结果表明杀菌率随着三氧液浓度的增加而提高,三氧溶液对微生物的杀灭率随着时间延长而增高。增加三氧溶液浓度(1.339 mg/L)和延长作用时间(5 min),其杀菌效率与常用的根管冲洗液如3% 过氧化氢、0.25% 次氯酸钠液等的杀菌效果一致。

刘淑华等用浓度为0.20 mg/L 的三氧溶液漱口治疗60例妊娠性牙龈炎患者,结果显示实验组牙龈炎症状明显改善,表明三氧溶液对口腔牙周致病菌有明显杀灭作用,并且含漱使用安全,经常使用不会伤及皮肤及黏膜。李雪等在文章中发表的研究结果显示,三氧作用10 s,能消灭龋坏或相关生物膜中99%的微生物;作用20 s 后,有99.9%的致龋菌被消灭。这种极快速的杀菌能力是保证三氧溶液用于口腔治疗效果的基础。

(六)三氧在临床其他领域的应用

三氧溶液除了在妇科领域被广泛应用外,还应用于男性生殖器感染。黄志雄等使用7 mg/L 的三氧溶液冲洗龟头,显示三氧溶液冲洗治疗念珠菌性龟头炎的疗效明显优于使用达克宁霜的对照组。

三、三氧油的制备和临床应用

(一)前言

三氧是一种高效快速的杀菌剂,在杀菌方面具有很强的广泛性,可以杀灭使人和动物致病的多种细菌、病毒、微生物,在短时间内破坏细菌、病毒及其他微生物的结构,使其失去生存能力。

(二)三氧油的成分

三氧油是由植物性油和三氧反应产生的(其中橄榄油与三氧反应效果最好),组成成分是三氧化不饱和酸酯,活性成分为三氧化物及过氧化物(图3–9)。

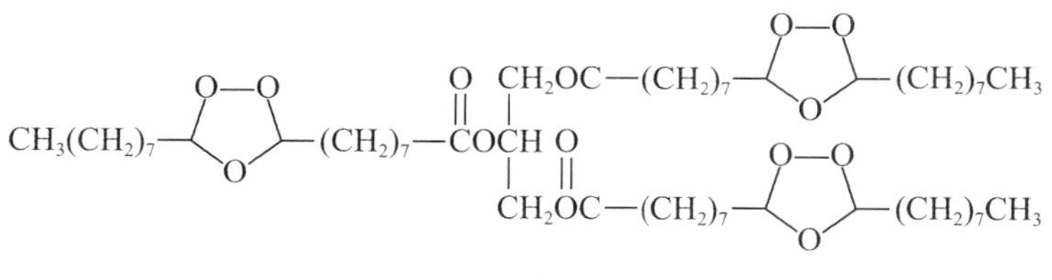

图3–9　三氧油的分子式

（三）三氧油的制作

根据三氧油生产设备产量的不同，分为三氧油简易生产设备和可批量高效生产的三氧油机。

三氧油简易生产设备由氧气源、三氧发生器、三氧混合瓶、三氧回收装置及管路等组成，具有结构简单、操作方便等特点，缺点是无法保证产出的三氧油浓度一致。三氧油简易生产设备的生产过程是：由氧气源产生氧气后，经三氧发生器产生三氧，接入三氧混合瓶，在三氧混合瓶内与植物油反应，产生三氧油。残余的三氧由三氧分解装置分解（图3-10）。

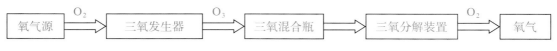

图3-10　简易生产流程示意图

三氧油机由氧气源、产生高浓度三氧的三氧发生装置、制冷装置、三氧油混合装置、三氧尾气分解装置等组成，可准确测量及控制三氧油的浓度，另外有完善的声光报警等安全保护措施。三氧油机的生产过程是：大流量制氧机产出高浓度氧气，通过三氧发生装置产生三氧，经入口传感器与混合装置内的橄榄油发生反应，产生三氧油，残余三氧经出口传感器进入三氧分解装置分解。三氧与橄榄油反应过程中，会产生大量的热，油温会急剧上升，导致三氧分解。增加制冷装置可有效降低油温，减少三氧分解（图3-11）。

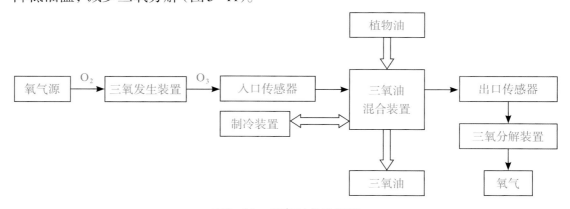

图3-11　三氧油机示意图

根据目前的技术手段无法直接测量三氧油的浓度，可采用积分累计的方式计算得出。测量方法为：根据三氧油混合装置内注入的植物油注入量 V，再分别测量出三氧油混合装置入口三氧浓度 C_{1i}、出口三氧浓度 C_{2i}，以及三氧气体流量 Q_i，通过积分计算的方式间接测量出三氧油的络合浓度 C_{oil}。

$$C_{oil} = \int_0^T \frac{(C_{1i} - C_{2i}) \cdot Q_i}{V} \cdot dt$$

式中，C_{oil} 为三氧油络合浓度，V 为植物油注入量，Q_i 为三氧气体流量，C_{1i} 为入口三氧浓度，C_{2i} 为出口三氧浓度，T 为制取三氧油时间。

（四）三氧油的作用与功效

1. 三氧油的作用

三氧油的作用主要来自三氧的作用，提到三氧，我们第一时间就会联想到地球外面的"保护罩"——三氧层。而现在，三氧以其突出的抗炎、抗变态反应、杀灭细菌、微生物、真菌、免疫诱导、促进组织再生等作用，广泛用于医学领域。三氧对大肠杆菌、链球菌、金黄色葡萄球菌的杀灭率在 99% 以上，并可杀灭细菌、真菌或病毒等引起的皮炎、鼻炎、痤疮、足癣等疾病，是高效、安全的广谱杀菌剂。

2. 三氧油杀菌的原理

三氧首先作用于细胞膜，使细胞膜的构成受到损伤，导致新陈代谢障碍并抑制其生长，然后继续渗透破坏膜内脂蛋白和脂多糖，改变细胞通透性，导致细胞溶解、死亡。而一般抗生素类药膏杀菌的原理是抗生素通过皮肤进入血液，通过人体自身血液循环杀灭细菌和真菌，从而达到治愈效果。相比抗生素药膏，三氧油不存在耐药性和抗药性，更适合日常杀菌护理，无副作用，更安全。

3. 三氧油的适用病症

（1）皮炎：皮炎是指皮肤的炎症，病因复杂，可能与接触致敏原、遗传、免疫、环境因素、皮肤屏障功能异常等多方面有关。

（2）鼻炎：鼻炎是鼻腔炎性疾病，是鼻腔中黏膜受到病毒、细菌、真菌等其他理化因子引起的炎症。

（3）痤疮：痤疮的因素有很多种，三氧油对因皮脂分泌过多、毛囊皮脂腺导管堵塞、细菌感染导致的炎症疗效很好。

（4）足癣：足癣的种类有很多种，分为瘙痒型、水泡型、糜烂型。足癣大都是由致病性真菌引起的，皮肤出现糜烂、渗液，具有传染性。

（5）痔疮：痔疮临床表现为炎症，并易引发真菌、细菌感染使症状加重。

（6）蚊虫叮咬：皮肤被蚊虫通过其口器刺伤后，其唾液或毒液进入皮肤，由于蚊虫的唾液或毒腺的浸出液中含有多种抗原成分，这些抗原在进入人体皮肤后可与抗体产生变应性反应而引起炎症。

（7）灰指甲：灰指甲比较专业的名称是"甲癣"，是由皮癣菌进入甲板或甲下所引起的。

（8）狐臭：狐臭主要是指人体部分位置分泌的汗液有特殊臭味，汗液有臭味主要是细菌与汗腺分泌物发生作用产生的不饱和脂肪酸导致的。

（9）伤口感染：患者因擦伤、割伤、烧伤等导致的伤口没有处理好，引发各种细菌和真菌感染。

（10）中耳炎：中耳包括咽鼓管、鼓室、鼓窦及乳突气房等，中耳炎分化脓性和非化脓性，是由于细菌感染引起的或者其他原因产生的继发细菌感染。

（11）口腔溃疡：引起口腔溃疡的原因有很多种，包括局部创伤、精神紧张、营养不良等，口腔溃疡会引发口腔进一步细菌感染。

（12）银屑病：银屑病俗称牛皮癣、干癣、松皮癣，与患者自身免疫和家族遗传有一定关系；疾病特点是慢性、容易复发，外伤、感染或药物等因素容易诱发，易发生于头皮、手肘、膝盖、手足和躯干。用三氧油擦拭，可以起到治疗作用。

4. 使用方法

涂抹患处，每天 1～2 次至 4～6 次，7 岁以下儿童治疗浓度减半。

5. 副作用

罕见皮肤接触部位引起的过敏反应，治疗结束后可自行消失。

6. 储存条件

0～5℃保存24个月。

参考文献

[1] 何晓峰，李彦豪. 三氧治疗：历史、现状与未来 [J]. 中国介入影像与治疗学，2005,
2(05): 389-392.

[2] 白希尧，张宏，马安成，等. 三氧溶液杀菌的研究 [J]. 中国消毒学杂志, 1993,10(1): 8.

[3] 史利克，马景学，赵桂荣，等. 三氧溶液灭菌效果的试验观察 [J]. 中华医院感染学杂志, 2003,13(4): 348-349.

[4] 王芳, 刘育京, 张文福. 三氧溶液稳定性及杀菌性能的试验观察 [J]. 中国消毒学杂志, 1999, 16(2): 69-71.

[5] 冯建宇, 周春兰, 王静新, 等. 三氧化溶液治疗肛周皮肤糜烂的效果观察 [J]. 中华现代护理杂志, 2010, 16(11): 1341-1342.

[6] 夏威, 成巧梅, 刘琳, 等. 局部三氧治疗糖尿病重度褥疮的疗效观察 [J]. 临床荟萃, 2009, 24(20): 1793-1794.

[7] 黄振, 何晓峰, 李彦豪. 介入下置管引流联合三氧治疗腹部手术后肠外瘘 [J]. 实用医学杂志.2014, 10(30): 1569-1572.

[8] 曹泽毅. 中华妇产科学 [M]. 2版. 北京: 人民卫生出版社, 2004: 1352-1353.

[9] 陈凤佳, 陈美莲. 三氧治疗细菌性阴道病132例的临床观察 [J]. 河北医学, 2005, 11(11): 1011-1012.

[10] 杨永斯. 三氧溶液治疗念珠菌性阴道炎临床观察 [J]. 现代医药卫生, 2005, 21(13): 1655-1656.

[11] 王芳. 三氧溶液消毒处理的细菌超微结构变化的观察 [J]. 中国消毒学杂志, 2006, 23(5): 413.

[12] 孙东平, 张爱娟, 卢平, 等. 三氧对细菌杀灭作用的初步研究 [J]. 生物学杂志, 1999, 16(5): 19.

[13] 刘雪梅, 马琳. 三氧溶液在巴氏腺脓(囊)肿治疗中的临床应用 [J]. 职业与健康, 2002, 18(8): 142-143.

[14] 谢卫国. 三氧溶液对烧伤创面的清创消毒作用 [J]. 中华烧伤杂志, 2000, 16(3): 163-165.

[15] 周有生, 彭万勇. 三氧消毒水对创伤愈合及抗感染疗效观察 [J]. 医药导报, 2001, 20(4): 213-214.

[16] 刘宝娟, 倪龙兴, 杨巨才, 等. 常用根管冲洗液与三氧液杀菌效果的实验研究 [J]. 临床口腔医学杂志, 2006, 22(7): 420-421.

[17] 刘淑华, 李旭, 邢媛, 等. 三氧溶液含漱治疗妊娠性龈炎的临床观察 [J]. 中国妇幼保健, 2004(05): 83.

[18] 李雪, 刘敏川, 胡德渝. 三氧在龋病治疗中的作用 [J]. 国外医学口腔医学分册, 2006, 33(1): 56-59.

[19] 黄志雄, 曾运繁, 李庆贤, 等. 三氧溶液治疗念珠菌性龟头炎的疗效观察 [J]. 岭南皮肤性病科杂志, 2007, 14(3): 158-159.

[20] Bocci V. Oxygen-Ozone Therapy. A Critical Evaluation [M]. Dordrecht: Kluwer Academic Publishers, 2002.

［21］ Menabde G T, Natroshvili N D. Ozonetherapy for the treatment of parodontitis[J]. Georgian Med News, 2006(134): 43.

［22］ Zakharash M P, Malynovs'kyi SIu. Use of ozonetherapy in clinical practice[J]. Lik Sprava, 2005 (526): 10.

［23］ Lipatov K V, Sopromadze M A, Shekhter A B, et al. Ozone-ultrasonic therapy in the treatment of purulent wounds[J]. Khirurgiia (Mosk), 2002 (1): 36.

［24］ Parkhisenko IuA, Glukhov A A. Use of ozone therapy and hydro-pressure technologies in complex intensive therapy of surgical sepsis[J]. Khirurgiia(Mosk), 2001 (4): 55.

［25］ Frantsuzov V N, Efimenko N A, Shestopalov A E, et al. Some aspectsof intensive care for severe forms of anaerobic non-sporeforming infections of soft tissues[J]. Khirurgiia(Mosk), 1999(10): 21.

（冯建宇、李新民　南方医科大学南方医院　广州）

第四章

三氧治疗椎间盘突出症

一、概述

椎间盘突出是一种常见病及多发病，有研究资料表明，50%～60%的人在一生中的不同时期出现过腰腿痛，腰椎间盘突出在人群中的发病率大约为15%。传统的中医治疗方法为保守治疗，包括理疗、推拿、针灸等，后又增添了小针刀、骶管注射等手段。20世纪30年代末，英国及新西兰率先开展椎板切除摘除髓核术，但创伤较大，并发症较多。20世纪60年代，进入微创治疗时期，最早采用木瓜酶及胶原酶注射术来溶解髓核。20世纪70年代日本的经皮钳夹髓核摘除术、80年代美国的切吸及激光消融术等使微创治疗得到了较大的发展。20世纪90年代中期在意大利开展了一种新的治疗方法——三氧氧气混合气体椎间盘及椎旁间隙注射术，与传统方法相比，它有操作简便、创伤小、安全有效等优点，目前已在欧洲各国得到普遍应用。

这项20世纪90年代始于意大利的治疗方法在世界范围内广为流传。笔者于2000年在意大利初次接触到这项技术，其后在国内率先采用该技术治疗椎间盘突出症，并于2003年在国内首先报道了三氧治疗腰椎间盘突出的临床应用情况。截至2016年，已完成3 000余例患者临床治疗研究，总有效率近90%。因此，该技术具有非常广阔的临床应用前景，目前在国内已有数百家医院开展了这种治疗方法并获得了优良的临床疗效。

二、疾病基础知识

从解剖结构上来说，人体椎间盘是一个密封的器官，通常由3个部分组成：软骨板、纤维环和髓核。透明软骨板（称为终板）覆盖于纤维环中间的骨面，与纤维环一起将髓核密封起来。纤维环由胶原纤维束构成，位于髓核的四周，纤维束相互斜行交叉重叠，使纤维环成为坚实的组织，能承受较大的弯曲力和扭转负荷。纤维环的前侧及两侧较厚，其前部有强大的前纵韧带保护，而后侧的后纵韧带较窄、较薄。成人椎间盘组织几无血液供应，依靠淋巴的渗透维持营养，仅纤维环表层有少量血液供应。髓核呈半透明胶冻状，内含蛋白多糖、硫酸软骨素和大量水分，人出生时其含水量高达90%，成年后约为80%。从生物力学的角度来看，人体中三角负载的重力于 L4-L5 及 L5-S1 椎间盘最大，活动度也最大，而位于这两个节段的后纵韧带却相对较窄（只有上部宽度的1/2），因而 L4-L5 及 L5-S1 椎间盘是最容易受损的部位，临床上也是以 L4-L5 及 L5-S1 椎间盘突出最为常见。青壮年人的劳动强度大，特别是多有腰部用力、反复屈伸转动的动作，增加了腰扭伤的概率，故突出及脱垂以 20～40 岁的患者多见，约占80%。腰椎承受整个躯干、头颅及上肢重量，故椎间盘突出多发生在下腰椎，约占98%。颈部活动虽也较多，但颈椎间盘突出症比较少见，胸椎因有肋骨与胸骨相连，是固定不动的，临床上几无胸椎间盘突出症发生。男性的劳动强度比女性大，因此本病男性较多见。

病因与病理上发生腰椎间盘突出症的原因有两个方面。内因是腰椎间盘的退行性改变，外因则有损伤、劳损及受寒等。腰椎间盘的生理性退变是一种规律性改变，椎间盘的发育以20岁为高峰，其后椎间盘开始退行性变。最早是纤维环变性、增厚、弹性减小，到30～40岁时椎间盘蛋白多糖减少，髓核趋向胶原化，失去其弹力及膨胀性能。椎间盘退行性改变常以髓核的退行性改变进展为最快，软骨板随年龄增长逐渐变薄和不完整，并产生软骨囊样变性及软骨细胞坏死，纤维环的附着点亦松弛，加之腰椎间盘纤维环后外侧较为薄弱．而纵贯椎骨内椎体后方的后纵韧带到 L 平面以下逐渐变窄，至 L5 和 S1 间的宽度只有原来的一半，因而造成自然结构方面的弱点。椎间盘没有血液循环，修复能力较弱，腰椎又是人体负重、活动的枢纽，在受外力时，腰椎间盘受到来自不同方位的应力，最易发生萎缩、弹性减弱等退行性病变。

外伤及积累劳损是引起腰椎间盘突出的重要原因。腰椎呈生理前凸，椎间盘后薄前厚，人们在弯腰时，髓核会向后方移动而产生反抗性弹力。弹力的大小与负重压力的大小成正比，如果负重压力过大，由于纤维环的退变及本身已有的缺陷，髓核就有可能冲破纤维环而脱出、突出、脱垂或游离。积累劳损时，髓核长时期不能得到正常充盈，影响纤维环的营养供应，致使纤维环损伤而不易修复，久之使退变的椎间盘薄弱点出现小裂隙。此种裂隙多出现在纤维环后部，可涉及纤维环的不同深度，也可出现在软骨板，变成髓核突出的通道；受寒亦是重要因数。不少腰椎间盘突出的患者，并无外伤及劳损，仅有受寒史，其原因可能是椎间盘发育上的缺陷，受寒后使腰背部肌肉痉挛和小血管收缩，局部血液循环减少，进而影响椎间盘的营养。同时，肌肉的紧张、痉挛，导致椎间盘的内压升高，特别对于已有变性的椎间盘，更可造成进一步的损害，致使髓核突出。

（一）根据髓核脱出部位与方向分型

根据髓核脱出部位与方向不同，腰椎间盘突出（LDH）可分为两大类型。

1. 椎体型

指变性的髓核穿过下方（多见）或上方（少见）的纤维环，再穿过软骨板呈垂直或斜向进入椎体中部或椎体边缘的髓核突出。

（1）前缘型：髓核穿过椎体边缘（以下一椎体的前上缘为多见），使该边缘出现三角形骨块样改变（临床上易误诊为椎体边缘骨折）。

（2）下中型：指髓核垂直或近垂直状向上或向下穿过软骨板进入椎体中，并形成 Schmori 结节样改变。尸检发现者占 15% ~ 38%。

2. 椎管型

指髓核穿过纤维环向椎管方向突出。前已述及，通常认为 LDH 有膨出、突出、脱垂及髓核游离等 4 种类型。突出的髓核停留于后纵韧带前的为椎间盘膨出（图4-1）；穿过后纵韧带抵达椎管内的则称为椎间盘突出（图4-2）；突出物较大，向病变间隙上、下方突出的为脱垂（图4-3）；若突出物与病变间隙主核分离，则称为髓核游离（图4-4）。

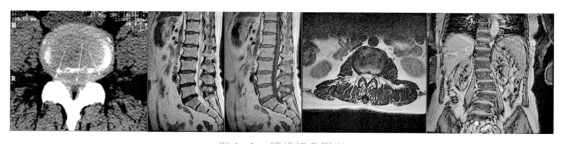

图4-1　腰椎间盘膨出

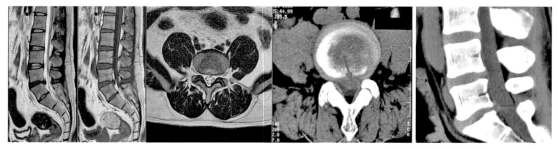

图4-2 腰椎间盘突出

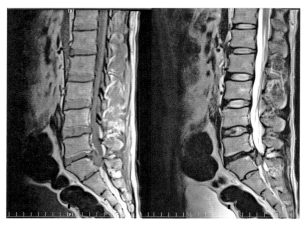

图4-3 腰椎间盘脱垂

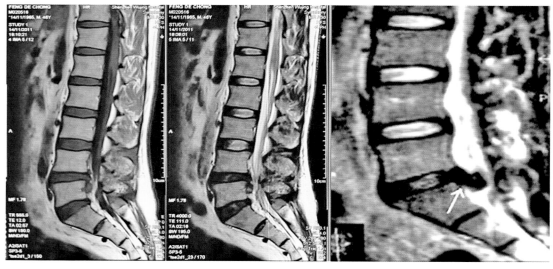

图4-4 腰椎间盘髓核游离

（二）根据突（脱）出物所处解剖位置不同分型

根据突（脱）出物所处解剖位置不同，腰椎间盘突出（LDH）可分为以下5种类型。

1. 中央型

突出物位于椎间盘后缘中央，主要表现为马尾神经的刺激和压迫。

2. 中央旁型

突出物位于椎间盘后缘中央略偏一侧，临床以马尾神经症状为主，同时可伴有根性刺激症状，发病率比中央型略多。

3. 侧方型

突出物位于脊神经根前方正中部位，可略有偏移，主要症状为神经根刺激和压迫症状，占80%以上。

4. 外侧型

突出物位于脊神经外侧，多以"脱出"形式出现，不仅可压迫同节（内下方）脊神经根，亦可上移压迫上节神经根。

5. 远外侧型

髓核移至椎管前侧方，甚至进入椎管或椎管侧壁。

（三）从临床治疗角度出发分型

按照临床治疗的角度，笔者认为按下述分型更为合理。

1. 纤维环撕裂型

按照达拉斯分级，纤维环撕裂可分为0~5级，如图4-5所示。

0级：造影剂呈现正常的髓核形状。

1级：放射状撕裂到纤维环内1/3边界。

2级：放射状撕裂延伸到纤维环中1/3边界。

3级：放射状撕裂延伸到纤维环外1/3边界。

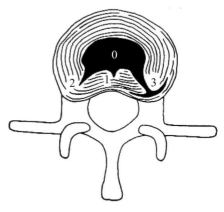

图4-5　纤维环撕裂分级

4级：在3级基础上撕裂超过外1/3边界，达椎间盘周边30°。

5级：全层撕裂，有造影剂漏到纤维环外。

2. 髓核高压型

该型患者无论突出程度如何，纤维环都是完整的。

3. 神经根炎症型

该型患者纤维环完全破裂，髓核外渗刺激神经根产生无菌炎症。

4. 髓核脱垂型

该型患者由于髓核突出巨大，故合并脱垂。

5. 交感神经型

该型患者椎间盘向两侧方突出压迫交感神经，致患者出现下肢烧灼及发冷、发热感。

6. 椎管狭窄型

该型多见于中老年患者。

7. 后纵韧带钙化型

一般认为后纵韧带钙化后弹性减低，不利于突出的椎间盘回纳。

总之，上述分型只是笔者一家之言，并不能囊括所有与椎间盘突出有关的疾病。笔者在临床实践中深深体会到，腰椎间盘突出症并非是简单的椎间盘突出问题，与其相关的神经根炎症、粘连、腰肌筋膜炎、小关节炎等问题不能忽视，全面解决这些问题才能提高治疗的有效率。不容忽视的是，患者的精神状态也与疗效密切相关，充分了解患者心理状态、与患者良好的沟通是治疗成功的关键。

三、临床表现

（一）临床诊断

腰椎间盘突出症在临床上主要表现为腰背痛及下肢放射性疼痛，即坐骨神经痛，大多与劳累和外伤有关，严重者出现大小便失禁及肌肉瘫痪。腰椎间盘突出根据患者临床症状、体征、神经系统检查以及影像表现，诊断相对不难，相关书籍资料也较多，在此不再赘述。需要强调的是，在临床医疗实践中，部分临床医师只注重影像资料，而忽略了患者的临床检查，导致诊断失误而影响疗效。笔者体会到，明确"责任病变椎间盘"具有重要意义，有时影像表现与引起临床症状的椎间盘病变不一致。如影像上表现为 L4-L5 椎间盘突出，但临床上神经系统检查表现为 L5-S1 的症状，在决定实施治疗时可通过诱发试验来明确，即在可疑椎间盘内通过穿刺针推注 3～5 mL 空气或三氧气体，询问患者感觉，能否诱发出与平日相同或相近的临床症状，以此来明确责任病变椎间盘，从而正确实施治疗。当然，椎间盘造影是更为精确的诊察手段，通过造影可明确病变椎间盘的部位、纤维环撕裂的程度、有无髓核破裂进入硬膜外腔等，为治疗提供可靠的依据。

颈椎间盘突出与腰椎不同，主要是神经根型颈椎病，髓核的突出与脱出、后方小关节的骨质增生、钩椎关节的骨刺形成以及其相邻的3个关节（椎体间关节、钩椎关节及后方小关节）的松动与移位均可对脊神经根造成刺激与压迫。上述改变主要引起3个方面的症状：一是神经根受刺激表现出的根性症状，引起感觉、运动功能障碍；二是窦椎神经受刺激而表现出的颈部症状；三是邻近神经肌肉的牵连性症状（如前斜角肌、胸锁乳突肌等）。

（二）颈椎的物理检查

1. 前屈旋颈试验

令患者颈部前屈，嘱其向左右旋转活动，如颈椎处出现疼痛，表明颈椎小关节有退行性处。

2. 椎间孔挤压试验（压顶试验）

令患者头偏向患侧，检查者左手掌放于患者头顶部、右手握拳轻叩左手背，则出现肢体放射性痛或麻木，表示力量向下传递到椎间孔变小，有根性损害；对根性疼痛明显者，检查者用双手重叠放于头顶、间下加压，即可诱发或加剧症状。当患者头部处于中立位或后伸位时出现加压试验阳性，称为Jackson压头试验阳性。

3. 臂丛牵拉试验

患者低头，检查者一手扶患者头颈部，另一手握患肢腕部，做相反方向推拉，看患者是否感到放射痛或麻木，称为臂丛牵拉试验（又称Eaten试验）。如牵拉的同时再迫使患肢做内旋动作，则称为Eaten加强试验。

4. 上肢后伸试验

检查者一只手置于健侧肩部起固定作用，另一只手握于患者腕部，并使其逐渐向后、外呈伸展状，以增加对颈神经根牵拉，若患肢出现放射痛，表明颈神经根或臂丛神经有受压或损伤。

（三）影像检查

1. X线平片

主要了解颈、腰椎生理曲度，有无椎体及附件骨质破坏，有无椎弓根断裂及椎体滑脱、椎间隙狭窄等。CT、MRI检查及椎管造影能明确椎间盘突出的部位及程度，以及有无椎管狭窄、颈腰椎退变、黄韧带肥厚、腰大肌脂肪化等。根据程度的不同，腰椎间盘突出分为膨出、突出、脱垂及髓核游离。

2. CT

（1）膨出：椎体后缘对称性均匀一致的轻度弧形向后的软组织密度影，边缘光滑，CT值为80～120 HU，硬膜外脂肪层清晰，硬膜囊无明显受压、变形。

（2）突出：局部突出于后缘的弧形软组织密度影，边缘光滑，突出缘与纤维环后缘呈钝角相交。若椎间盘向后突出，则硬膜外脂肪受压、移位，甚至消失，硬膜囊前缘受压内凹。明显突出时，可使硬膜囊变扁、闭塞，脊髓受压移位，局部椎管变窄，若椎间盘向侧后方突出，可使侧隐窝前后径缩短，压迫相应的神经鞘并向后移位。

（3）脱垂：髓核突破纤维环和后纵韧带，脱出缘与纤维环后缘呈锐角相交，模糊而不规则，压迫相应的脊膜囊和神经根，脊膜囊变形，神经根移位。

（4）髓核游离：椎管内的髓核形成游离碎片，而相应的椎间盘后缘可显示正常或稍后凸。游离碎片密度较高，位于相应椎间盘上或上几个层面的椎管内，压迫该部的硬脊膜囊和神经根。

3. MRI

在质子密度图像或T1加权图像上，矢状面可见突出的椎间盘呈半球状，舌状向后方或侧方伸出，其组织的信号强度呈现与该变性椎间盘相等的信号强度。横断面上变性的椎间盘局限突出于椎体后缘，呈三角形或半圆形，边缘规则或略不规则，T1加权像信号与邻近椎间盘相仿。当后纵韧带撕裂，部分髓核穿过后纵韧带时，后纵韧带的低信号区失去连续性或显示不清。当髓核穿过后纵韧带形成游离碎片时，矢状面图像上清楚显示病变椎间盘层面上或下椎管内游离髓核突出。T1加权图像上突出的椎间盘信号比相应节段脑脊液及脂肪信号低，清楚地显示硬膜外脂肪移位、消失，神经鞘受压向背部移位，硬脊膜囊变形，脊髓组织受压。

（四）临床病例

1. 示例1（图4-6）

男性，24岁。主诉腰痛2年，无下肢疼痛。查体见直腿抬高试验阴性，腱反射正常。CT及MRI扫描未见椎间盘突出。为排除椎间盘源性腰痛，L4-L5及L5-S1诊断性椎间盘造影未诱发出疼痛，故未施行三氧治疗。在行L5-S1椎间盘造影时，

L4-L5穿刺部位见造影剂溢出至硬膜外腔。由此证实，即便纤维环微小的穿刺孔亦有可能出现髓核外溢。

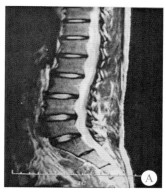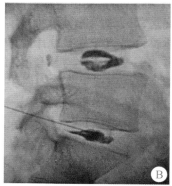

图4-6　三氧治疗腰椎间盘突出症1

2. 示例2（图4-7）

男性，37岁。患者主诉腰痛伴右下肢疼痛3个月余。查体见右下肢直腿抬高约45°，跟腱反射减弱，第一踇趾肌力正常。CT扫描示L4-L5椎间盘突出，L5-S1椎间盘膨出。术中穿刺L4-L5椎间盘注射三氧未能诱发出疼痛，遂改行L5-S1椎间盘穿刺并诱发出疼痛，确认该椎间盘为责任病变椎间盘，施行三氧循环注射10 mL。术后3个月患者临床症状完全缓解，评价为显效。因此，责任病变的确认一定要以临床、影像及诱发试验三结合为原则，不能只根据影像表现来确定。临床治疗中部分患者疗效不佳亦与定位不准确有关。

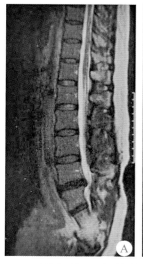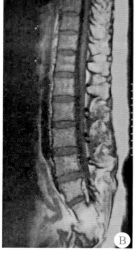

图4-7　三氧治疗腰椎间盘突出症2

3. 示例3（图4-8）

女性，23岁。主诉下腰痛及双下肢痛1周，门诊以L4-L5椎间盘突出收入院。CT扫描见L4-L5椎间盘中央型突出，遂施行三氧注射。术后使用3 d脱水药及少量激素，症状迅速好转。10 d后突感双下肢无力，大小便障碍，再次返回笔者所在医院治疗，经MR检查，发现患者脊髓内信号改变，考虑为脊髓脱髓鞘疾病。经内科治疗数月后痊愈。

该例是误诊所致，未详细检查患者体征，仅凭CT影像就诊断为L4-L5椎间盘突出，加之椎间盘三氧注射术后使用少量激素能缓解患者症状，掩盖了病情真相。这说明MR能更加准确地反映脊髓情况。

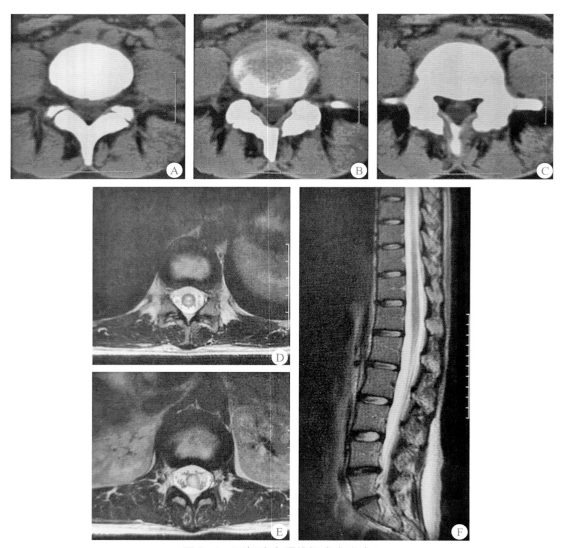

图4-8　三氧治疗腰椎间盘突出症3

四、适应证及禁忌证

（一）病例诊断标准

（1）颈神经根受刺激表现出的根性症状，引起感觉、运动功能障碍。腰痛合并根性下肢痛，呈典型的坐骨神经分布区域的疼痛。

（2）棘突间或椎旁局限性压痛点，放射至小腿或足，或有脊柱侧凸。

（3）脊柱前屈受限，直腿抬高试验阳性，或加强试验阳性（L3-L4椎间盘突出症为股神经牵拉试验阳性）。

（4）查体：肌肉萎缩，肌力减弱，感觉障碍和反射异常。

（5）影像学检查：CT或MRI检查表现为颈、腰椎间盘突出症。根据程度不同分为膨出、突出、脱垂及髓核游离等4种类型。

（二）适应证

本术的最佳适应证为颈、腰椎间盘突出程度为轻中度，病程较短，保守治疗4~6周后无效，有相应的神经根定位体征，并与影像表现相符。本术对部分重度突出的患者也有明显疗效。

（三）禁忌证

（1）有过敏史或Prick试验阳性者。

（2）严重的心血管病者或孕妇。

（3）侧隐窝狭窄，中央型椎管狭窄，或神经根为骨质包裹为相对禁忌证。

（4）游离型、钙化型椎间盘突出，椎间盘脱出。

（5）既往在同一椎体水平做过手术或经皮化学髓核溶解术者也为相对禁忌证。

（6）椎间盘突出并存椎体、椎管肿瘤、结核等病变。

（7）合并椎管狭窄、黄韧带重度肥厚、腰椎滑脱者。

（8）合并精神疾患者。

（9）合并肝肾疾病、血液病、肿瘤、呼吸系统、心脑血管疾病、自身免疫性疾病患者或极度衰弱者等。

五、常规治疗方法

腰椎间盘突出症在临床上主要表现为腰背痛及下肢放射性疼痛，即坐骨神经痛，大多与劳累和外伤有关，严重者出现大小便失禁及肌肉瘫痪。在临床上我们常常会发现一个有趣的现象：在无任何疼痛病史的受检对象中行 CT 及 MRI 检查时，有 20%～30% 存在椎间盘突出；而确诊为腰椎间盘突出的患者，虽然神经根机械压迫持续存在，但疼痛发作与缓解却是交替出现；30%～40% 的患者在实施腰椎间盘外科切除术后，影像复查突出的椎间盘依然存在。这说明，椎间盘突出不是疼痛的唯一因素。

关于椎间盘突出产生腰腿痛的原因，医学界目前主要有 3 种学说，即神经根机械压迫、化学性神经根炎和近年来提出的自身免疫学说。神经根机械性受压可产生疼痛，这是传统的观点。但事实上脊神经根受压并不是在所有情况下均可出现根性疼痛，疼痛产生的原因常常与多种因素有关。近年来，随着对腰椎间盘突出病理生理学研究的深入，发现除神经根的机械性压迫与根性疼痛的产生有关外，化学性神经根炎、自身免疫机制亦与腰腿痛直接相关。有学者提出正常神经根受压并无疼痛出现，只有那些有炎症的神经根才能在受压或牵拉的情况下诱发根性疼痛。纤维环破裂，髓核溢出，其内的蛋白多糖、B 蛋白及 "H" 物质可刺激神经根产生化学性炎症。髓核是人体内最大的封闭器官，突出的髓核在修复过程中由于新生的血管长入，与机体免疫系统接触，产生免疫反应，这两种因素在疼痛中起到重要的作用。

解决椎间盘突出的根本出路在于解除疼痛，而不是不惜代价根治突出。因此，保守治疗是首要的选择，包括推拿、理疗、按摩、牵引及小针刀等，若经 4～6 周治疗无效，方可考虑微创治疗及外科手术，手术能直接摘除突出的髓核，咬除部分椎板，主要适用于较大髓核突出、髓核脱垂以及合并椎管及神经根管狭窄者。由于有一定程度的创伤，部分患者惧怕手术，突出程度较轻而又有根性压迫症状者可选择椎间盘镜、切吸、激光及胶原酶注射术，具有创伤较小、恢复快、有效率高、费用省等优点。这几种微创治疗手段仍然有感染、血管损伤、过敏及截瘫的风险。腰椎间盘突出是一种常见病和多发病，治疗方法较多，但目前尚未有一种方法能够完全治愈所有类型的病变。对疗效的评判主要是根据患者的主观感觉，客观上会有一些偏差，因此患者心理因素的影响不容忽视，而且有时会占据主要地位。

在目前流行的治疗手段中，传统的治疗方法为保守治疗，包括理疗、推拿、针灸等。从笔者所在医院的临床资料来看，有效率在 75%～80%，优点为无创伤、患者容易接受、花费少，但住院时间长，复发率高。

开放性外科手术自20世纪30年代末在英国及新西兰率先开展，最初行全椎板切除及髓核摘除术，由于创伤较大，并发症较多，后改为半椎板切除。开放式外科手术的并发症较多，Ramirez综合28 000例外科手术治疗腰椎间盘突出症（LDH）数据得知，其严重并发症达1/64，死亡率1/1700，尚不包括20%以上的脊柱不稳。

20世纪60年代，进入微创治疗时期。Smith最早采用木瓜酶及胶原酶注射术来溶解髓核，有效率在70%～90%，但患者术后长时间的疼痛及致死性过敏反应是其致命弱点。20世纪70年代，日本的Hijikata发明了经皮钳夹髓核摘除术（PLD），有效率为72%，但仍然存在创伤较大、感染率较高的风险。20世纪80年代，美国的Onik发明的切吸及Choy发明的激光消融术等使微创治疗得到了较大的发展，创伤更小、并发症更少，有效率可达80%～90%。但上述措施不能从根本上解决神经根免疫反应、无菌性炎症及腰肌脂肪化等问题。

六、三氧治疗方法

（一）三氧治疗作用机制研究

1. 三氧的理化性质

在希腊语境中，三氧是释放出刺激性气味的意思。三氧存在于自然界的每一个角落，性能极不稳定。纯净的三氧为刺激性强的天蓝色气体，由3个氧原子组成，相对分子质量为48（氧为32），在0℃时100 mL水中可溶解49 mL。在所有的强氧化物中，三氧的氧化性能名列第三，仅次于氟和过硫酸盐。自然界中的三氧来自空气高压放电或紫外线照射，即$3O_2 \longleftrightarrow 2O_3$。此过程是可逆的。因此，三氧的分解自然进行且难以储存，其半衰期在不同的温度下有差别，20℃为40 min，30℃为25 min，而 -50℃时则长达3个月。

2. 三氧浓度的检测

医疗上用的三氧，是在三氧发生器的放电反应器内，利用气体放电原理，将空气或氧气通过强电场电离产生的。而后产生的三氧氧气的混合气体同患者血液发生作用或直接注射到患病部位起作用。在三氧生产或使用过程中，就要求连续、自动和精确地测定使用范围内混合气体中的三氧浓度和液体中的三氧浓度。这样才能准确定量，为患者实施三氧治疗。三氧应用近200年来，发展了化学法、光学法、电化学法、热化学法等多种三氧检测技术，研制推广了多种检测仪器和装置。

我们可以根据浓度范围、要求精度与应用领域，选择不同的测定方法。

（1）碘量法：最常用的三氧检测方法是碘量法，我国和许多国家均把此方法作为测定气体三氧的国家标准方法。我国颁布的《臭氧发生器臭氧浓度、产量、电耗的测量》（CJ/T 3028.2—1994）中即规定使用碘量法。原理为氧化剂的三氧与还原剂的碘化钾水溶液反应生成游离碘，三氧同时还原为氧气。碘量法的优点是显色直观，不用仪器，计量准确；缺点是操作烦琐，不适用于医用三氧设备的连续、自动和精确的测量要求。碘量法可以作为标准检测方法用于医用三氧设备上检测仪器的标定。

（2）比色法：是根据三氧与不同化学试剂的显色和脱色反应程度以确定三氧浓度的方法，按比色测量方法可分为肉眼色样比色与分光光度计比色。肉眼色样比色精度会因为操作人员的不同有很大随意性，不适用于医用三氧设备精确的测量要求，但可以作为日常设备维护的检测手段；分光光度计比色中的靛蓝比色也是标准规定的三氧检测方法，但需要配置品质较高的分光光度计，而且也不是实时检测，所以常用于医用三氧设备上检测仪器的标定。

（3）紫外线辐射吸收法：该方法是国内外比较成熟的检测技术，已被美国等作为三氧浓度检测分析的国家标准方法，可用于检测三氧源浓度、空气环境三氧浓度和水溶液三氧浓度等。该方法可连续在线检测，并数字显示和记录打印，具有检测精度高、稳定性好、受其他氧化剂干扰极小等优点，比较适合用于医用三氧设备检测和控制要求。目前我们常用的意大利 Ozoneline 三氧发生器就是采用这种检测方法。

3. 三氧对髓核组织的作用机制

意大利的 Bocci 教授在其书中阐述三氧的作用机制时提及，三氧及其衍生的自由基团可瞬间与有机分子发生反应。在与极性有机化合物反应时，三氧分子及自由基可使有机分子内的双键结构破裂，导致有机分子功能丧失。如三氧可作用于细胞膜上的脂蛋白、脂多糖，破坏细胞内的酶或核酸成分，引起细胞的坏死和溶解。医用三氧治疗腰椎间盘突出症的作用机制在于三氧及其衍生的自由基团破坏髓核基质内的蛋白多糖复合分子以及髓核细胞（与蛋白多糖复合分子的合成及分泌有关），引起蛋白多糖分子含量降低。髓核中蛋白多糖含量的多少决定了髓核渗透压的高低，当其含量减少时，髓核组织渗透压下降而丢失水分，最终导致髓核组织萎缩。

4. 三氧对神经根及邻近组织的作用

三氧的抗炎作用是治疗腰椎间盘突出症的重要机制。有关实验研究显示，腰椎间盘突出造成的局部无菌性炎症以及突出髓核释放的炎症介质是造成神经根症状的重要原因。基于此，在椎间盘内注射完毕后退针至椎间孔附近时，可再注入一定量的三氧气体以达到消除局部炎症的目的。俞志坚等进行的动物实验研究显示，所有实验椎间盘水平的终板、神经根、腰大肌及脊髓组织大体表现均未见明显异常。光镜下观察，注射医用纯氧和 6 μg/mL 医用三氧的终板、腰大肌、神经根及脊髓均未显示明显异常。注射 30 μg/mL 及 50 μg/mL 医用三氧组，大部分终板于术后 1 周显示水肿样改变，1 个月及 2 个月后呈轻至中度增厚，个别腰大肌标本则显示少量肌纤维萎缩，神经根及脊髓组织无明显病理变化，因此这一过程是安全的，不会引起邻近重要组织结构的损害。原因在于这些组织结构具有充足的血液供应，血液内的缓冲系统（还原性物质）可以对抗三氧的氧化作用。另外，神经根及腰大肌表面的组织膜、脊髓表面的脊膜均具有保护作用。

Bocci 教授对于三氧的作用机制进行了大量基础研究，表明三氧可溶解髓核内的蛋白多糖，使髓核萎缩、变性、坏死，从而使纤维环回缩，缓解神经根压迫。三氧也能抑制局部免疫反应，减轻神经根的无菌性炎症，消除神经根水肿，从而达到缓解腰腿痛的目的。

三氧对于椎间盘突出的作用机制尚未完全明了。Bocci 教授是三氧治疗基础研究的权威，他认为三氧对于椎间盘突出的作用机制主要有 4 个方面：

（1）氧化作用：氧化髓核内的蛋白多糖，使突出的髓核回缩，达到机械性减压的目的。

（2）抗炎作用：通过拮抗炎症反应中的免疫因子释放、扩张血管、改善静脉回流、减轻神经根水种及粘连，从而达到缓解疼痛的目的。

（3）抑制免疫反应：纤维环断裂后释放的糖蛋白和 β-蛋白等作为抗原物质，使机体产生免疫反应，三氧具有抑制免疫的作用。

（4）镇痛作用：三氧直接作用于椎间盘表面、邻近韧带、小关节突及腰肌内广泛分布的神经末梢，这些神经末梢因被炎症因子和突出髓核所释放的化学物质（如 P 物质或磷酸酶 A_2 等）激活而产生疼痛。

2001 年，Iliakis 将不同浓度的三氧注入兔腰椎间盘观察组织学的影响，并安排接受三氧治疗的患者再接受外科手术减压，观察其椎间盘组织的变化。作者根据研究数据得出如下结论：

①局部注射30 μg/mL 的三氧，增加了 TNF-α 的含量，从而减轻炎症和疼痛；

②用55 μg/mL 的三氧（不是最佳浓度）可减少 IL–2β 的含量，该因子可加速细胞间质退化从而加重椎间盘突出所致的疼痛；

③ IFN–g 明显减少，预示着三氧引起椎间盘细胞外间质退变、萎缩，从而缓解神经根压迫。

（二）三氧治疗所需仪器设备

1. X 线机

能进行正侧位透视、电视监视，清晰度高。也可在 CT 引导下操作。

2. 三氧发生器

能产生浓度至少为25 μg/mL 的三氧，实时显示三氧浓度及压力，三氧浓度稳定，有氧化还原系统。

3. 穿刺针

斜面针或锥形多侧孔空心针，直径为20 ~ 22G。

4. 注射器

2 ~ 20 mL 各种规格的医用塑料注射器。

5. 氧气

高压瓶装医用纯氧或院内中心供氧（务必要求是纯氧）。

（三）手术操作方法

1. 后外侧入路手术方法

患者健侧卧位，髂骨过高者可采取下侧肢体屈曲、上侧伸直、腰下垫一枕头，以使椎间隙充分舒展开来。此法由滕皋军等提倡，采用后外侧入路，通常取脊柱中线旁开7 ~ 8 cm 处为穿刺点，常规消毒铺单，2% 利多卡因溶液局麻，21 G 多侧孔酒精注射针或 Chiba 针行侧后方入路穿刺，穿刺角度大约为45°。正侧位透视定位针尖位于椎间隙中央或后1/3区域。椎间盘造影可明确椎间盘突出的程度及有无破裂，以及诱发根性疼痛而有利于定位。笔者的经验是穿刺必须要在标准的侧位下进行，穿刺针沿腰椎小关节外沿进针，侧位透视在椎体后缘平面针尖触及纤维环，此时感觉阻力明显增加。沿此路径进针通常针尖都能保证在椎间盘中央。若 L5–S1 间隙穿刺有困难，可采用斜位穿刺法，即将影像增强器向术者方向倾斜约30°，再向足侧调整角度，显示L5椎体下缘、上关节突前缘及髂嵴上缘组成的三角，沿此三角进针定能成功。

将医用纯氧氧气瓶与医用三氧治疗仪连接，设定医用纯氧输入流量为1~4 L/min，输出的三氧氧气混合气体中三氧浓度为25~40 μg/mL。用5 mL注射器获取混合气体（注意不要主动抽取，以免混入空气，而是利用输出气体的压力自动进入），分两次匀速注入椎间盘内。包容性椎间盘突出者推注时阻力较大，切忌将气体完全推入以免导致纤维环破裂。透视下可见气体在椎间盘内呈不规则线带状弥散，此时宜采用低压循环注射法，即反复来回推动注射器柄，使三氧与髓核充分氧化，然后将余下的气体弃之。而纤维环破裂者气体易进入硬脊膜外腔，透视下显示为椎体后缘线状透光影。退针至椎间孔后缘平面，在确认针尖不在蛛网膜下腔的安全情况下，注入混合气体10~15 mL。可见气体在腰大肌间隙弥散，再注入消炎镇痛液行神经根阻滞后即可拔针。

消炎镇痛液有3种配方：一种为地塞米松5 mg加2%利多卡因溶液5 mL；一种为醋酸波尼松龙50 mg加2%利多卡因溶液5 mL；一种为得宝松1 mL（含二丙酸倍他米松5 mg及倍他米松磷酸钠2 mg）、甲钴胺0.5 mg加2%利多卡因溶液5 mL。笔者推荐使用第3种配方，该配方副作用相对较小。

2. 小关节内侧缘入路手术方法

患者平卧，距脊柱中线约1.5 cm患侧相应椎间隙作为穿刺点。透视下沿该点垂直进针，紧贴小关节内侧缘进入突出地髓核部。穿刺须取出针芯部分，密切观察有无脑脊液溢出，若有脑脊液滴出应停止进针，放弃此穿刺路径。部分患者在穿刺中感觉下肢放射性疼痛，应考虑针尖刺入马尾神经，亦应停止穿刺。侧位透视下进针至病变椎间隙后1/5区域，定位准确后注入3~5 mL浓度为20~40 μg/mL的三氧氧气混合气体，注意观察推注三氧时阻力大小及患者的反应，及时询问患者有无头晕、腰痛及下肢感觉异常。透视下注意观察气体弥散及分布情况。退针至椎体后缘平面，再注射消炎镇痛液（配方同前）2~3 mL，注意观察患者反应。大多数患者会立刻感觉患肢疼痛减轻，症状好转。患者转至健侧卧位，距脊柱中线旁开8~10 cm处经后外侧入路穿刺病变椎间盘，行椎间盘内注射三氧及神经根阻滞术。

术后处理：患者卧床休息1 d。临床症状较轻者可回家休养，口服维生素B1、维生素B6等。症状严重者须住院治疗，用20%甘露醇溶液250 mL、5 mg地塞米松及神经营养药静脉滴注3 d。根据患者具体情况可选用抗生素。出院后全休2周，按康复计划进行腰背肌锻炼，6个月内禁止负重及参加剧烈的体育活动。术后处理参照经皮腰椎间盘摘除术规范化条例。

意大利医师常采用椎间盘造影以明确椎间盘突出和破裂的程度，诱发根性疼痛而便于定位。我们认为，因其可加重椎间盘压力、增加感染机会及延误治疗时间，通常情况下可以不做。

3.颈椎间盘突出三氧治疗

通常采用前入路穿刺进针至颈椎间盘。由于颈前区结构复杂，有许多重要的组织结构，如颈总动脉、颈静脉、甲状腺、气管、喉返神经、食管等，穿刺过程中有可能损伤这些组织结构，出现严重的并发症。若穿刺过度则会造成脊髓损伤，因此手术必须由经过专门训练的医生操作。2002年6月南方医院开展了国内第1例颈椎间盘三氧注射术，由欧洲三氧学会主席、意大利神经放射学会主席Marco完成。该例患者术前表现为颈肩痛及手指麻木，2年随访疗效满意，已完全康复，所有症状消失。Albertini于2002年报道1例车祸外伤致急性颈椎间盘突出的患者，经椎间盘内注射三氧获得良好效果；Fabris于2003年报道采用颈椎旁肌内注射三氧治疗颈痛及颈僵直，有效率为87.5%。何晓峰于2005年12月在《中华放射学》杂志上报道32例经皮三氧治疗颈椎间盘突出症的经验，总有效率为78.1%。笔者经前入路穿刺，28例在DSA引导下操作，30例在CT引导下完成58例颈椎间盘突出患者的治疗。椎间盘内注射三氧3~5 mL，椎旁注射5~8 mL，随访3~30个月，总有效率为75.9%，其中56.9%显效，19%有效，24.1%无效。

操作方法：患者仰卧，肩背后垫枕头，使颈部尽量后伸，头略偏向左侧。穿刺点常规取右侧颈总动脉与气管间隙，穿刺平面平行或略低于病变椎间盘。吞服2%利多卡因溶液5 mL，口含纱布块以减少唾液分泌。常规消毒铺单，2%利多卡因溶液局麻。嘱患者屏住呼吸，不要吞咽，用21G多侧孔酒精针穿刺至椎间隙前沿，侧位透视下进针至间隙中央。设定三氧氧气混合气体中三氧浓度为30~50 μg/mL。用注射器采取1.5~3 mL的三氧氧气混合气体匀速注入椎间盘内，隐约可见椎间盘内气体进入呈低密度影。注意注射时不要用力过猛，以免造成髓核急性突出。然后椎旁再注入3~5 mL，可见气体沿颈前间隙弥散呈条状低密度影。拔针，再穿刺其他病变椎间盘。合并肩背部疼痛者于背阔肌、冈上肌及肩关节囊注入5 mL三氧氧气混合气体，必要时加醋酸泼尼松龙和2%利多卡因混合液局部注射。术后患者戴颈托。用20%甘露醇溶液250 mL、5 mg地塞米松及神经营养药静脉滴注

4 d，主要目的是预防和缓解局部水肿，减轻椎间盘压力。出院后全休 2 周，可进行适当的颈部肌肉锻炼。所有患者均经 1~3 个月的保守治疗无效后实施椎间盘三氧注射术。

4. CT 引导下经皮椎间盘突出症的三氧治疗

CT 引导下经皮椎间盘突出症的三氧治疗，是在 CT 的引导下，行突出椎间盘经皮穿刺并予以三氧注射治疗。CT 具有较高的密度分辨率和空间分辨率，显示病变清楚，定位准确，较其他引导方法具有明显的优势。CT 不仅能够显示病变椎间盘的情况，还可根据三氧气体在椎间盘内的分布情况，了解椎间盘变性的程度，分析椎间盘变性的类型。同时，也能够明确显示椎体及小关节的骨质增生情况，显示有无黄韧带肥厚钙化、椎管狭窄及侧隐窝狭窄等。另外，手术中椎间盘内注入三氧后及时进行 CT 扫描，还可观察到气体在椎间盘内及盘外间隙的分布弥散情况，对于我们分析判断治疗情况和评价预后有重要意义。

CT 介入技术要求定位穿刺准确，各专家都有自己的定位经验，发明了许多定位方法。较常用的定位标尺为使用废旧的血管造影导管做成的栅栏胶布条，制作方法简单，使用方便。角度定位器较为复杂。我们自己设计研制了一种固定于针杆上的角度定位器，在临床实践中较大程度提高了穿刺的准确率。

椎间盘穿刺术的步骤如下：

（1）CT 扫描定位。根据病变椎间盘的节段位置，患者取俯卧位或侧卧位作 CT 扫描，确定病变椎间盘后，选择穿刺的最佳层面，将该层面置于 CT 机扫描位置，打开 CT 机的激光定位线，将定位标尺贴于激光线所指示位置的患者皮肤上，再次 CT 扫描核实在皮肤上的标记。此时可以看到相应层面皮肤上所显示的定位标尺影（图 4-9）。

CT 扫描时，要注意摆放患者体位，腹部下方应垫一枕头，既可使患者更舒适，也可使检查侧椎间隙增宽，便于手术操作。检查治疗的椎间盘间隙应位于枕头正上方，这样可以尽可能使病变椎间盘间隙垂直于检查床，减小穿刺的难度，增加穿刺的成功率。

病变椎间盘间隙宽窄度随患者情况不同，一般随年龄增长而狭窄加重。CT 扫描时层间距的确定也很重要，多数层间距设定为 3 mm，层厚为 5~8 mm。

（2）选定穿刺点。选择穿刺点应注意避免穿刺途径中有骨性结构，注意穿刺的角度，使穿刺针前端尽量能够到达椎间盘后 1/3 中线部位，或者是突出椎间盘组织的中间。

（3）测量穿刺角度和深度。穿刺确定好穿刺点后，用光标测出皮肤进针点与目标靶位的直线距离、允许进针的最大深度和进针角度（图4-10）。

（4）穿刺。皮肤常规消毒，用2%普鲁卡因2～3 mL进行局部麻醉，然后进行

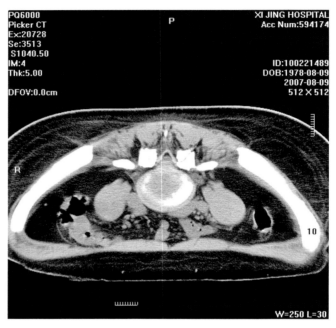

图4-9　选定最佳穿刺层面

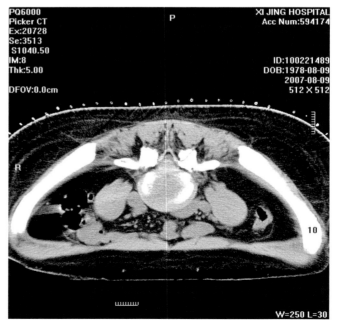

图4-10　CT定位扫描显示定位标尺，选取穿刺点，并测量穿刺角度及深度

穿刺。当针尖接近目标靶位边缘时，再行 CT 扫描，核实穿刺方向正确后将针尖插入椎间盘内，根据病变椎间盘情况进行介入治疗（图4-11）。

治疗完成后在穿刺的同一层面行 CT 扫描，观察三氧的弥散情况，以及有无异常变化。术后严密观察 4~6 h（图4-12）。

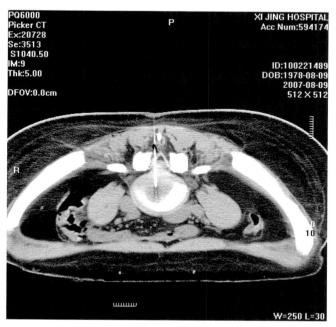

图4-11　穿刺成功后再次 CT 扫描确定针尖位置

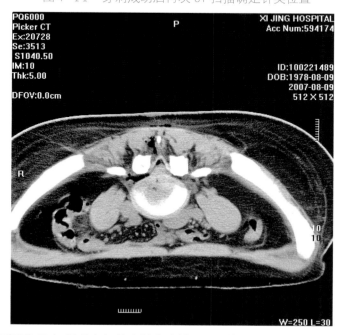

图4-12　注射三氧后 CT 扫描观察气体弥散分布情况，见椎间盘内少许积气，盘外间隙积气较多

穿刺技术和方法（图4-13至图4-16）：患者取俯卧位或侧卧位，单纯性腰椎间盘突出症患者，通常采用经安全三角区注射、经椎间孔注射法（L4-L5椎间盘）或经椎板外切迹及小关节内侧缘注射法（L5-S1椎间盘），CT扫描显示病变椎间盘，利用自制定位标尺及角度定位器，确定穿刺点、穿刺角度、进针深度。常规消毒铺巾，2%盐酸利多卡因局麻，用20～22G穿刺针在定位点，按定位角度穿刺进针，穿刺进入椎间盘后，行CT扫描确定针尖进入椎间盘内，将超氧刀与医用纯氧氧气瓶连接，设定输出的三氧氧气混合气体中三氧的浓度为40 μg/mL，用注射器抽取三氧氧气混合气体（不主动抽取，利用输出的气体的压力自动进入）10 mL，根据盘内压力适当均匀地匀速注入2～5 mL，退针至椎间盘纤维环外，向盘外髓核突出部位或受压神经根周围注射甲强龙40 mg、2%盐酸利多卡因2 mL后，再注入三氧氧气混合气体（40 μg/mL）5～8 mL，并渐退至皮外，行CT扫描显示三氧在椎间盘内呈内积状、裂隙状、弥散状和大部分溢出状分布，用创可贴粘贴局部穿刺点，送返病房。对复杂性腰椎间盘突出患者，除常规行上述腰椎间盘三氧治疗术外，可根据具体情况诊治，如单纯根性坐骨神经痛者，可对受压的神经根周围多注入适量三氧氧气混合气体；对合并腰肌劳损者，可对腰背肌筋膜附着点进行三氧氧气混合气体浸润注射（注入前应确定不在血管里），3次为一疗程，隔日1次。术后均需卧床休息3 d，常规静脉予以20%甘露醇、地塞米松5 mg脱水，同时予以抗生素、活血通络、营养神经等药物治疗3 d。

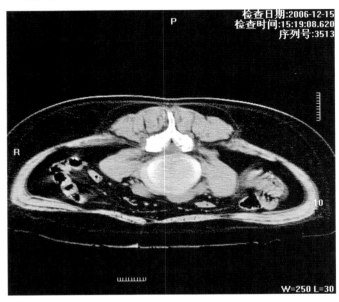

图4-13　L4-L5椎间盘左后突出

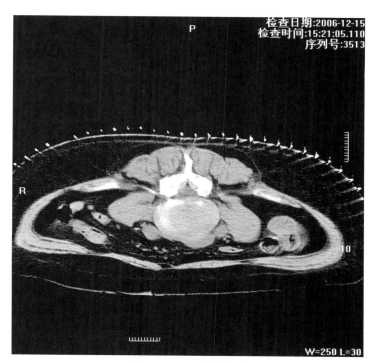

图4-14　CT扫描定位

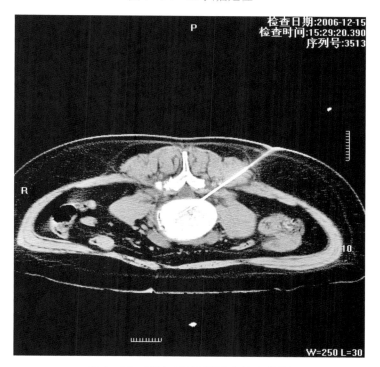

图4-15　再次CT扫描确定针尖位置

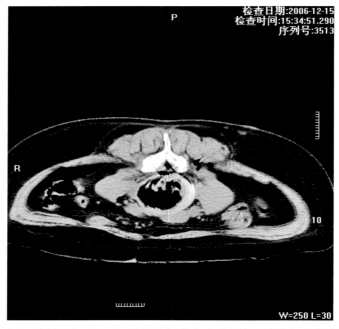

图4-16 注射三氧后CT扫描见椎间盘内大量积气，盘外间隙积气较多

七、三氧联合其他微创技术治疗腰椎间盘突出症

（一）纤维环撕裂型

临床上患者主要表现为椎间盘源性腰痛，5级全层撕裂患者可有根性症状。此型用三氧治疗有效。若经三氧治疗无效，再考虑联合其他治疗手段。

示例4（图4-17）：患者，男性，55岁。右腰腿痛1个月入院。查体见右直腿抬高15°，跟腱反射减弱。于2008年1月施行三氧椎间盘注射后症状缓解。同年11月症状复发，采用三氧再次治疗后无缓解。MR示L5-S1椎间盘局部轻微突出与神

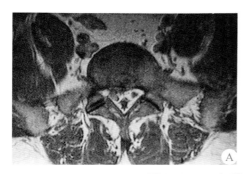
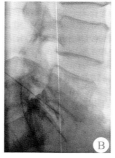
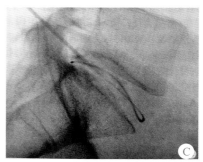

图4-17 三氧联合其他技术治疗腰椎间盘突出症

经根粘连，神经根水肿增粗（图4-17 A）。椎间盘造影显示纤维环破裂，造影剂渗漏至神经根周围（图4-17 B）。遂施行射频纤维环修复术（图4-17 C）。

（二）髓核高压型

三氧椎间盘注射会进一步增加椎间盘压力，术后症状加重或出现"反跳"。为尽快缓解症状，可采用Decompresser切吸减压器或施行椎间盘切吸术。

（三）神经根炎症型

施行三氧治疗能够达到立竿见影的效果。为避免加重椎间盘内及神经根刺激，笔者常采用三氧椎间盘内注气来替代碘剂造影，透视下见气体进入硬膜外间隙呈低密度线影（图4-18）。

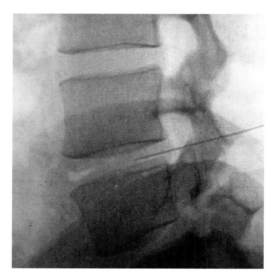

图4-18　三氧椎间盘内注气后透视图

（四）髓核脱垂型

可采用3种微创方式来解决。

（1）经后外侧入路与小关节内侧缘入路，三氧椎间盘内多次注射（可做3~5次）。

（2）采用Decompresser多入路切吸，减少髓核量。同时于椎间盘内注射三氧。

（3）施行椎间盘内钳夹术取出髓核。此种手术创伤较大，有感染可能，适于经济条件较差的体力劳动者或前两种术式失败的患者。

（五）交感神经型

用三氧椎间盘内注射疗效欠佳。

使用交感神经阻滞或射频损毁有效。

（六）椎管狭窄型

采用三氧椎间盘内注射能缓解患者腰腿痛症状，但常常只能维持1~3个月，需再次治疗。笔者所见最长者维持4年后才复发。

示例（图4-19）：患者，男性，52岁。腰痛伴双下肢痛3年，加重2个月。MR显示腰椎管狭窄。经三氧椎间盘内注射后症状缓解，1个月后加强注射。1年后复发，经再次椎间盘内、椎板注射三氧松解椎管内组织。

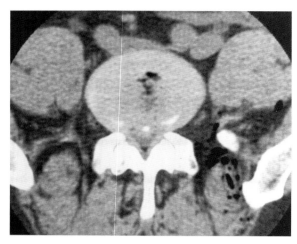

图4-19　椎管狭窄型

（七）后纵韧带钙化型

笔者认为合并后纵韧带钙化者并非绝对禁忌，有约50%患者通过椎间盘内三氧注射及椎板注射仍可获得较好的疗效。

总之，三氧与其他微创治疗联合应用也应遵循从简单到复杂、从无创到微创最后采用有创的原则。只有这样，才能使患者中远期疗效有所保证。

八、疗效评价（含病例展示及评论）

临床疗效评价主要采用改良的Macnab疗效评价标准及VAS疼痛评分。通常取术后1周、3个月、6个月及12个月为评价时间，有条件者3个月复查时获取影像学资料。关于临床疗效，各家报道不一。根据笔者科室的临床资料，3 000余例患者中纤维环破裂者占80%，纤维环完整者占20%，影像资料（CT或MRI）表现为椎间盘突出者约占50%。疗效评价参见改良的Macnab疗效评价标准（表4-1）。

表4-1 Macnab疗效评价标准

疗效等级	临床表现
显效	症状消失，恢复正常工作活动
有效	症状明显消失，可做轻工作
一般	症状有所改善，不能工作
无效	症状无改善

（一）临床疗效评价

基于上述理论及试验观察，三氧对于髓核的作用是显而易见的，三氧对于腰椎间盘突出的临床疗效也是毋庸置疑的。根据我们的临床资料，各组在临床上表现为不同的特点。

1. 膨出组

（1）临床有效率高达86.27%，为各组中最高的。本组疗效高的原因，笔者认为主要是膨出组纤维环完整，髓核无外溢，三氧作用比较完全彻底；髓核含水量丰富，萎缩彻底，回缩明显；病变处于较早期阶段，神经根机械性压迫程度较轻，无菌性炎症及水肿不明显，解除压迫后神经功能恢复快；多无合并韧带肥厚钙化、椎管狭窄等其他影响疗效的因素。

（2）治疗中宜采用“低压循环注射法”。在临床治疗实践中膨出组由于纤维环完整，注射时阻力较大，故通常情况下只能注射3～5 mL于椎间盘内，若注射力量过大，则可能导致纤维环破裂，有可能引起髓核脱垂入椎管内而加重椎间盘突出的程度。为避免带来不良后果，可采用低压循环注射法，即将5 mL气体在椎间盘内反复推注5～8次，再抽取5 mL同法推注，以充分氧化髓核而不过度加大椎间盘内压力，透视下见椎间隙内卵圆形密度减低。CT扫描则显示气体局限于椎间盘内呈裂隙状或不规则形态。由于膨出者椎间盘撕裂多为1～2级，在注射气体过程中发生纤维环破裂的情况较少。

（3）“反跳”发生率高。患者常常伴随术后疼痛反应，即所谓“反跳”现象，有关统计高达23%。表现为手术后3～5 d出现腰腿痛加重，1周时最剧烈，然后慢慢减轻，可持续2～6周。出现“反跳”，考虑与两个因素关系比较密切：①髓核内压增加。椎间盘注射三氧后髓核发生变性、坏死，尤其是纤维环完整的患者，压力增加，从而加剧对神经根的压迫，出现腰腿痛加重。②使用激素后停药。在施行切吸的患者同样出现"反跳"现象，考虑与使用激素有关，因为激素本身有消炎镇痛的作用，若术后常规使用少量激素3 d，停药后即可出现症状加重。俞志坚等对101例医用三氧治疗有效的腰椎间盘突出症患者的随访资料进行回顾性总结、分析和评价，发现有23例出现了明显的"反跳"现象，一般出现在术后1～2周，最早出现时间是术后4 d。12例患者术后症状和体征可以忍受，不需任何治疗，可于15～30 d内自行消失。11例自觉术后症状和体征难以忍受，其中8例通过保守治疗4～5 d后缓解，另3例通过纤维环"开窗"减压后才缓解。结论为：患者术后症状和体征"反跳"与椎间盘内压力暂时性升高关系密切，患者不用任何治疗，对于症状严重者可保守治疗，必要时可行纤维环"开窗"减压。另外，还应注意对患者进行心理护理。因此，本组不宜单次注射量太大，宜采取小量多次注射以减轻术后反应，出现"反跳"后以休息、对症处理及心理辅导为主。

病例评述1

患者，女性，67岁（图4-20）。患者主诉腰痛伴右下肢疼痛6个月，查体见右下肢直腿抬高约70°，膝、跟腱反射及第一蹞趾肌力正常。CT扫描示L5–S1椎间盘膨出，穿刺L5–S1椎间盘注射浓度为40 μg/mL三氧8 mL，术中注射时有明显阻力，加大注射压力后见气体穿破纤维环迅速进入硬膜外腔。术后患者症状明显缓解，1周后腰腿痛加剧，持续3个月后完全缓解，其间施行物理治疗无效，服镇痛剂（曲马朵100 mg/d）方能入睡。此为典型的"反跳"现象，"反跳"期间不宜施行开窗减压及外科手术。

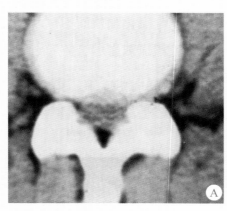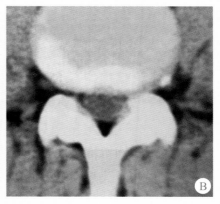

图4-20　三氧治疗腰椎间盘突出症（膨出组）1

病例评述 2

　　患者，女性，43 岁（图 4-21）。患者主诉腰痛伴双下肢疼痛 6 个月，查体见双下肢直腿抬高约 45°，膝、跟腱反射及第一跗趾肌力正常。CT 扫描示 L5-S1 椎间盘膨出。穿刺 L5-S1 椎间盘注射浓度为 40 μg/mL 的三氧，采用低压循环注射 10 mL。术后 3 个月患者临床症状完全缓解，评价为显效。

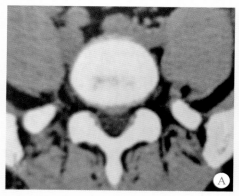 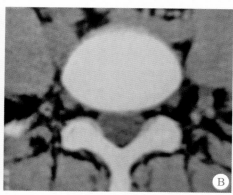

图 4-21　三氧治疗腰椎间盘突出症（膨出组）2

　　2. 突出组

　　临床有效率达 80.28%。根据纤维环是否破裂，分为包容性突出及非包容性突出。

　　包容性突出约占 45.84%。与膨出组相似，由于纤维环未破裂，注射三氧时阻力仍较大。由于纤维环撕裂程度已达 3～4 级，增大注射压力时可导致纤维环破裂。在包容性突出中，有 17.09% 发生术中注射三氧时纤维环破裂现象。表现为注射初时阻力较大，可见气体在椎间盘内集聚。增大压力后患者突感腰痛加剧，气体迅速进入硬脊膜前间隙，透视下为椎体后缘线状透光影，向上可上升至 T10 椎体平面。随后疼痛迅速缓解。但仍有 10 例患者出现术后"反跳"现象，占 5.2%（10/193）。

　　非包容性突出占 54.16%。由于纤维环已破裂，注射气体时阻力较小，患者有时会感觉下肢闪电样疼痛，部分患者感觉腰腿痛迅速缓解，原因在于三氧能直接作用于硬脊膜的神经末梢，减轻髓核的化学性刺激和炎症反应，从而迅速缓解疼痛。本组需注射 8～10 mL 量，方能有效消融突出的髓核。

病例评述3

患者，男性，23岁（图4-22）。患者主诉腰痛伴双下肢疼痛6个月，查体见腰椎侧弯，左下肢直腿抬高约30°，膝、跟腱反射减弱，第一踇趾肌力减弱。CT扫描示L5-S1椎间盘突出。穿刺L5-S1椎间盘注射浓度为40 μg/mL的三氧8 mL，术中气体迅速进入硬膜外腔。1周后加强注射1次。之后2个月患者临床症状明显减轻，腰椎侧弯仍存在，遂行腰大肌三氧注射3次，侧弯消失。本例患者因突出程度较重，宜采用多次注射方能奏效。腰大肌三氧注射有助于解除肌肉痉挛、恢复侧弯。

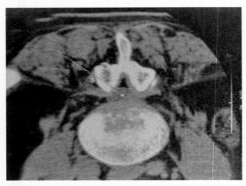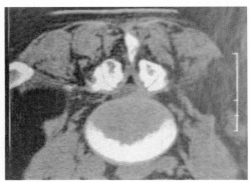

图4-22　三氧治疗腰椎间盘突出症（突出组）

3. 脱垂组

临床有效率约70.45%，为3组中有效率最低者。分析其原因，有如下几点：①因脱垂多发生于青壮年体力劳动者，常有急性外伤或重体力劳动史，突出程度重；②纤维环破裂口较大，髓核量较多，三氧消融能力有限；③神经根受压程度重，单次治疗及短期内难以缓解压迫；④由于破口大，三氧极易进入硬脊膜前间隙，局部髓核氧化量少；⑤未能实施直接消融，脱垂的髓核已进入椎管，椎间盘内注射三氧不能实施直接消融。术中注射气体几乎无阻力，气体易经破口进入椎管内。为使髓核能够充分氧化，可放慢气体推注速度，使气体更易渗入脱垂的髓核。但每次注射时间不宜超过15 s，否则三氧会在注射器内迅速衰减，降低浓度。本组平均注射三氧气量达10～15 mL。采用小关节内侧缘穿刺入路直接将三氧注射入脱垂的髓核将可获得更好的疗效。脱垂与椎间盘游离是腰椎间盘突出程度最重的类型，列为切吸、激光及其他微创治疗的禁忌证，多数情况下需要外科手术治疗。外科手术能直接将髓核摘除，解除对神经根的压迫，疗效确实、可靠，有文献报道其有效率可达90%以上。但手术需要咬除部分椎板或小关节，对于脊柱的稳定性有一定程度的影响，日后由于瘢痕增生，有导致神经根粘连的可能。微创治疗中切吸术对于突出于椎管内的髓核常常无能为力，钳夹术可摘除髓核，条件是髓核有一定程度变性，水分较少才能顺势摘除。胶原酶注射风险较大，一旦药液进入蛛网膜下腔，有导致截瘫的危险。后路椎间盘镜同样也需要咬除部分骨头，创伤也较大。因此，如何能够使脱垂的髓核摘除而又创伤较小，是广大医师积极探寻的课题。

Bonetti 报道巨大椎间盘突出采用三氧注射获得成功，手术入路采用后外侧入路进针。印度医生 Kumar 报道了1例巨大椎间盘突出采用三氧注射后3个月复查回缩至正常。宋文阁报告1例髓核脱垂采用由远端至近端分段注射三氧的治疗方法，将脱垂的髓核回复正常。

腰椎间盘突出的微创治疗方法实质上主要包括两部分内容，即椎间盘内消融和突出物消融。常用的治疗手段有胶原酶注射、激光、射频及等离子等。激光、射频和等离子只能施行椎间盘内消融，减少椎间盘内压，使突出物回缩。胶原酶可直接注射至突出物，谓之"靶点"注射，其消融效果确实，但在注射胶原酶过程中，若刺破硬脊膜，将胶原酶注射入蛛网膜下腔，并发严重脊髓损伤，有引起截瘫甚至导致患者死亡的风险。

三氧注射"靶点"治疗是在借鉴胶原酶治疗方法的基础上，将三氧直接注射到突出物，以达到最佳消融效果。但常规采用的后外侧穿刺入路只能进入椎间盘内，所以必须改变穿刺路径。根据突出物所在部位不同，其穿刺路径有小关节内侧缘、小关节间隙入路、小关节外侧缘及椎间孔入路，较少采用前入路。小关节内侧缘入路主要用于椎间盘中央型和椎间孔内侧型巨大突出及髓核脱垂的患者，此路径最直接，距离短，操作方便，但有穿破蛛网膜下腔的风险，尤其是小关节内侧缘距离较窄的患者。为此，可选择小关节间隙入路，该入路偏外，通过小关节间隙进针，一般不易刺破硬膜囊，安全性更高，但有时穿刺较困难，尤其是关节间隙较窄者。本组1例 L4-L5 巨大突出患者，首次治疗经后外侧入路，于椎间盘内注射5 mL，3个月后感觉症状缓解不满意，再次经小关节内侧缘及后外侧入路治疗，在穿刺过程中出现脑脊液漏，遂放弃改行小关节间隙入路穿刺治疗，1个月后症状完全缓解。1例患者，为 L4-L5 椎间盘极外侧型突出，经小关节外侧缘入路穿刺突出物，治疗后3个月复查，症状完全缓解。

椎间盘脱垂患者采用小关节内侧缘入路及后外侧入路这两种方法来治疗巨大突出的髓核，通过实施"靶点"注射，能有效地使脱垂的髓核回缩，亦不引起神经根粘连。在硬脊膜外腔同时注射消炎镇痛液，亦取得及时缓解症状的效果。本组24例患者，采用单纯后外侧入路，其有效率仅46.45%，原因就在于未能针对突出的髓核直接治疗。而采用小关节内侧缘穿刺至突出的髓核，有效率则高达84.26%。这是一个令人鼓舞的结果，预示着三氧治疗将解决大部分腰椎间盘突出患者的痛苦，成为所有治疗手段中最具优势的方法。

病例评述4

患者，男性，33岁（图4-23）。患者主诉腰痛伴右下肢疼痛1年，查体见右下肢直腿抬高约40°，跟腱反射减弱，第一蹞趾肌力正常。CT扫描示L4-L5椎间盘脱垂。穿刺L4-L5椎间盘注射浓度为40 μg/mL的三氧10 mL，1周后加强注射1次。术后2个月患者症状部分缓解，遂采用小关节内侧缘入路直接注射，1个月后完全缓解，CT复查椎间盘明显回缩。该例患者的治疗说明经小关节内侧缘入路的"靶点"治疗能达到更好的消融效果。

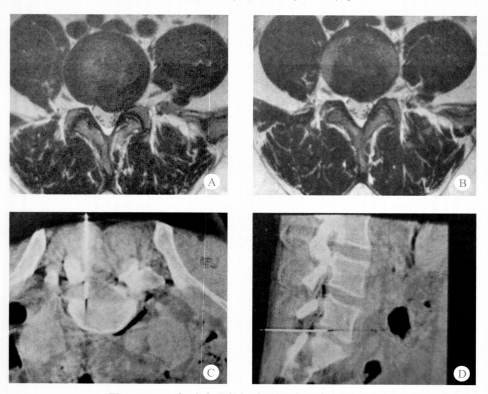

图4-23 三氧治疗腰椎间盘突出症（脱垂组）1

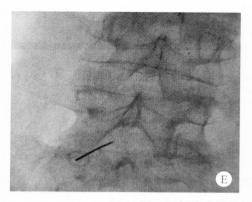
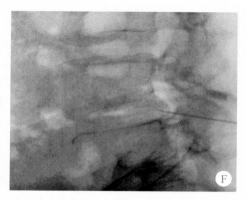

图4-23　三氧治疗腰椎间盘突出症（脱垂组）1（续）

病例评述5

患者，女性，52岁（图4-24）。左腰腿痛6个月入院，查体见右直腿抬高45°，跟腱反射减弱。MR示L5-S1椎间盘脱垂（图4-24 A、B）。于2006年6月施行经后外侧入路与小关节内侧缘入路三氧椎间盘内注射后，症状有所缓解（图4-24 C、D）。此后间隔1个月加强注射，共注射3次，症状完全好转。

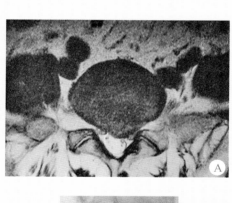
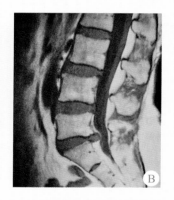
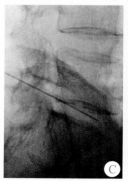
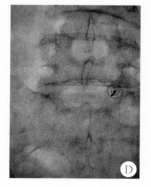

图4-24　经后外侧入路与小关节内侧缘入路三氧椎间盘内注射

病例评述6

患者，女性，35岁（图4-25）。右腰腿痛、不能行走1个月入院，查体见右直腿抬高15°，跟腱反射减弱。MR示L5-S1椎间盘脱垂（图4-25 A）。于2008年3月施行三氧椎间盘注射及Decompresser切吸减压术后症状缓解。本例患者在注射三氧过程中发现纤维环完整，遂及时施行切吸减压术（图4-25 B）。1个月后复查，脱垂的髓核有所回缩（图4-25 C）。

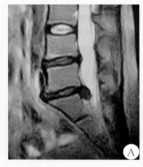 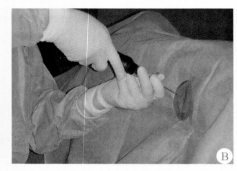 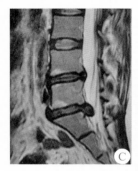

图4-25　三氧椎间盘注射联合Decompresser切口不减压术治疗腰椎间盘脱垂

病例评述7

患者，女性，34岁（图4-26）。患者主诉腰痛伴左下肢疼痛2个月，查体见双下肢直腿抬高约60°，膝、跟腱反射及第一踇趾肌力正常。CT扫描示L4-L5椎间盘极外侧型突出。穿刺L4-L5椎间盘注射8 mL浓度为40 μg/mL的三氧，再经小关节外侧缘穿刺突出的髓核注射5 mL三氧，术后3个月患者临床症状完全缓解，评价为显效。本例亦说明靶点注射直接有效。

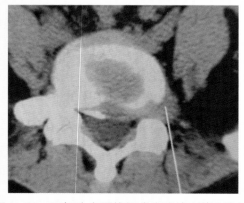

图4-26　三氧治疗腰椎间盘突出症（脱垂组）2

病例评述8

　　患者，男性，51岁（图4-27）。右下肢放散痛、跛行及腰背酸痛2月余，加重1周，经理疗、按摩、牵引等治疗无效。直腿抬高试验阳性，加强试验阳性。CT检查示L5-S1椎间盘后中央偏右重度突出，硬膜囊明显受压，右侧隐窝变窄。CT引导下经皮穿刺，经小关节内侧缘入路穿刺椎间盘，CT扫描确认针尖位置正确后，行三氧注射治疗。术后症状消失，第3天又出现右下肢轻度疼痛，对症治疗1周后症状消失。19个月后复查CT，病变椎间盘明显回缩。目前患者起居正常。

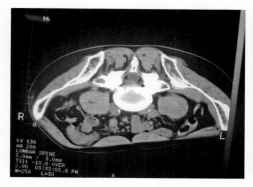

A　L5-S1椎间盘后中央偏右重度突出，硬膜囊明显受压，右侧隐窝变窄

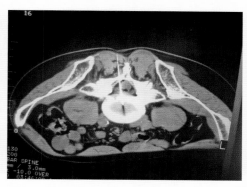

B　CT引导下经皮穿刺，经小关节内侧缘入路穿刺椎间盘

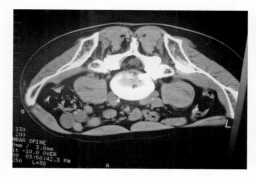

C　术后CT检查见椎间盘内及盘外硬膜囊周围积气

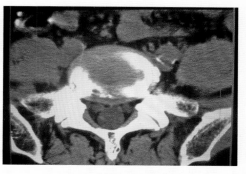

D　19个月后复查CT病变椎间盘明显回缩

图4-27　患者CT影像显示

病例评述9

患者，男性，57岁（图4-28），右臀部及大腿痛、跛行7月余，时有放散性疼痛，加重1月，经理疗、按摩、牵引等治疗无效。直腿抬高试验阳性。CT检查示L4-L5椎间盘轻中度膨出，硬膜囊受压不明显。CT引导下经皮穿刺，经小关节外侧缘三角区入路穿刺椎间盘，CT扫描确认针尖位置正确后，行三氧注射治疗。术后症状消失，第2天又出现右下肢轻度疼痛，对症治疗后症状有所减轻。48 d后症状完全消失。18个月后复查CT，病变椎间盘回缩。目前患者起居正常，经常进行打球、爬山等活动。

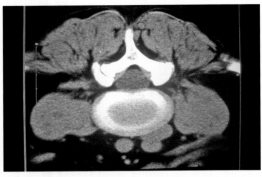

A　L4-L5椎间盘轻中度膨出，
硬膜囊受压不明显

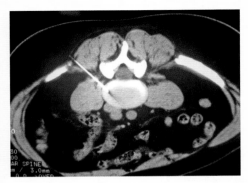

B　CT引导下经皮穿刺，经小关节
外侧缘三角区入路穿刺椎间盘

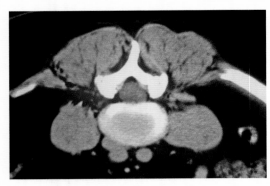

C　术后CT检查见椎间盘内积气
较少，盘外硬膜囊周围积气

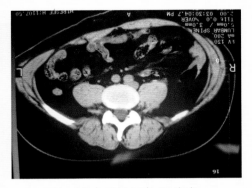

D　18个月后复查CT病变
椎间盘回缩

图4-28　患者CT影像显示

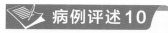

病例评述10

　　患者，女性，57岁（图4-29）。左下肢踝关节以上疼痛、跛行2年余，时有放射性疼痛，加重2月，经理疗、按摩、牵引等治疗无效。直腿抬高试验阳性。CT检查示L4-L5椎间盘后中央轻中度突出并钙化，硬膜囊明显受压。CT引导下经皮穿刺，经小关节外侧缘三角区入路穿刺椎间盘，CT扫描确认针尖位置正确后，行三氧注射治疗。术后症状消失，第5天出现左下肢轻度疼痛，对症治疗1周症状消失。6个月后复查MR，病变椎间盘明显回缩。目前患者起居正常。

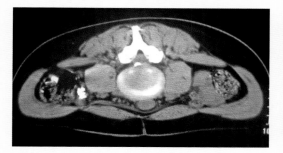
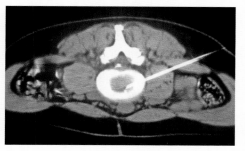

A　L4-L5椎间盘轻中度后中央突出并钙化，硬膜囊受压明显　　　　B　CT引导下经皮穿刺，经小关节外侧缘三角区入路穿刺椎间盘

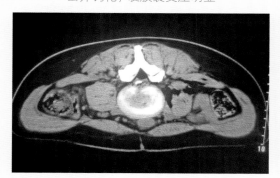
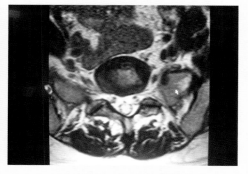

C　术后CT检查见椎间盘内少量积气，盘外硬膜囊周围积气　　　　D　6个月后复查MR病变椎间盘回缩明显

图4-29　患者CT及MR影像显示

　　三氧治疗颈椎间盘突出与治疗腰椎间盘突出原理相同，总有效率在80%以上，未出现任何严重并发症。颈椎间盘突出的病理及病理生理改变与腰椎无异，但颈部有如下特点：①解剖结构复杂，重要组织器官较多。颈前区有颈动脉、颈静脉、甲状腺、气管、食管、喉返神经等，穿刺过程中稍有不慎极易造成损伤。一般选择右侧颈总动脉与气管间隙进针，头略左偏，可避开这些重要组织器官，亦便于操作。②颈椎间盘比腰椎间盘小，且颈髓为高风险区，一旦造成损伤，后果非常严重。我

们在前后位透视下将穿刺针尖抵达椎间盘右前缘,旋转管球至侧位,再进针达椎间盘中央,可避免穿刺不当造成颈髓损伤。椎间盘内注射三氧量为1.5~3 mL,注射不宜太快,以免三氧突破椎间盘,造成意想不到的严重后果。有学者认为椎间盘内注射气量加大到6 mL疗效更好,尚需临床验证。③颈部活动度大,刺激咽喉部易致吞咽运动使穿刺针划伤深部组织。本院1例高龄患者,C3-C4椎间盘突出,感咽喉部疼痛,考虑为穿刺过程中损伤所致,经对症处理后恢复良好。其余7例相同平面者术后未出现任何不适。

关于椎旁注射有无必要,Fabris G报道采用颈椎旁注射三氧来治疗椎间盘突出所引起的颈僵硬和根性疼痛,其有效率达87.5%,且无严重并发症发生。本院13例患者未采用椎旁注射,临床症状改善不明显。笔者认为,注射量保守可用3~5 mL,切勿注入颈部血管,否则有脑栓塞的危险。

从我院的经验来看,神经根型组相对有效率较高,脊髓型组稍差。分析原因,可能与脊髓型组病变时间较长有关。

病例评述11

患者,男性,86岁(图4-30)。颈肩部疼痛伴头晕2年,转头时明显,查体见双手肌力正常,上肢牵拉试验及霍夫曼征阴性。MRI检查示C5-C6椎间盘突出,椎动脉造影显示于C6椎体平面局限性狭窄,造影术中出现晕厥。临床诊断为椎动脉型颈椎病,行椎间盘三氧注射术,浓度为30 μg/mL,椎间盘内注射1 mL及椎体周围间隙注射3 mL。术后症状缓解,晕厥消失。

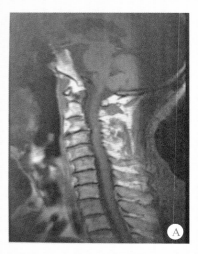
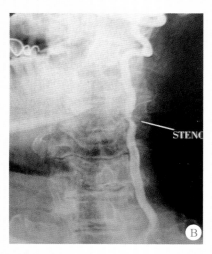

图4-30　三氧治疗颈椎间盘突出症1

　　患者，男性，43岁（图4-31）。颈肩部疼痛伴左拇指、食指麻木6个月余。查体见双手肌力正常，鱼际肌饱满，上肢牵拉试验及霍夫曼征阴性。MRI检查示C5-C6椎间盘突出。临床诊为神经根型颈椎病。行椎间盘三氧注射术，浓度为30 μg/mL，椎间盘内注射3 mL及椎体周围间隙注射3 mL。术后症状缓解。半年后因连续颈部疲劳致症状复发，遂再次入院治疗。第2次采用同样浓度的三氧椎间盘注射8 mL，采用循环注射法。术后3日出现颈部剧烈疼痛，经牵引后无缓解。1周后MRI复查见椎间隙明显变窄，邻近椎体T2像呈高信号。经对症处理1个月后缓解。本例患者提示颈椎间盘注射过大量三氧易致椎间盘破坏、椎间隙狭窄。国外及笔者所在医院的经验表明，以椎间盘内不超过3 mL为宜。

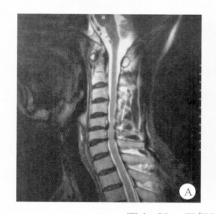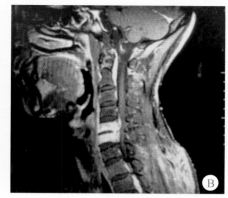

图4-31　三氧治疗颈椎间盘突出症2

　　患者，男性，57岁（图4-32）。颈肩部疼痛伴右上肢麻木3年，双足行走有踩棉花感，大便不畅。查体见右手肌力4级，右鱼际肌萎缩，上肢牵拉试验阳性，霍夫曼征阴性，双下肢肌力正常。MRI检查示C5-C6椎间盘突出。临床诊断为脊髓型颈椎病。行椎间盘三氧注射术，浓度为30 μg/mL，椎间盘内注射3 mL及椎体周围间隙注射3 mL，术后症状缓解。随访4年无复发。

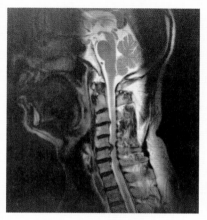

图4-32　三氧治疗颈椎间盘突出症3

病例评述 14

患者，男性，45岁（图4-33）。颈肩部疼痛伴左拇指、食指麻木1年，查体见双手肌力正常，鱼际肌饱满，上肢牵拉试验及霍夫曼征阴性。MRI检查示C5-C6椎间盘突出。临床诊断为神经根型颈椎病。行椎间盘三氧注射术，浓度为30 μg/mL，椎间盘内注射1 mL及椎体周围间隙注射3 mL。术后症状缓解。该例为国内首例颈椎间盘三氧治疗患者，随访4年无复发。

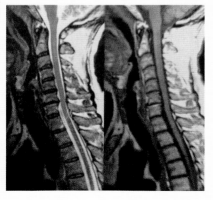

图4-33　三氧治疗颈椎间盘突出症4

（二）国内外疗效比较

关于临床疗效，各家报道不一。意大利的Muto于1998年最早报道93例，有效率为78%；Anderula报告150例，有效率为68%；意大利的Alexandre报告6 665例1994—2000年多中心的研究结果，优良率达80.9%，有效率高达93%；2003年何晓峰等报道129例，有效率为75.8%；马光辉等报道86例，通过3个月、6个月、1年的随访，总有效率为81%；2005年，肖越勇报道150例腰椎间盘突出，于CT引导下行三氧消融治疗，分别于椎间盘内及突出物中央注射浓度为60 μg/mL的三氧5～15 mL，治疗后3个月随访，显效、有效和无效分别占82%、13%和5%，总有效率达95%，结论为CT引导下三氧消融术穿刺准确，可监测三氧分布及注射后改变，疗效满意；2005年，孟晓东报道50例三氧与胶原酶联合应用治疗腰椎间盘突出，于CT引导下行后路途径穿刺突出物到达椎间盘内，于椎间盘内注射浓度为60 μg/mL的三氧10～15 mL，退针达突出物中央联合注射600U胶原酶2 mL及60 μg/mL三氧5 mL，结果患者于术后6个月时获得最佳疗效，其疗效优、良、差率分别为44%、48%和8%，总有效率达92%，结论为椎间盘内和突出物内联合注射三氧及胶原酶是一种治疗腰椎间盘突出症有效、安全的方法。

800例12家医院多中心研究结果表明，随访时间为3个月至5年，总有效率为82.25%。前述各家报道中有效率最高达95%，最低为68%，原因在于适应证的选择、手术方式的区别、三氧注射的浓度和剂量、相关问题的处理等。本组中脱垂组有效率较低，考虑与手术方式有关。CT引导定位精确，能直接观察气体注射分布情况，但操作较为烦琐且费时。与胶原酶联合用药是否合理尚待大组病例证实。本文提出的"低压循环注射法"具有临床应用现实意义。

（三）治疗次数与疗效的关系

从动物实验来证实三氧注射次数与椎间盘回缩的关系。2000年俞志坚、何晓峰采用4只家犬，透视下使用20G无损伤针穿刺犬实验椎间盘并注入3 mL低浓度（6 μg/mL）医用三氧或医用纯氧，退针时在椎旁间隙内注入7 mL低浓度医用三氧或医用纯氧，每只动物L6–L7和L5–L6椎间盘注射医用三氧，而L4–L5和L3–L4注射医用纯氧，共计注射16个椎间盘。2只家犬注射医用三氧或氧气1次，并在术后1个月和2个月处死取标本；另2只家犬注射医用三氧或氧气2次，以同样的方式处死取标本。所取标本包括实验和对照椎间盘的髓核、终板及邻近的神经根、脊髓和腰大肌，分别做大体和显微镜下观察，结果显示：所有动物术后没有明显的行为异常。三氧注射1个月和2个月后髓核组织的体积有轻度缩小，但组织学上髓核组织未显示明显的细胞坏死，仅见基质内有轻度的纤维增生。从大体标本看，髓核接受2次三氧注射比1次注射萎缩得更加彻底。在实验中观察到三氧使髓核组织回缩是个较缓慢的过程，可能与髓核组织没有血管供应有关，髓核内多余水分必须缓慢渗出。注射医用氧气的髓核组织，无论在大体或是在组织学上与对照组髓核组织均未显示有明显差别；对于终板、脊髓、神经根及腰大肌组织，低浓度三氧及医用纯氧均未显示明显的影响。结论是：2次注射比1次注射髓核萎缩得更加彻底。

三氧治疗腰椎间盘的次数与其疗效成正相关，是否髓核萎缩得越彻底其临床疗效就越好呢？从理论上讲，髓核萎缩得越多，对神经根的压迫就越小，临床疗效越好。但椎间盘突出导致腰腿痛的机制比较复杂，从现有的资料来看主要有4种学说：神经机械性受压学说、炎症学说、自身免疫学说及神经递质学说。近年来，随着对腰椎间盘突出患者神经根病理生理学研究的深入，认为对神经根的机械性压迫并不与根性疼痛的产生直接相关，而神经根的无菌性炎症、营养障碍和传导性损害等因素才可能是导致腰腿痛的直接原因。那些已有炎症的神经根才能在受压或牵拉的情况下诱发根性疼痛，硬膜外或神经根鞘膜外脂肪的无菌性炎症刺激才是引起根性疼痛的主要原因。

意大利Bocci教授认为，其临床作用机制是三氧具强氧化性，溶解了患者腰椎间盘髓核内的蛋白多糖，使髓核萎缩、纤维环回缩，从而缓解神经根受压、解除腰腿痛症状。但临床上亦有大量事实说明，脊神经根受压并不是在所有情况下均导致根性疼痛，CT扫描及磁共振成像在20%~30%无任何疼痛病史的受检对象中发现有腰椎间盘突出。对神经根的长期机械性压迫可引起毛细血管通透性增高，水肿形成，产生无菌性炎症。有学者对腰腿痛患者椎管内神经根周围粘连组织进行电镜观察，见其充血、水肿、红细胞和粒细胞浸润、纤维化、结缔组织增生等无菌性炎症病理表现，突出的髓核可以引起周围组织的炎性反应。此外，成熟的髓核通过纤维环和软骨板的机械性屏障封闭作用与机体免疫系统之间相互隔绝，一旦椎间盘纤维环破裂导致髓核脱出，将刺激机体免疫系统产生自身免疫反应。免疫反应可通过炎症介质的酶产物造成神经炎性反应，同时可造成机械性刺激，伤害性感受器的阈值降低，从而在生理状态下发生腰腿痛。也就是说，自身免疫反应的重要途径是通过炎症反应而起损伤作用。炎症介质可来源于退行性改变的椎间盘本身的酶及代谢产物如乳酸、磷脂酶A等，来源于神经根周围局部炎性反应组织所释放的内源性化学物质如组胺、白三烯等，也可是由于细胞因子IL-6、TNF等的异常表达。这些炎症化学分子（磷脂酶A2和组胺为代表）以及细胞因子（以TNF为代表）是今后深入探讨三氧氧气混合气体对减轻椎间盘突出症疼痛的重点内容之一。

2005年10月，在威尼斯召开的第8届世界神经介入放射学大会上，阿根廷医生Pepa O报道将治疗按7周完成，即所谓"7周疗法"：第1周用浓度为27 μg/mL的三氧，椎间盘内注射7 mL及神经根周围3 mL；第2周在相应平面的双侧小关节间隙注射1 mL；第3~7周每周行腰大肌注射，每次30 mL。Pepa O报道104例患者，10例颈椎，94例腰椎，疗效显著者78例（75%），无改善者25例（24.04%），加重者1例（0.96%）。作者认为，对于腰背疼痛，三氧治疗是一种有效的手段，与外科手术比较，其风险低、花费低，具有明显的优势。但长期疗效尚需进一步观察。印度医生Kumar V S报道70例经保守治疗无效的患者，包括巨大突出者，采用"3周疗法"：第1周经后外侧入路在影像引导下进针，首先行椎间盘造影，接着于椎间盘内注射浓度为29 μg/mL的三氧4 mL，退针后于硬膜囊周围注射12 mL，术后3日行椎间孔注射12 mL；第2周休息；第3周再施行神经根周围、椎板及椎间孔注射。整个三氧治疗期间结合理疗、康复、体育锻炼、生物工程、心理和营养咨询等手段同时治疗，取得良好疗效，无相应并发症发生。结果有效率达88%，其中

55% 显效，33% 有效，12% 无变化。

　　疗效是关系治疗成败的关键。从笔者所在医院的经验来看，突出患者组两次治疗与一次治疗的比较经统计学分析差异不显著，说明可提倡首选一次治疗，观察1个月后根据情况再决定是否施行再次注射。这样，既可保证疗效，又能减轻患者的经济负担。这对医疗条件相对较差的地区尤为重要。而脱垂患者因髓核较大，应首选两次治疗。

病例评述15

　　患者，女性，26岁（图4-34）。主诉左下肢疼痛6个月余，查体见左直腿抬高30°，跟腱反射减弱。MR示L5-S1椎间盘巨大突出（图4-34 A）。该椎间盘经三氧注射2次后（间隔2个月）3个月症状逐渐缓解（图4-34 B、C）。9个月后复查，突出椎间盘明显回缩（图4-34 D）。

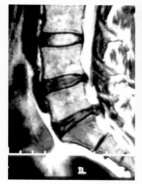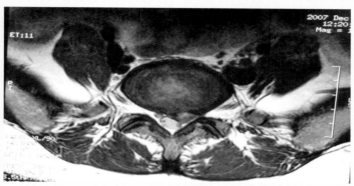

A　女性患者L5-S1椎间盘突出

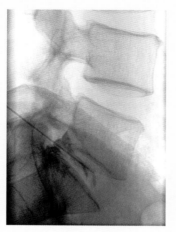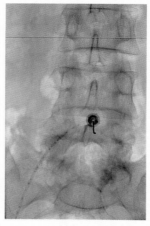

B　后外侧入路穿刺　　　　　C　小关节内侧缘入
L5-S1椎间盘及造影　　　　　路穿刺腰椎间盘

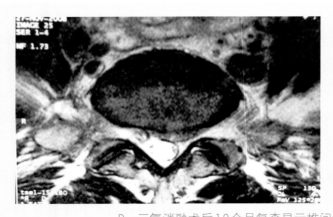
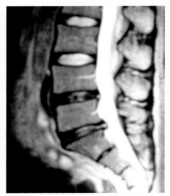

D　三氧消融术后10个月复查显示椎间盘明显回缩

图4-34　三氧治疗腰椎间盘突出症（2次治疗前后对比）

病例评述16

　　患者，男性，33岁（图4-35）。2003年曾因L4-L5椎间盘突出经保守治疗后缓解（图4-35 A、B）。2008年又感左下肢疼痛，MR检查见L5-S1椎间盘脱垂，而原L4-L5突出椎间盘已回缩。经2次椎间盘三氧注射（间隔1个月）后症状缓解（图4-35 C、D）。本例说明脱垂的椎间盘经保守治疗仍有可能回缩至正常。

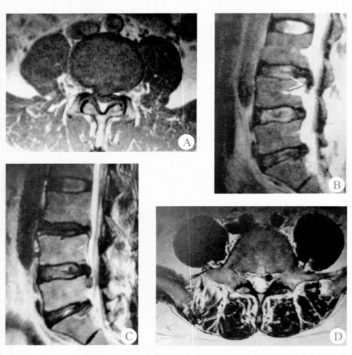

图4-35　三氧治疗复发的腰椎间盘突出症

（四）不同三氧浓度对疗效的影响

不同三氧浓度对于临床疗效的影响尚未见有关文献报道，动物实验研究表明，不同浓度三氧对于椎间盘髓核的破坏程度是有区别的。

1. 不同浓度的三氧动物实验研究

Bocci 将用于临床治疗的三氧浓度分为3类，即高浓度（50~80 μg/mL）、中等浓度（30~50 μg/mL）和低浓度（10~30 μg/mL）。动物实验研究显示，6 μg/mL 的低浓度三氧对髓核组织的作用效果亦明显不如 30 μg/mL 及 50 μg/mL 的高浓度三氧，提示临床治疗腰椎间盘突出症时医用三氧的浓度应达到一定的浓度才能取得较好的临床疗效。

关于三氧浓度与髓核溶解的关系，已有相关的动物实验报道。Muto 是意大利首位报道三氧治疗腰椎间盘突出的学者，2005年报道了椎间盘的改变与三氧浓度相关性的实验研究。他在2只35 kg的猪 L1-L2 椎间隙注射三氧，浓度分别为30 μg/mL 和50 μg/mL，每椎间盘内注射2~3 mL；作为对照组的 L3-L4 椎间隙只注射纯氧。48 h 后取脊柱标本，2只猪的 L1-L2 椎间盘内均显示中重度空泡变性，与三氧浓度正相关；L3-L4 椎间盘出现轻度退变，在纤维环与髓核接合部出现裂隙状改变。该研究表明椎间盘的变性与三氧浓度密切相关，浓度越高变性越明显，并证实椎间盘内压力降低可减轻神经根受压。该研究对于三氧临床治疗尤其是选择三氧治疗浓度有重要意义。

2003年，Andreula 在 *American Journal of Neuroradiology* 报道了600例，采用每节段 4 mL、神经根周围 8 mL，浓度为27 μg/mL 的三氧及 40 mg 甲强龙和0.5% 马卡因溶液，CT 引导，术前未使用抗生素。研究选择为下腰痛、有或无神经根放射痛3个月以上、不愿保守治疗的患者，CT 或 MRI 显示为包容性椎间盘突出。术后6个月进行临床评估，总有效率为74.3%。作者认为使用皮质激素神经根阻滞在统计学上有明显的差异。27 μg/mL 的浓度是安全有效的。2例出现同侧肢体短暂性麻木，2 h 后缓解，无其他并发症。Andreula 指出，在腰椎间盘突出治疗中三氧浓度和用量是非常关键的，务必不能超过抗氧化酶（过氧化物歧化酶和过氧化氢酶）和谷胱甘肽的含量，以防止过氧化物阴离子和过氧化氢（H_2O_2）积累，后者会导致细胞膜退化。在 pH 超过8的情况下，自由基主要由三氧生成，但是当 pH 小于7.5时，三氧就会分解形成过氧化氢。在三氧氧气治疗中，三氧以混合气体组分的形式发挥作用，医用三氧在含量 1 ~ 40 μg/mL 的情况下是无毒的。对活兔和切除的人体椎间盘样本进行的实验表明，最佳的三氧治疗浓度是 27 μg/mL。在此浓度下，三氧对椎间盘髓核的蛋白多糖作用最直接，造成脱水及细胞破坏，并在 5 周内由纤维组织替代，生成新的组织细胞，进而造成椎间盘萎缩。这些效果在 5 个从接受浓度为 27 μg/mL 的医用三氧治疗的患者身上切除的椎间盘组织样品上得到了证实。三氧氧气治疗从中体现出的特征是椎间盘髓核中的蛋白多糖脱水，出现胶原纤维，细胞衰退（液泡形成并分裂）呈木乃伊化。其他的发现如损害边缘的软骨细胞增生、增大和新的细胞伴随着淋巴细胞组织形成，在没有接受三氧治疗的椎间盘突出的组织病理检查中经常发现。椎间盘缩小是进行椎间盘内三氧治疗的主要目的，因为椎间盘缩小可能减小神经根压迫。椎间盘缩小同时也可能帮助减少静脉淤血，从而改善局部微循环并增加供氧。这对于由神经根对缺氧敏感所导致的疼痛有良好帮助。三氧治疗尚有止痛和抗炎作用，能够拮抗前列腺素或者缓激肽等疼痛因子的释放，将缓解椎间盘突出引起的疼痛。在随后对神经节周围实施类固醇治疗椎间盘引起疼痛的效果的报告中，比较了两组不同治疗方式的疗效。A 组为单纯椎间盘内及神经节周围三氧注射；B 组为椎间盘内及神经节周围三氧注射后施行神经节周围皮质类固醇和麻醉药混合液注射术。6 个月后的疗效评估发现，A 组有效率为 70.3%，B 组有效率为 78.3%；反之，A 组无效率 29.7%，B 组无效率 21.7%。显然结合了类固醇皮质激素的三氧治疗提高了有效率。他们认为椎间盘内和神经节周围的三氧注射加类固醇皮质激素注射对机械性疼痛和由椎间盘突出所诱发的疼痛都有缓解作用，而皮质类固醇加强了疗效。患者的转归分 3 个阶段：术后疼痛全部立即消除，或者部分性消除，或逐渐减轻；2 周内疼痛逐步减轻，或者明显加剧；6 ~ 8 周内第 2 次好转。第 1 个阶段的疼痛立即缓解在 A 组患者中出现的较少，而是逐步好转。在 B 组患者中，麻醉药的使用也许会导致早期疼痛的缓解。将治疗结果与其他经皮穿刺方法治疗腰椎间盘突出症结果进行对比，可以说明这种治疗效果是令人满意的，特别是其疗效与胶原酶化学髓核溶解术相近。这一点非常重要，因为三氧疗法显然具有更多的优势，表现在以下方面：所用的针更细，因此创伤更小；没有过敏反应，因此不用术前用药；治疗后出现不适感和建议卧床休息时间短，相比胶原酶化学随核溶解术所需要的卧床 1 ~ 2 周，三氧疗法只需要卧床 2 ~ 3 天；在疗效尚不十分满意时，可以重复三氧治疗。

2. 临床意义

使用不同三氧浓度来治疗腰椎间盘突出是目前临床上尚未大量研究的课题。笔者所在医院使用过两种机型，2000—2004年使用瑞士奥中尼亚 TOG 2 型三氧发生器。该机采用流量法来设定三氧浓度，即设定纯氧的输入流量为 4 L/min，将浓度键调至 10 挡，其输出三氧浓度可达 25 µg/mL。2005 年后使用意大利 Ozoneline 的 E80 三氧发生器。该机采用紫外线吸收法测定三氧氧气混合气体中的 O_3 浓度，机内安装有光敏计，其浓度显示比较精确，并能实时显示三氧浓度的变化。该发生器产生的三氧浓度最高可达 80 µg/mL，同时还安装有氧化还原装置，可将残余的三氧分解后变为氧气释放出来，避免对医务人员及患者造成损伤。从前述动物实验结果来看，在三氧氧气混合气体中具有治疗作用的是三氧，而三氧的浓度与髓核的变性坏死密切相关，髓核变性坏死的多少直接影响到髓核回缩程度及椎间盘压力改变。因此，理论上讲三氧浓度的高低与临床疗效密切相关。本院临床资料表明，在使用不同消炎镇痛液的 A、B、C 三组中，每组中的中等三氧浓度组（40 µg/mL）均比低浓度组的临床有效率高出 8% ~ 10%，说明中等浓度组疗效优于低浓度组。但从 3 组数据的统计学分析来看，各组低浓度与中等浓度无显著性差异。虽然如此，我们还是可以得出结论：在三氧氧气混合气体实施腰椎间盘突出症治疗中，三氧浓度为 25 ~ 40 µg/mL 时均为有效治疗浓度；在有效治疗浓度中，40 µg/mL 要优于 25 µg/mL；该有效治疗浓度为安全浓度，对椎间盘邻近的正常组织无损害。

（五）不同消炎镇痛液对临床疗效的影响

1. 消炎镇痛液的药理作用比较

目前临床上使用的消炎镇痛液主要由局麻药加甾体激素及甲钴胺组成。麻醉药常用 2% 的利多卡因溶液，该药为临床常用药品，在 5 ~ 10 mL 范围相对安全，作用维持时间在 30 min 左右；而甾体激素类主要使用地塞米松、醋酸泼尼松龙及得保松；甲钴胺为内源性辅酶 B_{12}。在 3 种消炎镇痛液的配方中，主要讨论以下 4 种药品的作用机制及特点。

（1）醋酸地塞米松注射液：为水溶剂，其抗炎、抗过敏、抗休克作用比泼尼松更显著，对水钠潴留和促进排钾作用很弱，对垂体–肾上腺抑制作用较强。它的主要作用有两方面：①抗炎作用。可减轻和防止组织对炎症的反应，从而减轻炎症的表现。激素抑制炎症细胞，包括巨噬细胞和白细胞在炎症部位的集聚，并抑制吞噬作用、溶酶体酶的释放以及炎症化学中介物的合成和释放；②免疫抑制作用。包括防止或抑制细胞介导的免疫反应，延迟性的过敏反应，减少 T 淋巴细胞、单核细胞、嗜酸粒细胞的数目，降低免疫球蛋白与细胞表面受体的结合能力，并抑制白介素的合成与释放，从而降低 T 淋巴细胞向淋巴母细胞转化，并减轻原发免疫反应的扩展。可降低免疫复合物通过基底膜，并能减少补体成分及免疫球蛋白的浓度。肌内注射醋酸地塞米松后于 8 h 达血药浓度峰值，血浆蛋白结合率较其他皮质激素类药物为低。

（2）醋酸泼尼松龙：为细微颗粒的混悬液，静置后细微颗粒下沉，振摇后成均匀的乳白色混悬液，具有抗炎、抗过敏和抑制免疫、抗毒抗体克等多种药理作用。抗炎作用为减轻和防止组织对炎症的反应，从而减轻炎症的临床症状。免疫抑制作用为防止或抑制细胞介导的免疫反应延迟性的过敏反应，并减轻原发免疫反应的扩展。抗毒、抗休克作用为能对抗细菌内毒素对机体的刺激反应，减轻细胞损伤，发挥保护机体的作用，临床上也常用于严重休克，特别是中毒性休克的治疗。

（3）得宝松注射液：又名复方倍他米松注射液，为二丙酸倍他米松及倍他米松磷酸钠的灭菌混悬液，每 1 mL 含二丙酸倍他米松（按倍他米松计）5 mg 和倍他米松磷酸钠（按倍他米松计）2 mg，并含有灭菌缓冲剂和防腐剂。它的非活性成分包括二水磷酸氢二钠、氯化钠、依地酸二钠、吐温80、苯甲醇、尼泊金甲酯、羟甲基纤维素钠、聚乙二醇3350及注射用水，可在治疗皮质激素奏效的疾病中发挥强力的抗炎、抗风湿和抗过敏作用。可溶性倍他米松磷酸钠在注射后很快吸收而迅速奏效。二丙酸倍他米松注射后难以溶解，成为一个供缓慢吸收的储库，持续产生作用，从而长时间控制症状。二丙酸倍他米松的晶粒微小，可通过细小针头进行肌内注射给药。

上述甾体激素是由内分泌腺细胞和具有内分泌功能的一些组织合成的一种微量但生理效应很强的有机化合物，常见的副作用有7种：①心绞痛。激素导致心绞痛的机制可能是由于激素快速进入人体内引起去甲肾上腺素和肾上腺素分泌过多，兴奋 α 受体，导致血管收缩，冠状动脉阻力增加，发生心肌缺血。②急性胰腺炎。激素能增加胰腺分泌和胰液黏稠度，导致微细胰管阻塞，胰腺泡扩大及胰酶溢出，同时可导致高脂血症及全身感染等而引起急性胰腺炎。③类固醇肌病。大量使用激素可导致蛋白异化亢进、肌肉萎缩和纤维化，出现对称性肌张力低下，主要是下肢近端肌肉严重受侵，难以蹲位站起是其特征。④股骨头缺血性坏死。长期使用激素引起脂肪肝及高脂血症，来源于中性脂肪的栓子易黏附于血管壁上，阻塞软骨下的骨终末动脉，使血管栓塞造成股骨头无菌性缺血坏死。⑤肺动脉栓塞。激素具有抑制纤维蛋白溶解和使红细胞、血小板增多的作用，从而凝血因子增加。因此，长期使用激素，在治疗中一旦出现气急、咯血或休克者，应高度警惕肺动脉栓塞的发生。⑥精神异常激素。可增强多巴胺、β-羟化酶及苯乙醇-N-甲基转换酶的活性，增加去甲肾上腺素、肾上腺素的合成，去甲肾上腺素能抑制色氨酸羟化酶活性，降低中枢神经系统血清素浓度，扰乱二者递质的平衡，出现情绪及行为异常。⑦胆道出血。长期使用激素可诱发动脉硬化，使血管内膜肿胀及增殖，上皮细胞脂质沉着，弹力组织破碎产生血管脆弱症及坏死性血管炎。因此，长期使用激素者，一旦出现右上腹痛、黄疸及黑便，应警惕胆道出血的可能。

（4）甲钴胺注射液：是一种内源性的辅酶 B_{12}，参与一碳单位循环，在由同型半胱氨酸合成蛋氨酸的转甲基反应过程中起重要作用。动物实验发现，本品比氰钴胺易于进入神经元细胞器，参与脑细胞和脊髓神经元胸腺嘧啶核苷的合成，促进叶酸的利用和核酸代谢，且促进核酸和蛋白质合成作用较氰钴胺强；能促进轴突运输功能和轴突再生，使链佐星诱导的糖尿病大鼠坐骨神经轴突骨架蛋白的运输正常化；对药物引起的神经退变，如多柔比星、丙烯酰胺、长春新碱引起的小鼠轴突蜕变及自发高血压大鼠神经疾病，具有抑制作用；能使延迟的神经突触传递和神经递质减少恢复正常，通过提高神经纤维兴奋性，恢复终板电位诱导，使饲以胆碱缺乏饲料大鼠的脑内乙酰胆碱恢复到正常水平。体外研究表明，甲钴胺可促进培养的大鼠组织中卵磷脂的合成和神经元髓鞘形成。

2.临床疗效比较

前已述及，消炎镇痛液行神经根阻滞的目的是解除患者根性疼痛，阻断疼痛传导路径，同时缓解三氧对于局部神经根的刺激，消除神经根水肿和无菌性炎症，促使静脉回流，解除静脉淤血。D Erme M 报道，单纯使用神经根阻滞术来阻断疼痛链的循环也获得了良好的疗效。大量使用糖皮质激素会产生多种副作用，为此，寻找一种疗效好、副作用少的神经根阻滞液是很有必要的。限于本研究资料，疗效对比分为3组，使用3种配方的消炎镇痛液。

（1）A组：本组使用地塞米松加利多卡因，地塞米松的抗炎作用最强，但该药为水溶剂，局部吸收快，作用维持时间短，患者常常在术后6~8 h出现疼痛。尤其是对于糖尿病、消化道出血、感染患者，有明显的副作用，即提高血糖浓度，加剧消化道出血和使局部感染全身扩散。

（2）B组：本组使用醋酸泼尼松龙加利多卡因。醋酸泼尼松龙的抗炎作用要弱于地塞米松，但前者是乳状混悬液，作用维持时间在24 h以上，副作用相对较少。

（3）C组：本组为得宝松、甲钴胺加利多卡因。得宝松是一种复方制剂，可保持较长时间的作用，在临床上作用持续时间长，副作用较小。甲钴胺为内源性辅酶B_{12}，对周围神经炎作用疗效好，是公认的首选药，同时可促进神经的修复，可作为消炎镇痛液配方的首选。

经统计分析，3组之间的有效率无明显差异，但临床实践证实，C组还是要高出B组5%，高出A组10%。由此可得出如下结论：在3种配方的消炎镇痛液中，得宝松、甲钴胺组可作为首选，具有作用维持时间长、疗效好、副作用少等优点；醋酸泼尼松龙组作用维持时间较长，副作用较少，可作为备选；不宜使用地塞米松组，因其作用维持时间较短，副作用较大；不宜用于糖尿病、消化道出血及合并感染患者。

（六）术后转归及应对措施

患者均采用椎间盘内三氧注射5~10 mL，神经根周围注射15~20 mL并行类固醇皮质激素加局麻药神经根阻滞。术后患者的转归分3个阶段：第1阶段，术后疼痛全部立即消除，或者部分性消除，或逐渐减轻；第2阶段，2周内疼痛逐步减轻，或者明显加剧；第3阶段，6~8周内第2次好转。因此，患者的转归亦分为4种类型。

1. 好转型

术后症状快速缓解，之后逐渐好转，3~6周后恢复正常。

2. 反跳型

术后疼痛快速缓解，1~2周内逐渐加剧，持续4~8周，逐渐恢复正常。

3. 无效型

术后1~2 d感症状缓解，之后恢复术前状况，3个月后仍无改善。

4. 加重型

术后疼痛加剧，持续1~3个月无改善。

在上述4种类型中，好转型占69.0%；反跳型占13.25%；无效型占11.75%；加重型占6.0%（图4-36）。

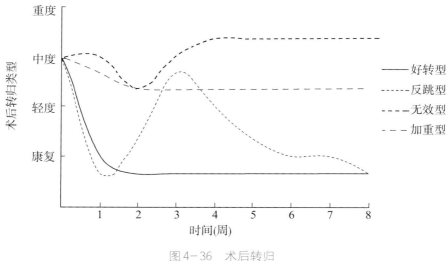

图4-36　术后转归

好转型所占比率最高，达69.0%。分析其原因，主要是三氧能够直接作用于椎间盘内及神经根附近的神经末梢，解除疼痛。尤其是再加上消炎镇痛液的作用，能够阻断疼痛的恶性循环，使神经获得休息、调整和修复的机会。这就可以解释为什么大部分患者在术后第2天就能够感觉症状缓解。

反跳型占13.25%，主要发生在膨出及包容性突出组中。分析原因，考虑是在治疗的第1阶段，由于三氧及消炎镇痛液的作用，疼痛在短期（1周内）获得缓解，但随着消炎镇痛液作用的消失，三氧在椎间盘内的作用致椎间盘内压力增加，患者出现症状加重，严重时疼痛难忍，彻夜不眠。本组中有4例需行硬膜外置管麻醉，5例分别于术后3～4周施行开放式外科手术，其余的通过卧床休息、口服止痛药、康复理疗而获得缓解。为了预防"反跳"的发生，术后严格的3周卧床休息是必要的，因为卧床时椎间盘压力最低，站立时次之，坐位时压力最高。对于发生"反跳"的患者，除了进行耐心细致的心理辅导外，尚需采取必要的应对措施，包括镇痛剂（如曲马朵、神经妥乐平）、甲钴胺及康复理疗、中医中药等。让患者坚定信念，相信反跳期可以度过，而不宜采取外科手术等措施，是取得成功的关键。

无效型占10%以上。本型疗效不佳的原因比较复杂，分析起来可能与下列因素有关：①诊断错误。有学者预言，腰椎间盘突出的诊断中80%存在错误，原因是虽然临床上患者有椎间盘突出，CT 或 MRI 也显示突出存在，患者表现为腰痛及下肢疼痛，但真正引起临床症状的原因，有可能是脊神经后支卡压、骨盆出口狭窄、腰椎横突肥大、臀上皮神经炎、小关节紊乱综合征等。本组 1 例患者，首次治疗 6 个月后症状复发，后经仔细检查，确认为梨状肌筋膜炎，经局部注射三氧及消炎镇痛液后好转。②心理因素。因为患者影响因素很多，尤其是不能进行仪器检查评定，客观上不能明确原因。

加重型占 6%。此型患者术后症状加重，可能与下列因素有关：①机器性能不够稳定，抽取的三氧浓度过高，超过 60 μg/mL，可引起神经根及其周围肌肉组织变性坏死；②注射气体压力太大，纤维环破裂，髓核流入硬脊膜外腔刺激硬脊膜；③术后下床活动太早，或过早恢复工作，未能按医师建议绝对卧床休息 2～3 周，椎间盘修复不良。

九、并发症及处理

三氧治疗的最大优点为安全性高，因为所使用的穿刺针细、创伤小；三氧本身具有消毒杀菌的功能，感染机会极低；三氧作用在瞬间完成，无后遗症。微创介入技术安全有效，并发症少，但不可避免会引起某些并发症。

术后并发症发生率为 1%～7%，包括血肿、椎间盘感染、腰肌痉挛、腰和坐骨神经痛等。严重的神经系统损伤和大血管损伤是很少发生的。笔者在临床治疗中还遇见过其他少见的并发症，如心肌梗死、尿潴留等。治疗中要时时注意这些严重的并发症，严格按操作规程进行操作是极为重要的。

（一）损伤神经

神经系统并发症发生率为 0.06%，包括足下垂、偏瘫、马尾综合征、蛛网膜下腔出血、Guillain–Barre 综合征和四肢麻痹。为了避免神经系统并发症发生，一定要掌握好针尖位置，确保在椎间盘中央，针尖切勿穿过或位于蛛网膜下腔。在治疗椎体水平曾有过手术史者，不宜做此治疗。

（二）出血

椎间盘穿刺一般不会发生出血并发症，但术后有极少数患者可能出现椎旁血肿。行穿刺术后应随访观察至少 3 d，严密观察需 4 h。穿刺前每例需进行出血时间、血小板计数和凝血酶原时间测定，对有出血倾向者应用介入技术时要慎重，采取有效的措施预防诱发出血性疾病。

（三）气体进入蛛网膜下腔

小关节内侧入路有穿破蛛网膜下腔的风险，尤其是对小关节内侧缘距离较窄的患者。若在穿刺过程中出现脑气体进入蛛网膜下腔、脊液漏，应放弃手术改行其他治疗方法。我们的经验是尽量不采用突出椎间盘的"靶点"注射，多次盘内注射仍可获得很好的疗效。

（四）感染

为了预防感染的发生，做介入的 CT 室一定要进行紫外线消毒，介入器械严密消毒，有关人员严格严格执行无菌操作规程，感染是可以避免发生的。CT 介入操作前一般不需服用抗菌药物，个别病例视具体情况决定服用与否。

椎间盘感染发生率为0.05%，只要严格进行无菌操作，感染是完全可以避免的。

（五）由于椎间盘纤维环撕裂

患者常常伴随术后疼痛反应，即出现所谓的"反跳"现象。笔者所在医院资料统计发生率高达23%，临床上表现为手术后3～5 d出现腰腿痛加重，1周时最剧烈，然后慢慢减轻，可持续2～6周。应对"反跳"现象，以嘱患者休息、对症处理及心理辅导为主。

十、展望

相对于外科手术及其他微创治疗方法，椎间盘三氧消融术是创伤最小、并发症最少的。除了椎间盘脱垂有相对限制以外，其他都有较高的有效率。本术不失为腰椎间盘病变患者治疗的首选方法。

参考文献

[1] 何晓峰,李彦豪,陈汉威,等.臭氧治疗腰椎间盘突出症600例临床疗效分析[J].中国介入影像与治疗学,2005,2(5):338-341.

[2] 何晓峰,李彦豪,卢伟,等.经皮穿刺 O_2-O_3 混合气体盘内注射术治疗颈椎间盘突出症[J].中华放射学杂志,2005,39(12):1-4.

[3] 何晓峰，李彦豪，宋文阁，等.经皮腰椎间盘臭氧注射术规范化条例 [J].中国介入影像与治疗学，2005, 2(5): 387-388.

[4] 何晓峰，俞志坚，李彦豪.经皮穿刺 O_2-O_3 混合气体注射术治疗腰椎间盘突出症 [J].中华放射学杂志，2003, 37: 827-830.

[5] 金大地.现代脊柱外科手术学 [M].北京：人民军医出版社，2001: 374.

[6] 李明华.神经介入影像学 [M].上海：上海科学技术文献出版社，2000: 181-187.

[7] 马光辉，张国民，杨儒谋，等.臭氧治疗腰椎间盘突出症（附86例临床报告）[J].实用临床医学，2003, 4(5): 36-37.

[8] 孟晓东，王广州，肖越勇.臭氧与胶原蛋白酶联合应用治疗腰椎间盘突出 [J].中国介入影像与治疗学，2005, 2(4): 249-251.

[9] 宋文阁.疼痛诊断治疗图解 [M].郑州：河南医科大学出版社，2000: 245-252.

[10] 孙钢，王晨光.脊柱非血管性介入治疗学 [M].济南：山东科学技术出版社，2002: 83.

[11] 滕皋军.经皮腰椎间盘摘除术 [M].南京：江苏科学技术出版社，2000: 122-125.

[12] 肖越勇，孟晓东，李继亮，等.CT 导向下臭氧消融术治疗腰椎间盘突出 [J].中国介入影像与治疗学，2005, 2(4): 245-248.

[13] 俞志坚，何晓峰，陈勇，等.臭氧对髓核超微结构的影响 [J].介入放射学杂志，2001, 10(3): 161-163.

[14] 俞志坚，何晓峰，陈勇.低浓度医用臭氧与医用纯氧对犬髓核组织形态的影响 [J].广东医学，2004, 25(9): 1019-1020.

[15] 俞志坚，何晓峰，何仕诚，等.臭氧治疗腰椎间盘突出症：盘内臭氧分布与疗效 [J].临床放射学杂志，2003, 22(10): 869-872.

[16] 俞志坚，何晓峰，李彦豪，等.经皮腰椎间盘内臭氧注射的动物实验研究 [J].中华放射学杂志，2002, 36(4): 366-369.

[17] 俞志坚，何晓峰，李彦豪.医用三氧治疗腰椎间盘突出症 [J].中国医学影像技术，2004, 20(4): 598-600.

[18] 俞志坚，何晓峰，杨波.医用臭氧治疗腰椎间盘突出症：术后症状"反跳"的分析及处理 [J].临床放射学杂志，2004, 25(10): 897-899.

[19] 俞志坚，李彦豪.医用臭氧经皮椎间盘内注射治疗腰椎间盘突出症 [J].介入放射学杂志，2004, 13(6): 562-564.

[20] 俞志坚.医用臭氧局部注射治疗梨状肌综合征 [J].中国医师杂志，2004, 6(8): 1103-1104.

[21] 中华放射学杂志编委会骨组，滕皋军，周义成，等.经皮腰椎间盘摘除术规范化条例（草案）[J].中华放射学杂志，2002, 36: 380-382.

[22] Albertini F. Ozone administration in the treatment of herniated cervical disc[J]. Rivista Italiana di Ossigeno–Ozonotera–pia, 2002, 1: 203–206.

[23] Alexandre. Intradiscal injection of O_2–O_3 treat lumbar disc herniation[J]. Riv Ital Ossigeno–Ozonoterapia, 2002, 1: 165–169.

[24] Alexandre A, Zalaffi A. Electromyographic analysis of the outcome of lumbar disc herniation treated by intradiscal oxygen–ozone gas mixture injection[J]. International Journal of Ozone Therapy, 2007, 7: 21–24.

[25] Andreula CF. Lumbosacral disc herniation and correlated degenerative disease: spinal interventional chemodiscolysis with O_3[J]. Riv Neuroradiol, 2001, 14(suppl 1): 81–88.

[26] Andreula CF, et al. Minimally invasive oxygen–ozone therapy for lumbar disc herniation[J]. American Journal of Neuroradiology, 2003, 24: 996–1000.

[27] Arena M, Savoca G, Lednyiczky G. Percutaneous paravertebral infiltration of O_2–O_3, bioresonance magnetotherapy, transcutaneous electrical nerve stimulation and psychosomatic postural treatment of degenerative joint disease of thelumbar spine with functional insufficiency of the vertebral motor unit[J]. International Journal of Ozone Therapy, 2007, 7: 29–36.

[28] Bocci V. Ozone as a bioregulator. Pharmacology and toxicology of ozonetherapy today[J]. J Biol Regulat Homeost　Agent, 1996, 10: 31–53.

[29] Bocci V. Biological and clinical effects of ozone. Has ozone therapy a future in medicine? [J]. Brit J Biomed Sci, 1999, 56: 270–279.

[30] Bocci V. Ossigeno–Ozono Terapia[M]. Milan: Casa Editrice Ambrosiana, 2000: 267–273.

[31] Bocci V. Oxygen–Ozone Therapy: A Critical Evaluation[M]. Dordrecht: Kluwer Academic Publishers, 2002: 241–324.

[32] Bocci V, Borrelli E, Travagli V, et al. The term" liquid polyatom ic oxygen" requires a correction but chemo and radiotherapy combined with ozone therapy may help cancer patients[J]. International Journal of Ozone Therapy, 2007, 7: 63–65.

[33] Bocci V, Luzzi E, Corradeschi F, et al. Studies on the biological effects of ozone: Ⅲ, an attempt to define conditions for optimal induction of cytokines[J]. Lymphokine Cytokine Res, 1993, 12(2): 121–126.

[34] Bonetti M, Fontana A, Martinelli F, et al. Ozone injection therapy for lumbar facet joint syndrome. A prospectivestudy[J]. International Journal of Ozone Therapy, 2007, 7: 16–20.

[35] Brina P, Villani C. Treatment of rotator cuff lesions with echo–guided infiltration of an

oxygen–ozone mixture[J]. Rivis–ta Italiana di Ossigeno–Ozonoterapia, 2004, 3(2): 139–147.

[36] Cardelli R, de Santis F, Dall'Olio M, et al. Osteoarthritis of the hip treated by intra–articular infiltration of oxygen–ozone and hyaluronic acid(hyalubrix): preliminary results[J]. International Journal of Ozone Therapy, 2007, 7: 66–69.

[37] Choy D, Ascher P, Ranu HS, et al. Percutaneous laser decompression.A new therapeutic modality [J]. Spine, 1992, 17: 949–956.

[38] Crock H V. Observation on the management of failed spinal operations[J]. J Bone Joint Surg Br, 1976, 58: 193–199.

[39] D'Erme M, Scarchilli A, Artale A M, et al. Ozone therapy in lumbar sciatic pain[J]. Radiol Med Torino, 1998, 9: 21–24.

[40] Fabris G. Oxygen–ozone therapy for herniated cervical disc description of a personal technical procedure: paravertebral injection into the cervical muscle fasciae[J]. Rivista Italiana di Ossigeno–Ozonoterapia, 2003, 2: 163–168.

[41] Faust Vitoria J. Sjogren syndrome treated with ozone therapy: a case report[J]. International Journal of Ozone Therapy, 2007, 7: 60–62.

[42] Gjonovich. Oxygen–Ozone therapy in shoulder pain[J]. Rivista ltaliana di Ossigeno–Ozonoterapia, 2002, 1(1): 37–40.

[43] Gjnvich A. Keiractory tendinopathies of the knee: use of oxygen–ozone therapy[J]. Rivista Italiana di Ossigeno–ozonoterapia, 2003, 2(2)187–192.

[44] Goupille P, Jayson M l, Valat J P, et al. The role of inflammation in disk herniationr–associoated radiculopathy(Review) [J]. Semin Arthritis Rheum, 1998, 28: 60–71.

[45] Greenwood J, MeGuire I H, Kimbell F. A study of the causes of failure in the herniated intervertebral dise operation: an analysis of 67 reoperated cases[J]. Neurosurg, 1952, 9: 15–20.

[46] Gupta H. Kumar V, Kumar VS. Minimally invasive disc surgery, Ozonucleolysis[J]. International Journal of Ozone Therapy, 2007, 7: 25–28.

[47] He X F, Xiao Y Y. Percutaneous intradiscal O_2–O_3 injection to treat cervical disc herniation[J]. Rivista di Neuroradiologia, 2005, 18: 75–78.

[48] He X F, Yu Z J, Li Y H. Percutaneous injection of intradiscal and paraspinal space with O_2–O_3 mixture to treat lumbarHsc herniation[J]. Rivista Italiana di Ossigeno–Ozonoterapia, 2003(2): 135–138.

[49] Hijikata S. Percutaneous nucleotomy: a new treatment method for lurmbar discherniation[J]. Toden Hosp, 1975, 5: 39–43.

[50] Hoffmann A, Viebahn R. The Influence of Ozone on 2, 3 Diphosphoglycerate Synthesis in Red Blood Cell Concenurates. Proceedings of the 15th Ozone World Congress[C]. London: Imperial College, 2001.

[51] Iliakis, et al. Rationalization of the activity of medical ozone on intervertebral disc[J]. Revista di Neuroradiologia, 2001, 14: 23–30.

[52] Iliakis E, Petropoulos I, Iliaki A, et al. Is medical ozone safe when injected intra-articularly? A comprarative histological study in rat[J]. International Journal of Ozone Therapy, 2007, 7: 7–15.

[53] Kumar. Total clinical and radiological resolution of acute, massive lumbar disc prolapse by ozonucleolysis[J]. Rivista Italiana di Ossigeno–Ozonoterapia, 2005, 4: 44–48.

[54] Larini A, Bianchi L, Bocci V. The ozone tolerance: Enhancement of antioxidant enzymes is ozone dose–dependent in Jurkat cells[J]. Free Radic Res, 2003, 37(11): 1163–1168.

[55] Larini A, Bocci V. Effects of ozone on isolated peripheral blood mononuclear cells[J]. Toxicol In Vitro, 2005, 19(1): 55–61.

[56] Leonardi M, Simonetti L, Barbara C. Effetti dell'ozono sul nucleo polposo: reperti anatomo–patologicisu uncaso operato[J]. Riv Neuroradiol, 2001, 14(suppl 1): 57–59.

[57] Leonardi M. Discography: how–to workshop[J]. Radiology, 1993, 189(suppl 1): 78–82.

[58] Mac Nab I. Negative disc exploration[J]. J Bone Joint Surg Am, 1971, 53: 89–903.

[59] Mnendez S. Re L, Falcon L, et al. Safety of topical oleozon in the treatment of tinea pedis: phase N clinical trial[J]. International Journal of Ozone Therapy, 2007, 7: 55–59.

[60] Moretti B, Lanzisera R. O_2–O_3 anti–inflammatory drugs in the treatment of neck pain[J]. Rivista Italiana di Ossigeno–Ozonoterapia, 2004, 3: 131–137.

[61] Moto. Intradiscal and intramuscular injection of oxygen–ozone: pathological evaluation[J]. Riv Ital Ossigeno–Ozonoterapia, 2004, 3: 7–13.

[62] Muto M, Avella F. Percutaneous treatment of herniated lumbar disc by intradiscal oxygen–ozone injection[J]. Inter–ventional Neuroradiology, 1998, 4(1): 273–286.

[63] Muto M, Andreula C, Leonardi M. Treatment of herniated lumbar disc by intradiscal and intraforaminal oxygen–ozone injection[J]. Journal Of Neuroradiology, 2004, 31: 183–189.

[64] Onik G, et al. Automated percutaneous discectomy: preliminary experience[J]. Acta Neurochir, 1988, Suppl(Wien): 43–58.

[65] Onik G, Helms C A, Ginsburg L, et al. Percutaneous lumbar diskectomy using a new aspiration probe[J]. AJNR AmJ Neuroradiol, 1985, 6: 290–293.

[66] Peralta C, Xaus C, Barttrons R, et al. Effect of ozone treatment on reactive oxygen

species and adenosine production during hepatic ischemia–reperfusion[J]. Free Radic Res, 2000, 33(5): 595–605.

[67] Pheasant H C. Sources of failure in laminectomies[J]. Orthop Clin North Am, 1975, 6: 319–329.

[68] Piana C, et al. Oxygen–ozone treatment for never root compression[J]. Rivista Italiana di Ossigeno–Ozonoterapia, 2004, 3: 45–60.

[69] Re L, M artinez–Sanchez G, Malcangi G, et al. Ozone therapy: a clinical study on pain management[J]. International Journal of Ozone Therapy, 2007, 7: 37–44.

[70] Riva E, Sanseverino D I. Positive effects of oxygen–ozone therapy in chronic ulcerative rectocolitis [J]. Rivista Italiana diOssigeno–Ozonoterapia, 2004, 3(1): 61–64.

[71] Saal J S. The role of inflammation in lumbar pain(Review) [J]. Spine, 1995, 20: 1821–1827.

[72] Scarchili A. Indications and limits of intra–articular oxygen–ozone therapy for rotator cuff tendinopathy[J]. International Journal of Ozone Therapy, 2007, 7: 49–52.

[73] Sirito M A. Ozone treatm ent of lower limb trophic ulcers: a case report[J]. International Journal of Ozone Therapy, 2007, 7: 53–54.

[74] Smith L. Enzyme dissolution of the nucleus polposus in humans[J]. JAMA, 1964, 187: 137–142.

[75] Smith L. Chemonucleolysis[J]. J Bone Joint Surg Am, 1972, 54: 1795–1802.

[76] Torossian A, Ruchlmann S, Eberhart L, et al. Pre–treatment with ozonized oxygen(O$_3$) aggravates inflammationin septic rats[J]. Inflamm Res, 2004, 53: 122–125.

[77] Zam bello A, Fum agalli L, Fara B, et al. Oxygen–ozone treatment of carpal tunnel syndrome. Retrospective study and literature review of conservative and surgical techniques[J]. International Journal of Ozone Therapy, 2007, 7: 45–48.

附1　经皮腰椎间盘三氧注射术操作指南

经皮穿刺腰椎间盘三氧注射术（PLOD）治疗腰椎间盘突出症是近年来在欧洲国家流行的一种治疗方法，首先由意大利倡导并向世界其他国家推广，主要原理是将三氧注射入椎间盘内，破坏髓核中的蛋白多糖，使髓核变性、坏死、萎缩，从而缓解对神经根的压迫。同时，三氧尚有止痛、消除神经根无菌性炎症、减轻免疫反应等优点。椎旁注射三氧能够缓解腰大肌痉挛及减少脂肪化，对于维持脊柱的稳定性有重要意义。在各种治疗椎间盘突出的方法中，三氧治疗是创伤小、并发症少、安全有效的一种治疗方法。

一、适应证

椎间盘源性腰椎间盘病变、腰椎间盘突出合并相应的神经功能障碍，经 CT 或 MRI 检查证实者，腰肌筋膜炎、小关节功能紊乱。

二、禁忌证

1. 髓核组织游离于椎管内。
2. 身体条件不允许、出血倾向或精神异常者。
3. 甲亢、G-6-PD 缺乏症为相对禁忌证。

三、设备与材料

1. X 线机：C 形臂 X 线机，能进行正侧位透视，电视监视，清晰度高。也可在 CT、MR 引导下操作。
2. 三氧发生器：能产生浓度至少为 60 μg/mL 的三氧，能实时显示三氧浓度及压力。三氧浓度稳定，有氧化还原系统。
3. 最佳穿刺针为锥形多侧孔空心针，外径为 20～22G。
4. 2～20 mL 各种规格注射器，螺口注射器为佳。
5. 建议使用瓶装医用纯氧。

四、操作方法与步骤

1. 必须在合格的导管室、手术室或预先正规消毒的 CT 室进行严格的无菌操作。注意室内通风，预防三氧对医务人员及患者的眼结膜和呼吸道产生严重刺激。
2. 患者侧卧位或俯卧位。髂骨过高者可采取下侧肢体屈曲、上侧伸直，腰下垫一枕头。穿刺部位常规消毒铺单，局麻。
3. 穿刺入路根据患者具体情况及医生个人经验而定，可行侧后方入路、小关节内侧入路、小关节间隙入路等。正侧位透视定位针尖位于椎间隙中央或后 1/3 区域。
4. 按操作常规将三氧发生器与医用纯氧连接。椎间盘内注射三氧氧气混合气体，浓度为 25～45 μg/mL，注射量不宜超过 10 mL，取气（注意不要主动抽取，以免混入空气，而是利用输出气体的压力自动进入）后注射器口朝上，宜在较短时间内（一般不超过 15 s）匀速注入椎间盘内。对包容性椎间盘突出患者，推注压力不宜过高，以免纤维环破裂。
5. 退针至椎间孔后缘，在确保不注入蛛网膜下腔或椎旁静脉丛的情况下，注射混合气体 10～15 mL，浓度不宜大于 25 μg/mL。可见气体在腰大肌间隙及硬膜周围弥散。再注入刺激性较小的糖皮质激素及利多卡因混合液，行局部阻滞后即可拔针。
6. 患者应卧床休息 1 d。一般主张术后患者应住院观察和治疗。临床症状较轻者以卧床休息和口服维生素 B$_1$、维生素 B$_6$ 等为主。症状较重者须用 20% 甘露醇溶液 250 mL、地塞米松5 mg及神经营养药静脉滴注3 d。有感染迹象者可经静脉注射抗生素。

7. 必要时1周或1个月后重复注射治疗1次。出院后全休1~2周，按康复计划（可根据患者的具体情况制订）进行腰背肌锻炼，6个月内禁止负重及参加剧烈的体育活动。

五、疗效评价

1. 随访时间为3、6及12个月及长期随访。

2. 随访内容包括症状、体征、影像学资料、感觉及运动功能状况、是否需要服止痛药等。

3. 采用Macnab功能评价标准，分为痊愈、有效、无效。

附2　经皮腰椎间盘三氧注射术后康复计划

1. 术后1~3 d睡硬板床，绝对卧床休息1 d。平卧时双膝下垫一枕头使腰部充分休息，尽量减少活动，坐立、行走时加用护腰带。

2. 4~14 d避免长时间坐立，一次坐立时间在15 min之内。可进行轻微腰部伸展运动，严禁提举重物。

3. 3~4周，腰背及腹肌锻炼；步行锻炼，可根据情况爬一定坡度；游泳锻炼（每周3次，每次15~30 min）。

4. 4周至3个月，多数患者可恢复轻体力工作。

5. 6个月，经循序渐进的腰背肌锻炼，部分患者可恢复重体力劳动。

（何晓峰　南方医科大学南方医院　广州；

彭勇　空军军医大学西京医院　西安）

第五章

三氧治疗肝病

一、概述

医用三氧是指应用于临床治疗的三氧及治疗技术，它与工业和日常生活用三氧有显著的区别：医用三氧必须由医用纯氧制备，是三氧与医用纯氧的混合气体，不能含有其他如氮氧化合物等有害气体；医用三氧必须是浓度可精确调控的（利用三氧诱导和调节免疫作用时该项尤显重要）。尽管医用三氧应用有近1个世纪的历史，广泛用于局部创伤清洗消毒、皮肤溃疡愈合治疗、带状疱疹、关节性疾病、脑中风恢复、风湿性疾病、椎间盘脱出症、肿瘤辅助治疗，甚至用于祛斑抗衰老等，但西方传统医学仍难以完全接纳三氧治疗应用。

可能有如下原因：因三氧生成技术限制，剂量浓度难以精确调控，而三氧本身具有细胞毒性和治疗作用双重性，精确剂量调控是关键；因剂量调控的不精确性等，使其疗效也有不稳定性；缺乏基础研究支持，不能合理解释其作用效应；缺乏循证医学基础，未进行严格随机、对照临床研究；传统偏见，对医用三氧真正了解（无论是理性的抑或感性的）的人不多，很容易产生先入为主的倾向。医用三氧的发展目前仍然是基础研究大大落后于临床应用研究。医用三氧临床实践显示出奇特的疗效，其具体作用机制有待进一步研究，该研究领域也是一个全新的交叉学科领域，必将吸引更多有识之士加入。

2003年开始尝试应用医用三氧治疗丙型肝炎，2004年底开始尝试治疗乙型肝炎。近年抗肝炎病毒治疗药物的开发有突破性发展：口服抗丙型肝炎病毒药物（DAA）能在12周内根治丙型肝炎；抗乙肝病毒口服药物虽不能根治，但长期服用可较好地控制疾病进展。因此，慢性乙（丙）型肝炎治疗以口服抗病毒药物治疗为主，其他治疗方法（包括干扰素等）逐渐退出历史舞台。医用三氧应用在肝病治疗方面近年主要集中于肝癌治疗（放疗或介入 TACE）的三氧肝功预防保护。自身免疫肝炎、非酒精性脂肪性肝炎治疗，以及药物性肝炎预防目前尚无可靠疗效的治疗药物和方法，医用三氧在该方面也有应用前途。

二、疾病基础知识

肝脏是人体内最大的消化腺，是体内物质能量代谢的中心站。据估计，在肝脏中发生的化学反应有500种以上。肝脏能分泌胆汁，帮助消化饮食；把吸收的氨基酸合成蛋白质供给机体能量，让我们能够精力充沛地完成一天的工作；能储存和燃烧我们体内的脂肪，帮助我们控制体型；是脂溶性维生素的器官；能够氧化、还原、分解体内的毒素，吞噬不小心吃入体内的细菌，是人体最大的解毒器官。实验证明，动物在完全摘除肝脏后即使给予相应的治疗，最多也只能生存50多个小时，说明肝脏是维持动物生命活动必不可少的重要器官。

常见的肝病有肝炎、肝硬化、肝脓肿、原发性肝癌等，肝炎主要以慢性肝炎为主，按病因学分为慢性病毒性肝炎、自身免疫性肝炎、药物毒性肝炎、遗传性疾病以及其他原因不明的慢性肝炎。病毒性肝炎以乙型肝炎最为常见，乙肝是一种世界性传染疾病，据统计全球携带乙肝表面抗原的人数超过2.8亿。中国是乙肝的高发区，目前有现症的慢性乙型肝炎约3 000万人，每年死于乙肝后肝硬化者达40万。

肝病种类按照发病机理可以分为病毒性肝病和非病毒性肝病。

1. 病毒性肝病

这是由多种不同肝炎病毒引起的一组以肝脏损害为主的传染病，根据病原学诊断，肝炎病毒至少有5种，即甲、乙、丙、丁、戊型肝炎病毒，分别引起甲、乙、丙、丁、戊型病毒性肝炎。

2. 非病毒性肝病

它包括以下4种类型。

（1）酒精性肝病：是由于长期大量饮酒（嗜酒）所致的肝脏损伤性疾病。

（2）药物或毒物性肝病：是由化学毒物（如磷、砷、四氯化碳等）、药物或生物毒素所引起的肝炎或所致的肝脏病变。

（3）新陈代谢异常性肝病：是人体内对某种物质新陈代谢不良所导致的肝病。

（4）脂肪性肝病：是指由于各种原因引起的肝细胞内脂肪堆积过多导致的病变。肝细胞的脂肪含量增加，可能原因有酗酒、糖尿病、血脂过高、体重过重等。

三、临床表现

（一）消化道表现

这是最常见的肝病症状，大多数肝病患者都会出现恶心、厌油腻、食欲差、全身乏力等，可出现呕吐、腹泻、脾肿大等。此类症状也可能与慢性肝病引起的肝原性溃疡病、门静脉高压性肠病等有关。

（二）肝区不适

在所有肝病症状中，肝区不适和肝区疼痛较具有特异性，出现此类症状时首先怀疑是肝病引起的，应排除外伤因素。正常人偶尔也会出现暂时性肝区疼痛不适，但比较少见。肝区不适和肝区疼痛往往与肝肿大压迫肝包膜有关，随着病情的转归，肝肿大加重或减轻，肝区疼痛的性质和程度也相应变化。肝癌一般是进行性加重，主要是肝癌肿瘤不断增大压迫肝包膜所致。

（三）全身表现

身体乏力、容易疲劳是最常见的全身表现。部分肝病患者可伴有不同程度的黄疸，表现为尿黄、眼睛黄和皮肤黄，是最具有特异性的肝病症状（小儿生理性黄疸除外）。黄疸过高时出现皮肤瘙痒。

（四）肝掌蜘蛛痣

很多慢性肝病会出现肝掌、蜘蛛痣、肝病面容，尤其肝硬化患者比较多见。但是肝掌和蜘蛛痣没有特异性，在正常人中同样可以见到，因此不能因为有蜘蛛痣或肝掌就说是肝病症状。

（五）肝腹水

肝腹水一般在肝病晚期或病情极为严重时才会出现，如肝硬化出现肝腹水，表示已经进入肝硬化晚期。

（六）出血倾向

肝病出血现象是肝功能减退使凝血因子合成减少所致。肝病患者易牙龈出血、痔疮出血、胃肠道出血等，且出血时难以止住。

（七）门静脉高压

门静脉高压是指门静脉系统压力升高，常引起食管胃底静脉曲张，是造成消化道出血的主要原因。一旦发生出血，病情往往比较凶险，是肝病（主要指肝硬化、肝癌晚期）死亡的主要原因之一。

（八）肝性脑病

这是肝病发展到终末期的表现，症状极为凶险，是造成肝病死亡最主要的原因。

四、适应证及禁忌证

适应证：各种原因引起的肝炎、肝功能异常、脂肪肝及肝纤维化。

禁忌证：各种原因引起的凝血功能异常；菌血症、败血症等血液中存在微生物的病症；生命体征不平稳，循环血量不足或严重心肺功能不全。

五、常规治疗方法

（一）慢性乙型病毒性肝炎

慢性病毒性肝炎治疗分为抗病毒治疗和对症治疗两类。抗病毒治疗是治"本"，护肝治疗是治"标"。乙肝治疗的疗效应答评估包括3个方面：病毒学应答，即血清病毒水平由高降至低或检测阴性水平；生化学应答，即血清肝酶（ALT等）复常；血清学应答，即 HBsAg 或 HBeAg 转阴。以上3个方面均达到应答标准，称为联合应答或完全应答。慢性乙肝抗病毒治疗当前公认有效的药物是 α 干扰素（普通 α 干扰素和聚乙二醇 α 干扰素）和核苷类似物（拉米夫定、阿德福韦酯、替比夫定、恩替卡韦、替诺福韦酯 TDF 及其前体药丙酚替诺福韦 TAF）。α 干扰素是免疫调节剂，皮下注射，每周3次或1次（聚乙二醇 α 干扰素），疗程6～12个月，抗病毒联合应答率约30%，有较多副作用，应用受限。当前上市的抗乙肝病毒核苷类似物是乙肝病毒 DNA 聚合酶抑制剂，直接抑制病毒复制，口服方便，副作用少，但属于维持治疗，无固定疗程，多需至少2年以上的长疗程，短期用药后停药复发率高，早期药物长期应用有高耐药风险（目前新开发药物已极少耐药）。因此，当前抗乙肝病毒治疗疗程长（至少6个月以上），需要维持长期治疗。这是导致抗病毒治疗覆盖率不高（仅20%左右）的主要原因。人们寻找疗程短、副作用少、疗效高的乙肝治疗新药物或新方法的努力一直未停止，医用三氧对慢性乙肝的治疗探索就是这种探索努力的延续。

（二）慢性丙型肝炎

慢性丙型肝炎抗病毒治疗经历了 α 干扰素与利巴韦林联合治疗（一般疗程12个月，疗效20%～60%）和口服抗病毒药物（DAA）时代。α 干扰素疗效与丙型肝炎病毒（HCV）基因型相关，基因Ⅰ型疗效比非Ⅰ型疗效差，中国 HCV 流行株多为基因Ⅰ型。日本 Yamamoto 的研究小组通过对4例丙肝患者的三氧治疗尝试，经过2～5次的治疗，就能够测到病毒载量明显降低。开罗大学研究者进行了60例三氧治疗丙型病毒性肝炎临床研究，MAH+RI，疗程6个月，结果 HCV RNA 阴转率达37%。近年抗丙肝病毒 DAA 药物出现，12周治疗使95%以上丙肝患者治愈，使得既往治疗丙肝的所有疗法（包括干扰素疗法）淘汰出局。自此，医用三氧治疗在丙肝治疗方面的探索终止。

六、三氧治疗方法

医用三氧治疗方法包括全身应用和局部应用。医用三氧全身应用主要用来治疗内科疾病，治疗方法主要有医用三氧自血疗法、医用三氧直肠灌注疗法。医用三氧局部治疗方法主要治疗外科疾病或局部病变，治疗方法包括三氧局部注射、三氧气浴（ozone bath）、三氧水或油洗敷搽。医用三氧肝病应用主要采用医用三氧自血疗法和医用三氧直肠灌注疗法，两种方法单用或联合应用。

（一）医用三氧自血疗法（大自血疗法，MAH）

取患者外周静脉抗凝全血50～100 mL（特制输血塑料袋或输血玻璃瓶），体外与等体积一定浓度的医用三氧在常温常压下充分混合1 min，三氧作用后的自体全血在常压下回输（无必要自体血加压回输）。这种方法主要利用一定浓度三氧刺激血液细胞（包括红细胞和淋巴细胞），起到全身系统性疾病治疗作用。也有用5 mL抗凝全血与三氧混合后局部肌肉注射，称为小自血疗法（minor autohemotherapy），主要起到非特异性免疫激活作用。激活细胞内抗氧化酶一般需要连续治疗2周；激活体内免疫活性一般需要12周以上的治疗。

（二）医用三氧直肠灌注疗法（rectal insufflation）

细导气管经肛门插入患者直肠（约5 cm）内，缓慢灌注入300 mL 一定浓度三氧氧气混合气体，通过直肠、门静脉作用于肝脏和全身系统性疾病治疗。该途径也可局部治疗溃疡性结肠（直肠）炎。

（三）体外循环血三氧化（extracorporeal blood oxygenation and ozonation, EBOO）

在体外循环血中持续加入低浓度（5～10 μg/mL）医用三氧，在2～4 h内可以使3～5 L的血三氧化，主要用于治疗动脉阻塞性疾病。由于目前缺乏商品化出售的耐三氧的专用血液－三氧混合器，该项治疗未普遍开展。

医用三氧临床应用领域见表5-1。

表5-1　医用三氧临床应用

序号	分类	疾病
1	动脉阻塞性疾病	外周血管与心脑血管性疾病
2	皮肤溃疡和损伤	糖尿病足、褥疮、手术创伤、烧伤、黏膜炎症或溃疡
3	结（直）肠疾病	溃疡性结肠（直肠）炎、克罗恩病
4	肝脏疾病	病毒性肝炎（急性、慢性；乙型、丙型）、药物性肝炎、酒精性肝炎、自身免疫性肝炎
5	感染性疾病	单纯疱疹、带状疱疹、艾滋病
6	关节性疾病	（类）风湿性关节炎、椎间盘突出症
7	肿瘤辅助治疗	非霍奇金淋巴瘤、放化疗增敏
8	保健作用	祛除疲劳恢复体力、祛老年斑
9	三氧水牙科应用	牙周炎、龋齿消毒、伤口消毒
10	亚健康治疗	疲劳、体虚等亚健康状态
11	自身免疫性疾病	类风湿性关节炎、克罗恩病、干燥综合征
12	皮肤病	银屑病、湿疹
13	妇科病	阴道炎、输卵管炎

七、医用三氧治疗肝病的药效学基础

作为医用三氧，必须具备纯度高和浓度可调控性。在制造出剂量可调控的三氧发生器后，对三氧的基础研究才开展起来：1975—1986年研究三氧对血红细胞

（RBC）作用；1990—2001 年研究三氧对 WBC 和免疫细胞作用，发现三氧的免疫激活和调节作用（Bocci 等，意大利）；三氧具有激活抗氧化酶和清除自由基作用，以及减轻器官缺血再灌注损伤和预防药物性肝炎作用（郭亚兵等）；1999 年发现三氧能提高严重腹膜炎实验动物的生存率（Schulz 等）；2001 年发现其有抑制疟原虫生长的作用（Lell 等）。

三氧与体液接触后会立即产生反应，不会有残余的三氧在体液或血液中。三氧与水接触产生过氧化氢（H_2O_2），与血浆中的蛋白或脂质物质接触产生相应的过氧化物。由于血浆中存在大量抗氧化物质，例如维生素 E、维生素 C、尿酸、胆红素等，血液可耐受浓度和量非常大的三氧。有实验显示，5 μg/mL 的三氧数分钟内即可将水中的多种微生物灭活，但水中加入 10% 血浆后大部分细菌不能被灭活，即使三氧浓度提高到 60 μg/mL 也不能将细菌全部灭活。因此，医用三氧治疗病毒性肝炎并非是由于三氧的直接灭活病毒作用。治疗肝脏疾病的药效学基础应该是利用三氧的免疫调节作用和抗氧化抗自由基作用。

（一）三氧对免疫细胞作用

Bocci 等经过十余年对三氧对血液中白细胞尤其是淋巴细胞体外作用的研究，终于发现了三氧在一定浓度下具有免疫激活和调节作用。三氧作用于全血，可诱导产生众多细胞因子，包括干扰素（IFN-β、γ）、白细胞介素（IL-1b、2、4、6、8、10）、肿瘤坏死因子（TNF-α）、粒细胞巨噬细胞集落刺激因子（GM-CSF）和转移生长因子（TGF-β₁）。我们已知部分细胞因子的生物作用，如 IL-6 能促进抗体合成；GM-CSF 能提升白细胞数；α、β 干扰素具有抗病毒活性；IL-2 和 TNF-α 具有调节免疫作用，激活细胞毒性 T 细胞（CTL）、NK 细胞及抗体依赖的细胞介导的细胞毒作用（ADCC）；IL-10 和 TGF-β₁ 具有抑制超强免疫作用。这也解释了为什么三氧能治疗风湿病等自身免疫性疾病。被阐明的另一有趣而重要的现象是，三氧浓度是决定以上细胞因子诱导能否成功的关键。不同细胞因子诱导的三氧浓度不同，IFN-γ 最佳三氧浓度为 11.5 μg/mL；IL-6 和 TNF-α 是 25 μg/mL。因此，20 ~ 40 μg/mL 是三氧激活免疫的有效浓度范围。

三氧对免疫细胞作用机理还未明确，可能是治疗浓度的活性氧簇（ROS）激活血液产生脂质过氧化物（LOPs）和三氧类过氧化物，这些活性过氧化物进入细胞质，激活核因子 NF-κB，促进细胞因子基因转录和翻译，释放细胞因子。体外

50～100 mL 三氧化全血回输体内，单个核细胞（PBMC，主要是淋巴细胞）移行到不同的淋巴器官（脾、淋巴结、胸腺等）和非淋巴器官（肝、肺），作用于其他免疫细胞。该作用按一般经验推测可能需要30次以上三氧自血回输才能保持较持久的免疫激活效果，每年可能需1～2次的系列治疗维持疗效。

（二）三氧激活抗氧化酶和清除自由基作用

人体生活在氧气环境下，体内抗氧化作用有以下机制：超氧化物歧化酶（SOD，superoxide dismutase）分解超量的过氧化自由基；过氧化氢酶（catalase）分解过氧化氢；谷胱甘肽超氧化物酶（glutathion peroxidase）分解有机过氧化物；磷酸戊糖旁路代谢中的6-磷酸葡萄糖脱氢酶（glucose-6-phosphate-dehydrogenase）增加NADPH（单氧酶体系的供氢体）形式的抗氧化还原能力。三氧作为超氧化物能激活以上抗氧化酶，起到"以毒攻毒"的作用。这一作用可清除慢性炎症过程中形成的自由基，由此可用于治疗慢性关节炎症和血管炎症，以及抗衰老。在器官缺血再灌注损伤研究中，自由基起到重要作用。在器官缺血再灌注前应用三氧，通过激活SOD，提高细胞抗自由基氧化作用，可以减轻器官损伤。Peralta C. 等在肝脏缺血再灌注损伤研究中发现，三氧能提高腺苷（adenosine）量，降低黄嘌呤（xanthine）水平。前者具有保护作用；后者可形成反应性自由基，对肝脏具有损伤作用。因此我们设想，在器官缺血再灌注（体外循环、肝肾移植）前用三氧预防性治疗，可能有利于器官保护和功能恢复。

（三）三氧对红细胞作用

早在1975年，Bulkley 等便开展了三氧对红细胞影响的体内外实验研究。结果显示三氧能提高红细胞的代谢，包括激活糖的氧化旁路（磷酸戊糖旁路，PPW）、增加红细胞内2，3二磷酸甘油酸（2，3-DPG）含量。2，3二磷酸甘油酸进入血红蛋白分子结构中，同时排挤释放出4个氧分子，血红蛋白对氧分子的亲和性降低，血红蛋白氧饱和曲线右移，增加组织供氧效应。该作用机制从理论上可以应用于一氧化碳中毒（致血红蛋白氧饱和曲线左移）的救治。三氧处理后也增加了红细胞内ATP含量，即促进红细胞代谢作用。对大多数进行磷酸戊糖通路代谢旺盛的细胞来说，PPW途径主要提供NADPH（单氧酶体系的供氢体）形式的还原能力。NADPH是谷胱甘肽还原酶的辅酶，对维持红细胞的膜完整性具有重要意义，也与肝脏等解毒机能和生物转化功能密切相关。三氧作为强氧化剂，有可能造成溶血。

尤其是 G-6-PD 缺陷症（蚕豆病），由于不能产生足够的还原物质（缺少 NADPH，使还原型谷胱甘肽减少），遇到氧化剂，血红细胞就会被破坏而溶血。但在医用三氧自体血疗法过程中，抗凝全血中的红细胞被具有强大抗氧化作用的血浆保护，治疗剂量的三氧难以造成大量红细胞的破坏。

医用三氧治疗肝病的理论基础，是三氧改善微循环和诱导抗氧化酶清除自由基，有利于各种原因引起的肝炎的恢复。三氧对免疫细胞的调节作用，是应用于治疗慢性乙肝（免疫介导发病机制）和肝癌的基础，尤其是在目前无良好治疗方法的自身免疫性肝炎治疗方面更值得探索。三氧对肝纤维化作用（对肝内成纤维细胞作用）的研究也是未来值得研究探讨的领域。

医用三氧治疗急性肝炎有少数病例报道，对急性黄疸型肝炎退黄、降转氨酶有作用。Dorstewitz 博士针对慢性 HBV 急性发作期患者，经过6周治疗，使肝脏转氨酶降低至正常。初步的研究表明，医用三氧治疗降低病毒量后，能够显著性地使转氨酶指标正常，并改善患者的整体健康水平（Gérard & Sunnen，2001）。

八、疗效评价（含病例展示及评论）

2004年南方医科大学南方医院感染内科对45例慢性乙型肝炎（CHB）患者单用医用三氧治疗（三氧自血疗法＋三氧直肠灌注，MAH+RI），每周3次，疗程3个月。结果显示，45例 CHB 患者中，联合应答11例（11/45，24.4%）、部分应答12例（12/45，26.7%）、病毒学应答14例（14/45，31.1%，治疗后血清 HBV DNA 下降超过2 log10），HBeAg 血清学转换9例（9/36，25%），ALT 复常16例（16/45，35.6%），无严重不良事件发生。在完全应答病例中，最早在治疗2周时即可观察到 HBV DNA 下降1~2 log10，1个月时 HBV DNA 转阴，ALT 下降接近正常，部分患者血清病毒 e 抗原抗体转换。尤其是对干扰素治疗无效及拉米夫定耐药者（所谓难治性肝炎），用医用三氧治疗也有疗效。随访首例治疗患者，已持续应答15年无复发。多数患者（治疗应答或无应答者）治疗中疲乏症状改善或自我感觉改善，1例患者因出现皮肤瘙痒过敏表现而停止治疗，未有因治疗中出现不良反应而终止治疗者，无严重不良事件（SAE）发生。

2005年7月初在广州召开了首届全国免疫三氧治疗肝炎研讨会，会上多家单位介绍了各自的实践经验。四川大学华西医院对16例慢性乙肝患者（包括重型肝炎2例，中度肝炎3例）进行对照研究，三氧治疗4周时病毒学指标完全应答3例

（3/12，25%），部分应答3例（3/12）。山东省立医院肝病中心对多种肝炎包括病毒性肝炎、自身免疫性肝炎、酒精性肝病的治疗，初步结果满意。多家单位用三氧治疗过程中未出现明显不良反应。

2010年开展的医用三氧治疗慢性乙型病毒性肝炎的多中心随机对照临床研究中，入组182例慢性乙型肝炎患者随机分3组，2个治疗组（不同三氧发生器）采用医用三氧自血疗法治疗12周，对照组用甘利欣口服制剂治疗12周。比较疗效和安全性显示：2个治疗组无差异；与甘利欣治疗比较，医用三氧自血疗法治疗慢性乙型肝炎患者，显示出较高的抗病毒疗效（22% VS 3.9%，$P=0.021$），以及相同的抗炎疗效（31% VS 24%，$P=0.359$）。无与三氧治疗相关的严重不良事件发生，医用三氧治疗12周的安全性良好。

表5-2　三氧治疗慢性乙型肝炎12周结束（EOT）时的疗效（PP人群分析）

Table 1. Efficacy Results at end of treatment（EOT）*（PP）			
	TianYi system （Group 1）	Humares system （Group 2）	Drug therapy （Group 3）	Total
VR 12, no./total no.（%）	13/58（22.4）	9/61（14.8）	2/51（3.9）	0.021
HBeAg seroconversion（%）	4/27（14.8）	2/38（5.3）	2/39（5.1）	0.272
Biochemical response（%）	18/57（31.6）	22/60（36.7）	12/50（24.0）	0.359
Combined response（%）	2/58（3.4）	3/61（4.9）	0/51（0.0）	0.296
HBV DNA（%）				
<400 IU/mL, intention-to-treat analysis	3/58（5.2）	5/61（8.2）	0/51（0.0）	0.122

注：①医用三氧治疗仪器分别是TianYi system与Humares system，对照组（Drug therapy）用甘利欣胶囊治疗。

②VR 12为治疗结束时病毒学应答。

（一）医用三氧预防药物性肝炎的动物实验研究

1. 四氯化碳（CCl_4）狗肝急性中毒模型的三氧保护实验

每只犬按0.9 mL/kg体重一次性腹腔注射50.0%（W/W）CCl_4花生油溶液，建立犬急性肝损伤模型。三氧组预先用三氧（浓度20 μg/mL，150毫升/次·只）隔天一次，直肠吹注，共15次，再进行CCl_4腹腔注射。结果，无论是狗的生存率、生化指标，还是肝脏组织病理检查，均显示预先三氧直肠灌注能减轻 CCl_4 急性肝损伤，提高生存率（图 5-1）。

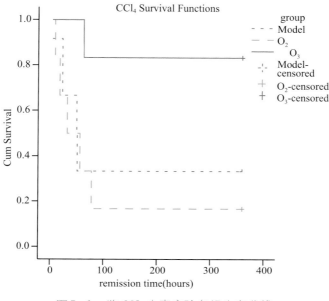

图 5-1　狗 CCl_4 中毒实验各组生存曲线

图 5-2 中，每只动物的生存时间从注射药物开始至注射后 360 h（15 d），图中线条表示不同时间点的动物生存率。三氧保护组生存率高于两个对照组。

数据用均数 ± 方差表示，曲线表示各组在不同时间的平均值，直线柱表示数据的标准误。cp 表示与模型对照组比 $P<0.05$；dp 表示与模型对照组比 $P<0.01$；ep 表示与 O_2 对照组比 $P<0.05$；fp 表示与 O_2 对照组比 $P<0.01$。图 A 为 3 个实验

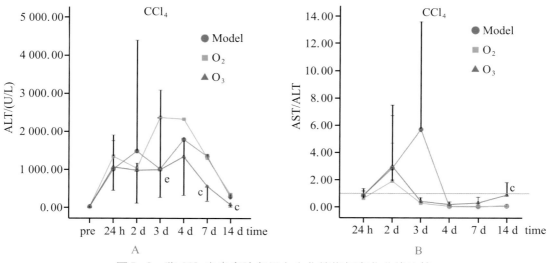

图 5-2　狗 CCl_4 中毒实验各组血生化等指标变化曲线比较

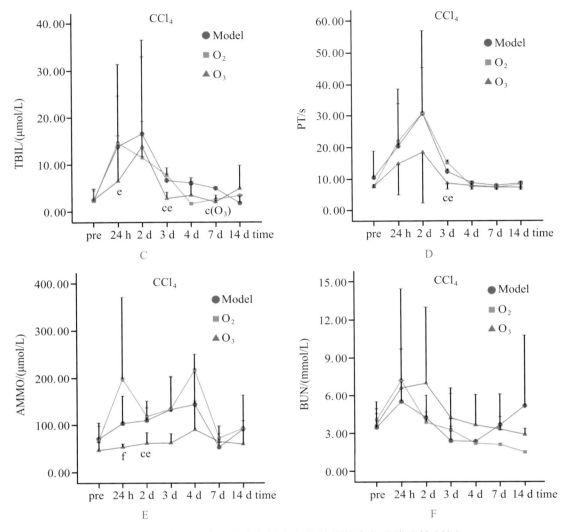

图5-2　狗CCl_4中毒实验各组血生化等指标变化曲线比较（续）

组丙氨酸氨基转移酶（ALT）变化曲线；图B为3个实验组谷草转氨酶/丙氨酸氨基转移酶（AST/ALT）比值；图C为3个实验组总胆红素（TBIL）变化曲线；图D为3个实验组凝血酶原时间（PT）变化曲线；图E为3个实验组血氨（AMMO）变化曲线；图F为3个实验组尿素氮（BUN）变化曲线。除BUN指标无差异外，三氧保护组血液相关指标ALT、TBIL、PT、血氨的升高变化均较小，恢复快。

2. 对乙酰氨基酚急性肝中毒模型医用三氧保护实验

健康杂种犬18只，随机分为3组，分别是模型对照组、中药组和医用三氧组，每组6只。中药组护肝方直肠灌药，每只犬按4.14 g/kg剂量，1次/日。三氧组予以医用三氧直肠灌注，每次150 mL，1次/日，共15 d。然后3组犬同时进行对乙酰氨基酚皮下注射。首次剂量为750 mg/kg体重，首次注射后9 h和24 h分别进行第2次和第3次注射，用量均为200 mg/kg体重。对乙酰氨基酚由P450混合功能氧化酶转化为N2乙酰2苯醌亚胺，苯醌亚胺可使血红蛋白氧化成三价铁的高铁血红蛋白，在此过程中生成大量的氧自由基。同时，胺类和醌类化合物也能间接和直接产生超氧阴离子。因此，认为对乙酰氨基酚犬急性中毒性肝衰竭主要由氧自由基导致。对乙酰氨基酚犬中毒主要有嗜睡或烦躁、摄食量减少、呕吐、黄疸、伤口出血难止等肝严重损害（肝衰竭）表现，以上表现及血液指标变化在第1次注射后48～72 h最为明显。医用三氧组在该段时间血液指标显示出明确的保护作用（图5-3，图中横轴上起点0表示对乙酰氨基酚注射前）。对乙酰氨基酚急性肝中毒模型中，医用三氧也显示出有力的保护作用。

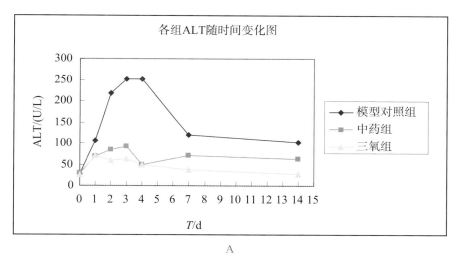

A

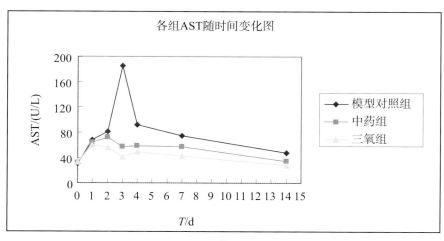

B

图5-3 对乙酰氨基酚狗肝中毒模型与三氧、中药保护实验各观察指标变化曲线

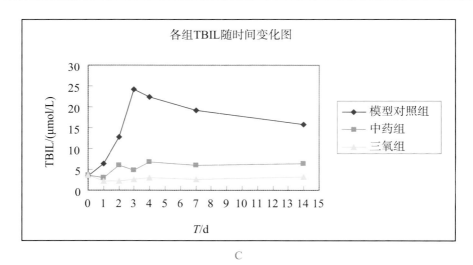

C

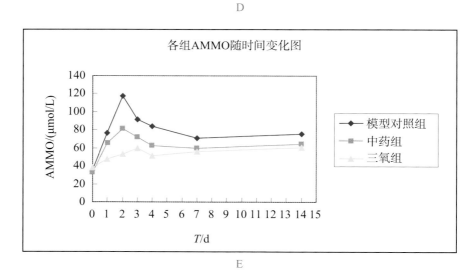

D

各组AMMO随时间变化图

E

图5-3 对乙酰氨基酚狗肝中毒模型与三氧、中药保护实验各观察指标变化曲线（续）

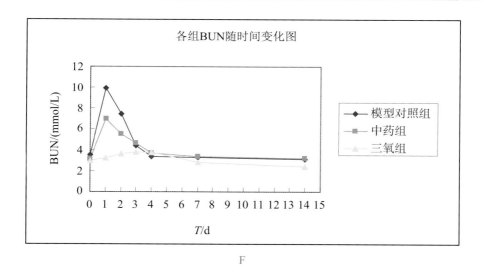

F

图5-3　对乙酰氨基酚狗肝中毒模型与三氧、中药保护实验各观察指标变化曲线（续）

3. 三氧化生理盐水对实验大鼠尾静脉注射实验

三氧化生理盐水对实验大鼠尾静脉注射也能激活肝组织内抗氧化酶活性（图5-4），而且是通过激活 keap1-Nrf2 ARE 氧化应激信号通路发挥作用（图5-5）。尽管三氧化生理盐水在临床应用的安全性有较多质疑，但在动物实验中却显示出有三氧药效学作用，实验动物对三氧化盐水静脉注射耐受性良好。

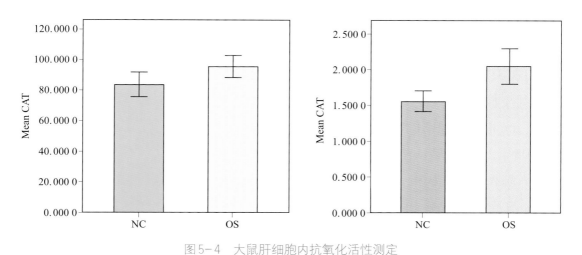

图5-4　大鼠肝细胞内抗氧化活性测定

三氧化盐水（OS）注射大鼠尾静脉激活肝细胞内总抗氧化活性（TAOC）
及抗氧化酶 CAT。NC 是注射生理盐水对照大鼠

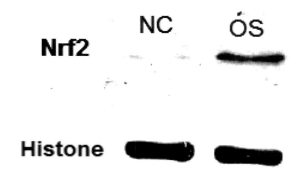

图5-5　氧化盐水(OS)激活肝细胞内氧化应激 keap1-Nrf2 ARE 通路

Northern blot 实验显示：三氧化盐水（OS）注射后在大鼠肝细胞核内可检出 Nrf2 蛋白；
而生理盐水注射对照组（NC）大鼠肝细胞核内未测到 Nrf2 蛋白

（二）三氧防治药物性肝炎的临床病例

药物尤其是化疗药物引起肝炎、肝损害是比较常见的。在有严重肝病的情况下，肝脏保护与化疗形成了非常棘手的治疗矛盾：肿瘤化疗必不可少，但患者往往因化疗引起肝衰竭而死亡。这一难题始终困扰着临床医生。为了寻找新的解决途径，我们尝试用医用三氧来保护肝脏，支持化疗。以下是我们对1例同时患慢性乙型肝炎肝硬化和非霍奇金淋巴瘤的患者进行化疗时应用三氧的实践与分析。

患者，女，56岁，因左下颌及颈部肿块1年，于2004年10月10日在广州某医院住院确诊为非霍奇金淋巴瘤，B细胞来源，分别于2004年10月18日、11月8日、12月4日及2005年1月6日进行化疗（CHOP方案）。患者曾经于2004年1月检查发现"HBsAg 阳性"，既往肝炎病史不详。化疗中出现明显乏力、恶心、眼，2005年1月30日检查 ALT 1597 U/L，AST 2800 U/L，TBIL 224.3 μmol/L，DBIL 139.5 μmol/L，ALB 31.8 g/L，CHOL 2.39 mmol/L；PT 42.3 s（正常对照 11～13 s）。于2005年2月3日转入南方医院。

入院查体：体温36.5℃，精神疲惫，轻度贫血貌，胸前有数枚蜘蛛痣，无肝掌，皮肤、巩膜重度黄染，心肺无异常，腹部平软，无压痛，肝脾肋下未扪及，墨菲征阴性。

实验室检查：HBsAg/HBeAg/HbcAb 阳性。B超提示肝内光点粗糙，回声分布欠均匀；胆囊壁模糊；中量腹水。CT 显示肝硬化，腹水，胆囊炎。

入院诊断：(1)非霍奇金淋巴瘤；(2)慢性重型乙型病毒性肝炎，活动性肝硬化，C-P评分11分；(3)药物性肝炎。

给予拉米夫定抗病毒、综合护肝治疗63 d，病情有所缓解后出院。出院时 ALT 36 U/L，AST 89 U/L，TBIL 139 μmol/L，DBIL 109.6 μmol/L，ALB 39.6 g/L；PT 20.4 s。HBsAg+，HBeAg−，HBeAb+，HBcAb+。HBV DNA 定量 $<1\times10^3$ copies/mL。

2005年5月23日患者因颈部肿块，进行性呼吸和吞咽困难20 d，再次入院。

入院查体：贫血貌，颈前、下颌、口腔软腭部多个肿块物，质硬，活动度差，无压痛，大者7 cm×9 cm，小者2 cm×4 cm。吸气性呼吸困难，皮肤、巩膜轻度黄染，腹水征阳性。ALT 50 U/L，AST 108 U/L，TBIL 41.5 μmol/L，DBIL 31.9 μmol/L，ALB 29.2 g/L。PT 18.7 s；C–P评分9分。血常规 WBC 4.0×10^9 L^{-1}，RBC 2.66×10^{12} L^{-1}，Hb 98 g/L，PLT 51×10^9 L^{-1}。CT：双侧颈部多发淋巴结肿大。B超：（1）肝硬化图像，左肝叶弱回声光团；（2）胆囊炎，胆囊息肉；（3）腹膜后弱回声光团（淋巴结）；（4）中量腹水。

经过骨髓等检查诊断：非霍奇金淋巴瘤，Ⅳ期。颈部肿大淋巴结压迫气管，患者坐卧不宁，必须尽快解除呼吸道压迫导致的气道梗阻。因口咽部肿物阻挡，无法进行气管插管；因肝功能差以及出血危险，气管切开也较危险，只能通过化疗使肿大的淋巴结缩小。但在肝硬化肝功能非常差的基础上化疗，肝脏有进一步损伤、肝衰竭的危险。全院会诊后确定 CHOP 方案谨慎化疗：环磷酰胺800 mg，表柔比星40 mg，长春新碱2 mg，一次静脉滴注；泼尼松80 mg（美卓乐64 mg），qd，连服5 d，间歇2周，再次重复以上化疗。初次化疗前2 d予美罗华（B细胞CD20单克隆抗体）500 mg 一次静脉滴注，同时积极进行输血小板，提升白细胞（促粒细胞生长因子），补充白蛋白、利尿、拉米夫定等综合治疗。具体治疗如下：

2005年6月1日美罗华500 mg 一次静脉滴注，出现寒热，对症治疗3 h后症状缓解。次日肿大的淋巴结缩小，呼吸困难解除。随后进行首次化疗，患者出现中度乏力。

2005年6月23日开始第2次化疗。患者反应较重，食欲减退，极度乏力，外周血全血象降低，黄疸上升。WBC 0.55×10^9 L^{-1}，Hb 90 g/L，PLT 23×10^9 L^{-1}。ALT 41 U/L，AST 18 U/L，TBIL 88.4 μmol/mL，DBIL 53.7 μmol/mL，ALB 38 g/L。

2005年7月18日给予三氧治疗（三氧自血回输/三氧直肠灌注，MAH+RI），自血回输三氧浓度为30 μg/mL，三氧直肠灌注浓度为20 μg/mL，每周3次。

2005年7月23日第3次化疗，患者精神食欲良好，无明显乏力等症状。患者及主管医生感觉化疗不良反应明显比第2次化疗轻。2005年8月3日实验室检查：

WBC 1.91×10^9 L^{-1}，Hb 69 g/L，PLT 76 $\times 10^9$ L^{-1}，ALT 60 U/L，AST 57 U/L，TBIL 67.5 μmol/mL，DBIL 40.1 μmol/mL，ALB 38.6 g/L；PT 14.6 s。C-P 评分 6分。

2005年8月16日第4次化疗，并顺利完成。结束化疗时，患者肿大的淋巴结缩小（0.5 cm × 1 cm）。精神食欲良好，无明显乏力症状。血象 WBC 3.0×10^9 L^{-1}，PLT 36 $\times 10^9$ L^{-1}。

2005年8月23日出院。

该例患者及诊疗经过有以下特点：（1）中年女性，慢性乙型肝炎肝硬化基础上患非霍奇金淋巴瘤；（2）3个月内完成4次化疗（CHOP方案），淋巴瘤疗效显著但出现肝功能衰竭（Child-Pugh评分11分）；（3）距首次化疗结束后4个月肝功能逐渐有所恢复（Child-Pugh评分9分），但淋巴瘤复发；（4）美罗华及再次CHOP方案化疗2次后，肝损害加重；（5）加用三氧治疗，继续完成原方案化疗，淋巴瘤疗效显著，未出现肝衰竭，肝损害反而减轻。

慢性HBV感染者化疗药物引起肝炎有两方面原因：一是因化疗药物引起非特异免疫抑制，引起HBV大量复制，导致病毒性肝炎活动；二是药物本身引起的药物中毒性肝炎。前者可以通过预防性服用抗病毒药物阻止肝炎活动，后者当前无有效办法预防。该患者治疗经过提示，医用三氧可能是预防药物中毒性肝炎的新策略。

九、展望

慢性乙型肝炎是我国主要的传染病，影响近亿人的健康、工作与生活，当前治疗手段费用高，疗程长，尚无法根治。近年全球投入寻求新的有效的治疗乙肝药物的研究费用至少有数百亿美元。医用三氧历史不短，已证明了其具有安全、多作用靶点效应特点。有人如此比喻医用三氧治疗病毒性肝炎：三氧治疗肝炎相当于当前抗病毒药物＋降酶退黄"护肝"药物＋免疫调节药物的总和。医用三氧治疗病毒性肝炎很有可能成为与干扰素、核苷类似物完全不同的、更加安全、适应证更广的第三类病毒性肝炎治疗方法，或传统治疗方法的补充。当前，由于缺乏严格的临床试验研究循证医学证据，医用三氧治疗病毒性肝炎还不被广泛接受。因此，急需进行规范的多中心、随机对照临床试验，提供循证医学证据来确定三氧治疗的真正疗效、最佳剂量和疗程，以及不同疾病状态人群的适应证（例如对重型肝炎）、与其他抗病毒药物联合或序贯治疗方法的探索等。在基础研究方面，需阐明三氧对 HBV 以及对宿主抗病毒免疫作用与机理，以及三氧对肝细胞功能影响作用机制等。即使证实三氧治疗病毒性肝炎的疗效并不优于传统药物，也可以作为补充疗法，发挥其免疫调节作用和应用安全特点，弥补传统药物的不足。例如，对迫切希望尽早妊娠的年轻女患者，希望接受短疗程少副作用的抗病毒治疗；对不愿接受传统药物治疗者；对不能应用传统药物治疗者（如过敏）或传统治疗失败者，等等。也可以设计与核苷类似物联合或序贯治疗方法来减少停药复发问题。

自身免疫性肝炎（AIH）、原发性硬化性胆管炎（PSC）、原发性胆汁性肝硬化（PBC）目前除用免疫抑制剂、利胆药物外，有效治疗方式不多，需要探索新的治疗方法。在此类疾病治疗方面，医用三氧也有尝试应用的可能。

参考文献

[1] 霍荻，杨云高，敖飞健，等. 医用臭氧与中药对醋氨酚犬中毒性肝炎的保护作用 [J]. 世界华人消化杂志, 2007, 15(3): 282-286.

[2] Bocci V. Ozone as a bioregulator. Pharmacology and toxicology of ozonetherapy today [J]. Biol Regul Homeost Agents, 1996, 10: 31-53.

[3] Hoffmann A, Viebahn R. The influence of ozone on 2, 3 diphosphoglycerate synthesis in red blood cell concentrates. Proceedings of the 15th ozone world congress, Imperial College London, 2001.

[4] Larini A, Bianchi L, Bocci V. The ozone tolerance: Enhancement of antioxidant enzymes is ozone-dependent in Jurkat cells [J]. Free Radic Res, 2003, 37(11): 1163-1168.

[5] Larini A, Bocci V. Effects of ozone on isolated peripheral blood mononuclear cells [J]. Toxicol In Vitro, 2005, 19(1): 55-61.

[6] Peralta C, Xaus C, Barttrons R, et al. Effect of ozone treatment on reactive oxygen species and adenosine production during hepatic ischemia-reperfusion [J]. Free Radic Res, 2000, 33(5): 595-605.

[7] Torossian A, Ruehlmann S, Eberhart L, et al. Pre-treatment with ozonized oxygen (O_3) aggravates inflammation in septic rats [J]. Inflamm Res, 2003, 53(Suppl 2): 122-125.

附件1　医用三氧治疗室规则

1. 室内应清洁安静,保持良好通风,严禁吸烟或使用明火;严禁在治疗室内使用乙醚、环氧乙烷等易燃易爆气体;不能用过氧乙酸喷雾消毒该室内空气。

2. 非指定操作人员严禁动用三氧治疗仪;发现故障应由负责人及时与厂商联系维修,严禁自行打开仪器面板。

3. 保持治疗仪清洁,严禁戴污染手套操作仪器,尤其是要注意三氧取气嘴的清洁保护;用三氧操作后及时关闭三氧取气嘴窗盖,严禁用液体清洗三氧取气口。

4. 严格按照标准操作程序操作,尤其是取三氧操作。

5. 三氧治疗专用消耗用品属于一次性应用品,严禁多人混用,用后弃置于污染性医疗垃圾袋中;在给不同患者治疗时,治疗护士应更换手套。

6. 及时关闭三氧发生器,剩余三氧要及时通过仪器回收转化,防止大量三氧泄漏到空气中。

7. 大量三氧泄漏时,要关闭三氧发生器,及时疏散室内人员,治疗室加强通风,直到三氧浓度降到安全范围。

8. 严禁直接血管注入三氧;严禁通过呼吸道吸入高浓度三氧。

9. 治疗结束打扫卫生后,责任护士应确保及时关闭治疗室门窗。

附件2　医用三氧基本自血疗法（MAH）标准操作程序

一、治疗前准备

1. 开治疗室窗（门）通风;检查电源、氧气瓶及接口连接正确。

2. 开启氧气瓶开关,检查并确保无漏气。

3. 确认三氧发生仪电源开关打开。

4. 检查微孔滤膜是新换的。

5. 检查用品:基本自血疗法专用包(三氧反应袋或瓶、输血器、静脉穿刺针、专用50 mL注射器)、100 mL生理盐水1瓶、治疗车(止血带、消毒棉签和消毒液等输液用品)。

二、准备三氧反应袋

1. 刀片轻轻割并拧开反应袋注气孔的保护帽(连有微泡发生管)。

2. 关闭三氧灌注管的滚动阀门，12号头皮针由注气孔刺入反应袋（勿刺穿管壁）。

3. 拧开反应袋注液孔保护帽，输血器连接针由孔刺入反应袋（勿刺穿管壁），使抗凝剂充盈整个输血器管道；反应袋注气口与滤器连接。

4. 100 mL 生理盐水1瓶按输液准备，吊于输液架上。

三、患者准备

1. 选取穿刺静脉，绑止血带，皮肤消毒，用专门配备的穿刺针静脉穿刺、固定。

2. 打开输液器球阀，反应袋放低位治疗盘内，轻晃动反应袋使血液与抗凝剂混合，缓慢采集50 mL 或 100 mL 血液（天平称量）。

3. 松开止血带，停止采血，转换为生理盐水静脉滴注。

四、取三氧操作

1. 轻按下三氧浓度 10～50 μg/mL 按钮（显示灯亮），等候显示屏上显示三氧浓度。

2. 轻转微调旋钮，使三氧浓度在显示屏上达到要求浓度范围。

3. 准备专用50 mL 注射器（不带针头），抽动注射活塞，然后归位到刻度零位。

4. 打开三氧取气窗盖，注射器头小心垂直插入三氧取气口，双手渐用力垂直下压注射器即开启三氧取气口阀门，使三氧混合气体自动缓缓顶起注射活塞至50 mL 刻度。

5. 双手小心缓慢垂直上提注射器脱离三氧取气口，即刻倒转注射器，使注射器口向上，同时关闭三氧取气窗盖，按下三氧生成关闭按钮（红色）。

五、血液三氧混合操作

1. 将反应袋注气口滤膜接口与三氧注射器相连，打开三氧灌注管球阀，使反应袋中注气管淹没于血中。

2. 缓慢（1～3 min）注射完50 mL 三氧氧气混合气体至反应袋中，可见众多微气泡形成，边注气边轻晃动血液，注射完毕后关闭三氧灌注管球阀。

六、血液回输

1. 反应袋高吊挂于输液架上，停止生理盐水滴注，转换至让血液回输入患者体内。

2. 反应袋中无血液后换上生理盐水冲管，再拔除穿刺针；嘱患者压迫止血休息10 min，输血（液）器弃于污染垃圾桶中（黄色）。

3. 结束所有治疗后，关闭氧气阀门，按下制三氧按钮，使氧气压力表接近回零（不要到零，否则下次取气时仪器会闪灯报警）。

注意：从三氧发生仪器取的三氧混合气体并非无菌的，注入血液或体内前必须经过微孔滤膜除菌！

附件3　医用三氧直肠灌注疗法标准操作程序

1. 准备直肠三氧治疗包（三氧储气袋、充气球、直肠插管）、石蜡油纱布、取气接头。

2. 按下10~50 µg/mL三氧浓度按钮，微调节三氧浓度至医嘱治疗浓度（20~35 µg/mL）。

3. 三氧储气袋连接充气球，并和取气接头（专用固定抽屉中存放）连接；打开输气管开关。

4. 打开仪器取气窗盖，取气接头合口对准取气嘴，双手对称把握取气接头，垂直均匀逐渐施力下压，使三氧储气袋充气约500 mL（1/4袋，不要使储气袋灌满，全袋容量为2 000 mL），双手停止施力，垂直上移取气接头脱离取气嘴，并使口朝上水平高于储气袋，关闭输气管开关；关闭取气窗盖，按下三氧生成关闭按钮（红色）。

5. 从直肠插管一端取下活动套管，并反转套管，使充气球与直肠插管连接。

6. 单手或双手挤压充气球，排除所有空气后松手。

7. 嘱患者侧卧，暴露肛门，精神放松，张口呼吸；石蜡油纱布涂抹直肠插管，由下向上缓慢插入肛门内，进入5~7 cm。

8. 单手或双手缓缓挤压充气球后松手，连续2次（每次挤压充气球可注气150 mL）；注气时应缓慢，不应少于1 min。

9. 从患者肛门内拔出直肠插管，嘱患者夹紧肛门，10 min内尽量不排大便或排气。

10. 松脱直肠插管并弃置污物桶中，换手套移出取气接头并放回固定存放处。

11. 三氧储气袋取气管与仪器上回收管连接，打开储气袋开关，启动仪器回收按钮，使储气袋中三氧全部回收，关闭回收开关，废弃三氧储气袋。

12. 结束所有治疗后，关闭氧气阀门，按下制三氧按钮，使氧气压力表接近回零（不要到零，否则下次取气时仪器会闪灯报警）。

注：

1. 直肠充气疗法三氧量一般应是基本自血疗法三氧用量的3倍，即基本自血疗法三氧用量为2 000 µg（40 µg/mL × 50 mL），直肠充气疗法三氧量应是6 000 µg（20 µg/mL × 300 mL）。

2. 三氧用量必须精确，用量太少达不到治疗目的，太多则会对人体有损害。

3. MAH三氧用量应该由低剂量浓度起始（20 µg/mL）逐渐到合理高剂量浓度（50 µg/mL）。

4. 注射三氧混合气体到血液或是到直肠，均应缓慢，达到规定时限。

5. 以上程序是用德国哈斯乐三氧发生器（OZONOSAN Alpha Plus 1107）进行常压三氧治疗，其他三氧发生器操作按相应说明书要求操作。

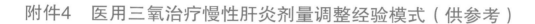
附件4 医用三氧治疗慢性肝炎剂量调整经验模式（供参考）

一、三氧基本自血疗法（MAH）疗法

第1个月：三氧浓度20～35 μg/mL × 100 mL 气体 × 100 mL 血液。

第1周：三氧浓度20 μg/mL，3次（隔日1次）。

第2周：三氧浓度25 μg/mL，3次（隔日1次）。

第3周：三氧浓度30 μg/mL，3次（隔日1次）。

第4周：三氧浓度35 μg/mL，3次（隔日1次）。

第2个月：医用三氧浓度40 μg/mL × 100 mL 气体 × 100 mL 血液。

第3个月：医用三氧浓度20 μg/mL × 100 mL 气体 × 100 mL 血液。

二、三氧直肠灌注法

治疗前患者如有便意应排粪。医用三氧300 mL 直肠缓慢注入，保留10 min 不排气。

第1个月：三氧浓度15 μg /mL × 300 mL。

第2个月：三氧浓度20 μg /mL × 300 mL。

第3个月：三氧浓度20 μg /mL × 300 mL。

附件5 医用三氧治疗肝炎知情同意书

医用三氧在国外尤其在欧洲临床应用已有近50年历史，主要应用于创伤及皮肤溃疡的愈合、脑中风、溃疡性结肠炎、风湿性疾病、关节疾病及抗自由基防衰老治疗，该治疗方法具有安全、无副作用特点。近年，医用三氧在感染性疾病的临床应用和研究引起了广泛关注。研究显示，特定浓度三氧可诱导机体细胞产生白细胞介素、干扰素等细胞因子，达到激活和调节免疫系统、抑制病毒生长复制作用；三氧改善微循环、抗氧化和抗自由基作用也能够促进肝炎恢复。三氧浓度剂量控制是病毒性肝炎治疗成功的关键。当前三氧治疗用量范围是安全、有效剂量。

一、三氧治疗适应证

1. 急（慢）性肝炎

2. 单纯疱疹和带状疱疹

3. 皮肤溃疡（创伤、糖尿病皮肤溃疡、靶向药物手足皮肤反应）

4. 脑中风

5. 溃疡性结肠炎

6. 风湿性关节炎

二、三氧自血疗法禁忌证

1. 出血性疾病

2. G-6-PD 缺陷

3. 未控制的甲状腺功能亢进

4. 急性感染发热

5. 极度衰弱、恶病质

三、三氧治疗方法

1. 基本自血疗法（MAH）：用静脉穿刺针在外周静脉中采取 50~100 mL 全血，流入特制密闭的一次性采血瓶（袋）中（瓶中加有枸橼酸钠抗凝剂），用一次性注射器从三氧发生器上取 50 mL 一定浓度三氧和医用纯氧混合气体，通过滤膜注入三氧反应袋中与全血充分混合后，将自体全血回输入人体内。整个过程约需 15 min，除静脉穿刺疼痛及偶有恶心、晕针等不良反应外，一般无明显不适反应。

2. 三氧直肠灌注疗法（RI）：新取 10~20 μg/mL 三氧纯氧混合气体约 300 mL，通过细软导管和计量球将三氧纯氧混合气体通过肛门缓慢释放到直肠中，治疗后 10 min 内不应排大便。细软导管插经肛门、三氧灌注速度过快可能会导致患者有轻微不适感。

以上两种治疗方法一般同时进行，每周 3 次，一般 3 个月为 1 个疗程。

患方陈述：本人已认真阅读了以上内容。医生以通俗的语言详细解释了以上治疗的风险和可能出现的不良反应。本人已了解三氧治疗的目的、过程以及本同意书全部内容的含义，经过慎重考虑，本人自愿接受三氧治疗，并与本医院共同承担治疗过程中出现的风险。

患方郑重授权：医护人员在为我实施三氧治疗过程中，如出现本同意书未预先告之的治疗前无法预料的特殊情况，为抢救我的生命或为了我的根本利益，可以根据具体情况和抢救治疗原则，实施相应的医疗措施。

医生签名：　　　　　　　　　　　患者签名：

或患者代理人签名：　　　　　　　与患者的关系：

日　　期：　　　　　　　　　　　日　　期：

（郭亚兵　南方医科大学南方医院感染内科肝脏

肿瘤中心／广东省肝脏病研究所　广州）

第六章

三氧治疗缺血性脑血管病

一、概述

脑卒中是世界上第一大致死原因和主要的致残原因，给患者家庭及社会带来沉重的负担，对患者和家庭的生活质量都造成很大影响。当前脑血管疾病研究领域的重点之一就是寻找在脑梗死急性期可以促进早期功能恢复的安全有效的新方法。目前临床与基础研究发现三氧自体血回输对缺血性疾病具有较好的治疗及改善作用，前期基础研究中提示三氧治疗对组织细胞缺血后具有一定的改善作用。首先，三氧可以直接为缺血组织提供充分能量，可以通过重建细胞的氧化还原平衡，减少生物大分子的损伤。其次，研究认为三氧可以提高组织活性、改善缺氧组织的供氧、恢复细胞功能，从而有效地改变缺氧组织的氧代谢。三氧自体血回输（MAH）可维持脑组织在缺血缺氧状态下的 ATP 和能量代谢，减少细胞凋亡。再次，三氧可以恢复抗氧化系统能力，而这是治疗典型慢性炎症性疾病损伤、纠正氧化应激的关键。有研究发现，在脑梗死后，特别是脑缺血再灌注后引起的脑水肿及组织破坏可能是由氧自由基产生的大量产物引起的，三氧可以激活抗氧化酶和清除自由基，从而减轻急性脑梗死后坏死期神经细胞的损伤。

二、疾病基础知识

脑梗死又称缺血性脑卒中，是指脑部由于血液循环发生某种障碍，导致局部脑组织缺血、缺氧性坏死，而出现相应神经功能缺损的一类临床综合征，主要由动脉粥样硬化或血栓造成。

脑梗死的临床分型常使用病因分型，目前主要采用 TOAST 分型，分为大动脉粥样硬化型、心源性栓塞型、小动脉闭塞型、其他病因型和不明原因型。依据局部脑组织发生缺血坏死的机制，可将脑梗死分为 3 种主要病理生理学类型：脑血栓形成、脑栓塞和血流动力学机制所致的脑梗死。

三、脑缺血性病变的病理分期

主要分为 5 期，而脑栓塞由于发病比较急，侧支循环代偿没有脑血栓形成好，临床发病更快，局部缺血更重。

1. 超早期（1~6 h）

病变脑组织变化不明显，可见部分血管内皮细胞、神经细胞及星形胶质细胞肿胀，线粒体肿胀空化。

2. 急性期（6~24 h）

缺血区脑组织苍白伴轻度肿胀，神经细胞、胶质细胞及内皮细胞呈明显缺血改变。

3. 坏死性（24~48 h）

大量神经细胞脱失，胶质细胞变坏，中性粒细胞、淋巴细胞及巨噬细胞浸润，脑组织明显水肿。

4. 软化期（3 日~3 周）

病变脑组织液化变软。

5. 恢复期（3 周后）

液化坏死脑组织被格子细胞清除，脑组织萎缩，小病灶形成胶质瘢痕。大病灶形成中风囊。此期持续数月至 2 年。

四、临床表现

动脉粥样硬化性脑梗死多见于中老年人，动脉炎性脑梗死以中青年常多见。多在安静或睡眠中发病，部分病例有 TIA 前驱症状，如肢体麻木、无力等，局灶性体征多在发病后 10 余小时或 1~2 日达到高峰，临床表现取决于梗死灶的大小和部位。患者一般意识清楚，当发生基底动脉血栓或大面积脑梗死时，可出现意识障碍，甚至危及生命。不同部位的血管梗死会造成相应的血管闭塞综合征。

五、适应证及禁忌证

（一）适应证

（1）年龄在 30～80 岁之间。

（2）CT 或磁共振检查排除脑出血、TIA 以及由脑肿瘤、脑外伤、脑寄生虫病、代谢障碍等引起的卒中患者，证实为急性缺血性脑梗死者。

（3）入院后予 NIHSS 评分，分数在 4～20 分之间。

（4）发病时间大于 6 h、小于 72 h 且不能进行静脉溶栓及动脉取栓的患者。

（二）禁忌证

（1）严重卒中患者，例如多脑叶梗死（CT 低密度影大于 1/3 大脑半球）。

（2）已进行溶栓治疗的患者。

（3）休克、生命体征不平稳、严重心肺并发症及肝肾功能不全患者或预期寿命不超过 1 个月的。

（4）凝血机能障碍或血小板量及功能异常的患者，地中海贫血、镰状细胞性贫血患者，葡萄糖 –6– 磷酸脱氢酶缺乏症即蚕豆病患者。

（5）症状未控制的甲状腺功能亢进患者。

（6）高敏体质者。

（7）使用激酶类药物、抗自由基制剂的。

（8）妊娠期或哺乳期妇女。

（9）不适合行 MEP 检查者：既往安装起搏器及有癫痫病史患者。

六、常规治疗方法

脑梗死的治疗不能一概而论，应根据不同的病因、发病机制、临床类型、发病时间来选择针对性强的治疗方案，实施以分型、分期为核心的个体化治疗。在一般内科支持治疗的基础上，可酌情选用改善脑循环、脑保护、抗脑水肿降颅压等措施。

（一）内科综合支持治疗

（1）呼吸与吸氧。

（2）心脏检测与心脏病变处理。

（3）体温控制。

（4）血压控制：在一般治疗的基础上，应特别注意血压的调控。发病24 h内，收缩压 >200 mmHg 或舒张压 >110 mmHg，应缓慢降血压并密切观察血压变化，尤应防止血压降得过低，不应超过原有血压水平的5%。

（5）血糖控制：当血糖超过10 mmol/L 时，应予以胰岛素治疗，控制在7.8～10 mmol/L。注意避免低血糖。

（二）特异性治疗

（1）改善脑血液循环。

①静脉溶栓：对缺血性脑卒中发病3 h内和3～4.5 h的患者，应根据适应证和禁忌证严格筛选，尽快静脉给予 rt-PA 溶栓治疗。使用方法：0.9 mg/kg（最大剂量为90 mg）rt-PA 静脉滴注，其中10% 在最初1 min 内静脉推注，其余持续滴注1 h，用药期间及用药24 h 内应严密监护患者。

如没有条件使用 rt-PA，且发病在6 h 内，可严格选择患者考虑静脉给予尿激酶。使用方法：尿激酶100万～150万 IU 溶于生理盐水100～200 mL，持续静脉滴注30 min。用药期间应严密监护患者。

溶栓患者的抗血小板或特殊情况下溶栓后还需抗凝治疗者，应推迟到溶栓24 h 后开始。

②血管内介入治疗：包括血管内机械取栓、动脉溶栓、血管成形术。

③抗血小板：常用抗血小板聚集剂包括阿司匹林和氯吡格雷。对于不符合溶栓适应证且无禁忌证的缺血性脑卒中患者，应在发病后尽早给予口服阿司匹林150～300 mg/d。急性期后可改为预防剂量（50～150 mg/d）。溶栓治疗者，阿司匹林等抗血小板药物应在溶栓24 h 后开始使用。对不能耐受阿司匹林者，可考虑选用氯吡格雷等抗血小板治疗。联合氯吡格雷和阿司匹林并维持90 d，可降低缺血性卒中复发风险，但增加出血风险。

④抗凝：对大多数急性缺血性脑卒中患者，不推荐无选择地早期进行抗凝治疗。特殊情况下溶栓后还需抗凝治疗的患者，应在24 h 后使用抗凝剂。对于合并高凝状态有形成深静脉血栓和肺栓塞的高凝患者，可使用预防性抗凝治疗。

⑤降纤：对不适合溶栓并经过严格筛选的脑梗死患者，特别是高纤维蛋白血症者，可选用降纤治疗。

⑥扩容：对一般缺血性脑卒中患者，不推荐扩容。对于低血压或脑血流低灌注所致的急性脑梗死如分水岭梗死，可考虑扩容治疗，但应注意可能加重脑水肿、心功能衰竭等并发症。

⑦扩张血管：对一般缺血性脑卒中患者，不推荐扩张血管治疗。

⑧其他改善脑血循环的药物：丁基苯酞、人尿激肽原酶。

（2）他汀类药物。

（3）神经保护治疗：依达拉奉、胞磷胆碱。

（4）其他疗法：高压氧和亚低温的疗效和安全性还需要展开高质量的随机对照试验要求。

（5）传统医药：中成药、针刺。

（三）急性期并发症与其他情况的预防和处理

1. 脑水肿与颅内压增高

大面积脑梗死：如血压达到200/110 mmHg以上，则应在使用脱水治疗的同时予以降压治疗。如无证据显示脑水肿或颅内压增高，无须脱水治疗；当有明确脑水肿证据时，可采用如下方案：一般用20% 甘露醇125～250 mL 每日2～4次静点，持续5 d 左右，可与呋塞米交替使用；甘油果糖250～500 mL 缓慢静点，每8～12 h一次。

2. 梗死后出血转化

症状性出血转化停用抗栓（抗血小板、抗凝）治疗等致出血药物，如需抗栓治疗，病情稳定后10 d 至数周开始治疗，应权衡利弊。对于再发血栓风险相对较低或全身情况较差者，可用抗血小板药物代替华法林。

3. 其他并发症

癫痫、肺炎、排尿障碍与尿路感染、深静脉血栓形成和肺栓塞、压疮、营养不良、卒中后情感障碍等，予以对症处理。

（四）早期康复

卒中发病1年内有条件时持续进行康复治疗，并适当增加每次康复治疗的时间和强度。

七、三氧治疗方法

三氧自体血回输治疗采用高压三氧发生装置及其专用输血袋，具体操作步骤如下：采患者肘中静脉血 100 mL 注入内有 2.5% 枸橼酸钠 10 mL 的密闭无菌的系统，用高压方法加入治疗浓度（47 μg/mL）的三氧 100 mL，充分混合约 5 min 后，快速（<30 min）重新静脉输入患者体内。整个治疗过程在专用三氧治疗室内由经培训过的护士进行完成。

八、疗效评价（含病例展示及评论）

三氧自体血回输（MAH）即三氧基本自血疗法，作为一种非常规治疗应用于缺血性疾病许多年，特别是下肢缺血性疾病，同时 MAH 在临床上应用于脑血管疾病已很多年，也取得了较好的临床疗效。

（一）三氧治疗组织细胞缺血的基础研究

氧化和氧饱和作用是三氧生物学效应的基础，直接为缺血组织提供充分能量。氧的氧化和氧饱和双重作用对机体有重要意义：首先，氧和葡萄糖发生氧化反应提供机体必需的能量；其次，通过氧饱和作用生成的氧复合物是组成机体的重要成分。

三氧对局部脑组织和细胞有直接保护作用：三氧治疗可提高血氧饱和度，改善血液循环，激活红细胞代谢，纠正脑梗死局部缺血；三氧提高红细胞代谢，增加红细胞内 ATP 和 2，3 二磷酸甘油酸（2，3-DPG）含量，使氧离曲线右移，增加组织供氧，有利于维持红细胞膜的完整性。据研究，外周抗凝全血经三氧处理后血液黏稠度降低，颜色变红，这一变化有利于改善微循环，而三氧治疗显著改善心脏在缺血再灌注损伤过程中相关的生物化学和组织学改变。因而，很多研究认为三氧可以通过提高组织活性改善缺氧组织的供氧，恢复细胞功能，有效改变使缺氧组织的氧代谢。

三氧能改变血液中血小板的聚合方式，改变脑梗死患者凝血状态。改变血栓的发展，使血栓解体，降低全血黏度，达到降脂及增加血管弹性的目的。三氧和过氧化氢同时也可加速三羧酸循环，增加基础代谢，促进脂肪分解代谢，达到降脂及增加血管弹性的目的。

三氧可以通过改善血液的成分以及在血管中的流动方式，增加红细胞的弹性，并通过提高血液通过毛细血管的能力，增加组织供氧。

三氧可给缺血缺氧脑组织提供 ATP。对大多数进行磷酸戊糖通路代谢旺盛的细胞来说，PPW 途径主要提供单氧酶体系的供氢体（NADPH）形式的还原能，NADPH 是谷胱甘肽还原酶的辅酶，对维持红细胞的膜完整性具有重要意义，三氧处理后也增加了红细胞内 ATP 含量，从而促进红细胞代谢。三氧自体血回输治疗可维持脑组织在缺血缺氧状态下的 ATP 和能量代谢，减少细胞凋亡。

三氧激活抗氧化酶和清除自由基。有研究发现，在脑梗死后特别是脑缺血再灌注后引起的脑水肿及组织破坏可能是由氧自由基产生的大量产物引起的。三氧可以通过增加一氧化氮合酶的表达，促进一氧化氮释放，进而达到抗缺血及抗再灌注损伤的保护作用，并改善血液循环和细胞内氧的新陈代谢的作用。研究中发现，经三氧预处理的骨骼肌，可降低缺血再灌注中丙二醛及蛋白质碳基含量，促进超氧化物歧化酶和谷胱甘肽过氧化物酶的活性。三氧恢复抗氧化系统能力是治疗典型慢性炎症性疾病损伤、纠正氧化应激的关键。

（二）MAH 在临床应用的研究

三氧自体血回输可以明显改善急性脑梗死患者的运动功能，是促进脑梗死患者早期功能恢复的有效方法。研究显示三氧自体血回输可调节 SOD、NO 及 MDA 等水平抗自由基损伤用，提示三氧自体血回输可通过对线粒体的保护作用抑制凋亡发生。

Clavo 使用多普勒研究发现，经过三氧治疗可改善缺血的临床经验，其进一步研究发现三氧治疗对于改善脑血流具有疗效，支持三氧治疗应用于缺血性及代谢性疾病。

另有研究发现，三氧可增加红细胞内 ATP，保护缺血半暗带神经元凋亡，减少水肿，三氧进入人体后可以与血红蛋白迅速结合，改善脑组织的供氧，促进缺血部位血液循环，提高脑组织细胞活性，促进神经功能恢复。三氧自体血回输治疗急性脑梗死患者，使用磁共振弥散张量成像检测提示，三氧治疗在一定程度上可通过减轻脑梗死的远隔锥体束损害而改善脑梗死患者的预后。

（三）病例展示

皮质脊髓束的 DTI 图像比较：从彩色 FA 图上可观察到，发病早期两组患者病灶侧内囊部（梗死灶直接损伤处）信号减弱、病灶侧下方大脑脚信号稍减弱，即相当于锥体束行程的区域出现信号减弱，随着病程的进展，信号减弱较治疗前明显，但三氧治疗组图像信号减弱程度较对照组轻。DTI图显示，三氧治疗组病灶侧皮质脊髓束无明显变化者13例，表现为稀疏、略变少者17例；对照组病灶侧皮质脊髓束无明显变化者10例，表现为稀疏、略变少者20例；对照组病灶侧皮质脊髓束变稀疏的程度与三氧治疗组比较更明显。

三氧自体血回输治疗急性脑梗死的磁共振弥散张量成像变化如图6-1所示。

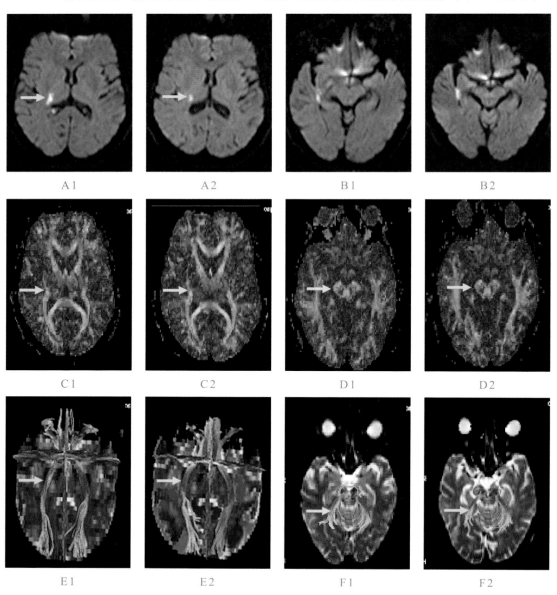

图6-1　三氧自血回输组，患者治疗前后磁共振影像变化（患者，女性，77岁，右侧基底节急性脑梗死）

图6-1中，1，2分别为三氧自血回输组治疗前和治疗9 d后，其中：

图A、B分别为梗死灶及相应大脑脚处治疗前、治疗后的DWI成像。治疗后较治疗前梗死灶处（如箭头所示）信号强度低，相应大脑脚位置无明显异常信号及变化。

图C、D分别为梗死灶及相应大脑脚处治疗前、治疗后的FA图。治疗前患者梗死灶处及相应大脑脚处（如箭头所示）信号与其相对应侧相比减弱。治疗后，治疗后梗死灶处及梗死灶侧大脑脚处信号较治疗前有继续降低趋势。

图E、F分别为梗死灶及相应大脑脚处治疗前、治疗后的重建纤维束3D图。从图中可以观察到，治疗后患者梗死灶侧及相应大脑脚处皮质脊髓束有受损且加重趋势（如箭头所示，黄色、绿色分别为梗死灶侧、正常对侧上下走行纤维束，红色、蓝色分别为梗死灶侧、正常侧水平走行纤维束）。

九、展望

在临床应用方面，许多研究认为三氧自体血回输可以减轻慢性氧化应激，延缓严重并发症，提高糖尿病患者的生活质量、改善脑血流，这些研究结果支持三氧治疗应用于缺血性及代谢性疾病；也有研究认为三氧进入人体后迅速与血红蛋白结合，使O_2变成O_3，提高了血氧饱和度，激活红细胞代谢，使脑组织的供氧状况得到改善，进而改善脑部血液循环，提高脑组织细胞活性，即改善缺血半暗带区的缺氧状态，促进侧支循环的生成，使神经细胞功能恢复。

因此，三氧自体血回输治疗应用于脑梗死急性期，可有效促进患者的神经功能恢复。

参考文献

[1] 郭亚兵. 医用臭氧在内科临床中的应用 [J]. 中华实验和临床感染病杂志（电子版），2008 (01): 105-109.

[2] Almeida O P, Marsh K, Alfonso H, et al. B-vitamins reduce the long-term risk of depression after stroke: The VITATOPS-DEP trial [J]. Annals of neurology, 2010, 68 (4): 503-510.

[3] Donnan G A, Fisher M, Macleod M, et al. Stroke [J]. Lancet (London, England), 2008, 371 (9624): 1612-1623.

[4] Mallok A, Vaillant J D, Soto M T, et al. Ozone protective effects against PTZ-induced generalized seizures are mediated by reestablishment of cellular redox balance and A1 adenosine receptors [J]. Neurological research, 2015, 37(3): 204-210.

[5] A Hoffmann, R Viebahn. The influence of ozone on 2,3 diphosphoglycerate synthesis in red blood cell concentrates [J]. Imperial College London, 2001, edn.

[6] Valacchi G, Bocci V. Studies on the biological effects of ozone: 10. Release of factors from ozonated human platelets [J]. Mediators of inflammation, 1999, 8(4/5): 205-209.

[7] A H Jr, R J Adams, T Brott, et al. Guidelines for the early management of patients with ischemic stroke: A scientific statement from the Stroke Council of the American Stroke Association [J]. Stroke, 2003, 34(4): 1056-1083.

[8] Granger D N, Rutili G, McCord J M. Superoxide radicals in feline intestinal ischemia [J]. Gastroenterology, 1981, 81(1): 22-29.

[9] G Besson, J Bogousslavsky. Current and future options for the prevention and treatment of Stroke [J]. CNS Drugs, 1995: 11.

[10] Zanardi I, Borrelli E, Valacchi G, et al. Ozone: A Multifaceted Molecule with Unexpected Therapeutic Activity [J]. Current medicinal chemistry, 2016, 23(4): 304-314.

[11] Bocci V, Borrelli E, Zanardi I, et al. The usefulness of ozone treatment in spinal pain [J]. Drug design, development and therapy, 2015, 9: 2677-2685.

[12] Di Filippo C, Trotta M C, Maisto R, et al. Daily Oxygen/O(3) Treatment Reduces Muscular Fatigue and Improves Cardiac Performance in Rats Subjected to Prolonged High Intensity Physical Exercise [J]. Oxidative medicine and cellular longevity, 2015: 190640.

[13] Chen H, Xing B, Liu X, et al. Ozone oxidative preconditioning protects the rat kidney from reperfusion injury: the role of nitric oxide [J]. The Journal of surgical research, 2008, 149(2): 287-295.

[14] Calunga J L, Trujillo Y, Menendez S, et al. Ozone oxidative post-conditioning in acute renal failure [J]. The Journal of pharmacy and pharmacology, 2009, 61(2): 221-227.

[15] Ozkan H, Ekinci S, Uysal B, et al. Evaluation and comparison of the effect of hypothermia and ozone on ischemia-reperfusion injury of skeletal muscle in rats [J]. The Journal of surgical research, 2015, 196(2): 313-319.

[16] Shiratori R, Kaneko Y, Kobayashi Y, et al. Can ozone administration activate the tissue metabolism?—A study on brain metabolism during hypoxic hypoxia [J]. Masui, 1993, 42(1): 2-6.

（武肖娜、彭凯润　南部战区总医院神经内科　广州）

第七章

三氧治疗糖尿病足

一、概述

糖尿病足是糖尿病最严重的慢性并发症之一，重者可导致截肢。世界卫生组织将糖尿病足定义为：糖尿病因合并各种不同程度的末梢血管病变和神经病变，导致下肢感染、溃疡和（或）深部组织破坏等。12%～25%的糖尿病患者会发生糖尿病足，而截肢者占非外伤性截肢的50%，严重威胁糖尿病患者的健康。我国有将近1亿的糖尿病患者，是全世界发病人数最多的国家，糖尿病患者下肢截肢的相对风险是非糖尿病患者的40倍。因此，对于糖尿病足的预防和治疗不容忽视。目前比较公认的糖尿病足病变因素主要是下肢中小血管及微循环障碍、周围神经病变并发感染，临床上以肢体麻木、感觉减退、肢体发凉、疼痛、溃疡及坏疽为特征。

二、疾病基础知识

本病的直接病因：一为糖尿病性下肢血管硬化闭塞，肢端缺血而发生溃疡和坏疽；二为糖尿病时周围神经出现节段性脱髓鞘，神经细胞及轴突变性，微循环障碍，组织缺血缺氧，神经内膜损伤，感觉和运动神经功能减退，足部畸形，软组织受压使局部组织营养不良，发生压迫性坏死。本病的诱因有穿鞋过小过紧、足趾挤压伤、洗脚水过热致烫伤、修脚剪甲等外伤、足癣及胼胝等。本病可表现为干性坏疽、湿性坏疽和混合性坏疽，而以湿性坏疽占绝大多数。

12%～25%的糖尿病患者并发足部溃疡。糖尿病足可迅速发展，如处理不当

（尤其合并感染时）可致病情加重，严重者致残甚至死亡。引起非糖尿病足感染的原因有感觉和自主神经病变、微血管和大血管病变及免疫因素等，对局部组织坏死起重要作用，尤其外伤时更易发生，各层皮肤、组织、关节及骨骼均可受累，严重者导致坏疽，最终截肢。

三、疾病临床表现

本病初期，患者多有皮肤瘙痒、肢端发凉、感觉迟钝、浮肿，继而出现双足袜套式的持续麻木。多数可出现痛觉减退或消失，少数出现患处针刺样、刀割样、烧灼样疼痛，夜间或遇热时加重。鸭步行走或倚杖而行。有些老年患者伴有严重肢体缺血史，如间歇性跛行、静息痛等。患者下肢及足部皮肤干燥、光薄、浮肿，毳毛脱落。下肢及足部变小。皮肤可见大小不等的散在性水疱、瘀点、瘀斑、色素沉着，肢端发凉。抬高下肢时双足发白，下垂时则呈紫红色。趾甲变形、增厚、易脆、脱落等。肌肉萎缩、肌张力差。常见足畸形、跖骨头下陷、跖趾弯曲，呈弓形足、槌状趾。足趾过伸如爪状。足背动脉闭塞时，双足皮色青紫，搏动极微弱或消失，有于血管狭窄处可听到血管杂音。肢端感觉迟钝或消失，音叉震动感消失，跟腱反射极弱或消失。足部慢性溃疡时，足跖部、跖骨头处形成圆形的穿通性溃疡。有的出现韧带撕裂，小骨折，骨质破坏。干性坏疽时，全足或足趾干枯、变小。皮肤光亮、变薄，呈淡红紫色。趾间边区可见为数不等的黑点、黑斑。湿性坏疽时足部发红、肿胀，皮肤破溃，形成大小、形态、深度不等的溃疡或脓肿，皮肤、血管、神经、骨组织坏死。

Wagner 糖尿病足分级法将糖尿病足分为 0～5 级。

0 级：指存在有发生溃疡的危险因素，包括：①有周围神经病变、自主神经病变者；②周围血管病变者；③以往有脚溃疡病史者；④脚畸形，如鹰爪足、Charcot 足者；⑤合并有胼胝或"鸡眼"者；⑥失明或视力严重减退者；⑦合并肾脏病变特别是慢性肾功能衰竭者；⑧老年人或不能观察自己脚者，尤其是独居生活者；⑨感觉缺失者；⑩糖尿病知识缺乏者。

1 级：脚部皮肤表面溃疡，但无感染表现。溃疡好发于脚的突出部位，如脚跟部、脚或脚底部，溃疡多被胼胝包围。

2 级：表现为较深的穿透性溃疡，常合并有软组织感染，但无骨髓炎或深部脓肿。

3级：深部溃疡常影响到骨组织，并有深部脓肿或骨髓炎。

4级：表现为缺血性溃疡并坏疽，经常合并神经病变而无严重疼痛，坏死组织的表面可有感染。

5级：坏疽影响到整个足部，病变广泛而严重，部分发展迅速。

四、适应证及禁忌证

（一）适应证

Wagner糖尿病足分级法中0到5级患者均可采用三氧大自血疗法和（或）三氧直肠灌注法。1到5级患者加用三氧包裹疗法。3到4级患者中，对于浅表感染或干性坏疽，暂时无截肢或生命威胁的情况下，应先行三氧治疗，以保证在后期清创中尽可能多地保留存活潜力组织。感染坏死组织清创后，因皮肤缺损过大，留下开放性创面，需三氧辅助治疗促进肉芽生长及供血。只有当出现威胁患者生命的爆发性感染及静息痛无法控制的情况，或继发于大动脉闭塞广泛坏死已经破坏足部，高位截断术才是必要的指征。

（二）禁忌证

甲亢、出血倾向、G-6-PD（红细胞葡萄糖-6-磷酸脱氢酶）缺乏症和对三氧过敏者。

（三）不良反应

过敏反应、出血倾向、直接吸入对呼吸道的刺激可以诱发或加重哮喘等，但搜索文献，据报道除偶有皮肤瘙痒外未见明显其他副作用，考虑与输血袋中枸橼酸钠过敏有关。

五、常规治疗方法

糖尿病足的治疗分为全身治疗和局部治疗两个方面。全身治疗包括：①控制病因，如降血压、降血脂和戒烟，如果病因不除，病变继续发展，治疗效果就不佳；②使用胰岛素控制血糖；③应用抗生素控制感染；④改善循环功能，改善神经功能；⑤截肢（截趾），当坏疽的病变已经发生，截肢仍然不失为一种明智的选择。

局部治疗主要是针对湿性坏疽进行的创面处理。此外，糖尿病足的预防和护理十分重要。患者的生活方式、足部护理的水平是影响长期疗效的重要因素。对患者进行持续的相关知识普及教育是预防糖尿病足症状复发的重要环节。

此外，应当定期检测患者血糖、血压、血脂的水平是否达标。定期检查的目的在于及时发现高危的疾病复发体征，尽早处理。检查内容包括周围神经病变、血流动力学与组织灌注水平的评价，同时观察有无新发的溃疡。

将三氧治疗与传统的糖尿病足治疗技术相结合，可有效减轻糖尿病足患者的痛苦，缩短治疗周期，是糖尿病足治疗方法的一大突破。三氧自血疗法能促进糖尿病足患者皮肤创面的愈合，缓解疼痛，提高患者生活质量。在缓解疼痛、瘙痒、下肢肿胀方面，三氧大自血治疗效果肯定。

目前，治疗糖尿病足的主要手段为药物和外科手术。尽管血管外科在诊疗手段已经获得巨大的进展，但因费用高昂，在临床中仍有大批的患者无法得到长期有效的治疗。在糖尿病足的治疗中强调多学科参与，以患者为中心，通过降血糖、抗生素治疗、清创、血管重建及三氧治疗等方法来挽救患者肢体。

六、三氧治疗方法

（一）三氧治疗原理

糖尿病足患者可以同时采用三氧治疗方法对糖尿病足进行治疗。一方面，可以通过三氧提高血氧饱和度，改善血液循环，激活细胞代谢，提高人体的组织活性，从而改善组织的供氧状况；医用三氧能改变血液的结构以及动脉、静脉中的流动方式；增加红细胞的弹性，提高血液通过毛细血管的能力，加速氧代谢；活化红细胞，提高三磷酸腺苷（ATP）、二磷酸甘油（DGP）水平，增强血液的携氧量，促进血红蛋白的分裂，降低氧与血红蛋白亲和力，提高氧从血液向细胞的扩散；促进血液流动，从而对糖尿病患者的微血管病以及后果产生积极的影响。另一方面，可降低血小板的诱导聚集（凝血酶、胶原蛋白），使血栓解体；氧化黏附在血管壁上的色斑等脂肪物质，增加血管弹性；促进三羧酸循环，促进对糖的利用，增加能量释放，刺激基本代谢，激活人体正常代谢。

治疗糖尿病足的原则是控制血糖、抗感染、局部清创换药、改善循环、营养神经、支持治疗。结合三氧治疗方法可以最大限度地保全患者肢体。

糖尿病足三氧治疗理论基础：三氧具有强大的杀菌作用，早在 1915 年 Wolf 等用三氧局部治疗严重伤口感染，其机理为三氧易与细菌细胞膜中的不饱和脂肪酸结合，氧化细胞内的酶蛋白或 RNA、DNA，改变细胞通透性，使其失活，导致细菌溶解和死亡。糖尿病足难以愈合的重要原因是患者的机体抵抗力降低，局部伤口感染，单纯应用抗生素治疗感染效果并不理想。三氧局部应用具有强杀菌能力，可以清洁创口；全身应用可以降低患者的血糖浓度，提高机体免疫能力，减少局部感染发生的概率。三氧还可以促进病变局部网状内皮的增生，加速局部创口的愈合。

糖尿病性坏疽最主要的原因是患者的胰岛素相对或是绝对分泌不足，导致患者的高血糖和组织利用糖不足的假性低血糖。国外研究证实，三氧具有和胰岛素同样的作用，可以加速体内糖代谢，促进糖转化，降低患者的血糖浓度。三氧是强氧化剂，能活化红细胞，促进红细胞对氧气的释放，增加血液携氧量及组织供氧量；增强红细胞变形能力，改善血液流变性；三氧易溶于水，可增加血中溶解氧的含量，提高氧分压，有利于改善机体组织缺氧。糖尿病足患者的假性低氧血症，还能造成患者的血管通透性增加，体液外渗，造成患者的局部愈合不良或是易感染状态。基础研究证实，三氧具有调节血管通透性、促进创口愈合、减少感染发生率的作用。进入腔体或接触体表的三氧在抗感染的同时，还可向溃疡组织供氧，促进创面愈合。Lanm 等研究发现，三氧能激活免疫活性细胞，使干扰素、白介素、肿瘤坏死因子、粒细胞巨噬细胞集落刺激因子等细胞因子释放增加，增强机体免疫机能。

糖尿病足发生和患者的动脉痉挛和动脉栓塞有着重要的关系，研究证实三氧还可以改变血液中血小板的聚合方式，在有血栓的地方生成过氧化物以改变血栓的发展，这种改变可以促使血栓解体、氧化并除去黏附在血管壁上的色斑等脂肪物质，能增加血管弹性。三氧浓度是决定细胞因子诱导成功的关键，$20 \sim 40\ \mu g/mL$ 是三氧激活免疫的有效浓度范围。三氧对免疫细胞的作用机理尚未明确，可能是治疗浓度的活性氧簇促使血液产生脂质过氧化物和三氧类过氧化物，这些活性过氧化物进入细胞质，激活核因子 NF-κB，使细胞基因转录和翻译，释放细胞因子，起到抗炎、增强机体免疫的作用。另据报道，三氧可诱导并激活机体抗氧化酶系统，产生大量超氧化物歧化酶、过氧化氢酶、谷胱甘肽过氧化物酶和还原酶，清除机体过多的自由基,调节机体抗氧化、抗感染能力。

三氧能减少氧化应激,改善血管内皮功能,阻滞糖尿病患者大、小血管及神经病变进展。此外,三氧还能降低胆固醇,失活炎性因子,具有镇痛作用。Tafil–Klawe 等报道,用三氧包裹疗法治疗慢性皮肤溃疡简单方便、安全、有效,可大大减少截肢率。

(二)三氧治疗方法

三氧治疗糖尿病足可采用全身性治疗(三氧自体血液回输疗法、三氧直肠灌注法)和局部治疗(三氧套袋法、三氧低压杯、三氧水法)。

1. 三氧全身性治疗

(1)三氧大自血疗法:主要用于治疗各种恶性肿瘤、心脑血管和周围血管疾病,细菌、病毒感染以及难愈性创面的辅助治疗。

三氧大自血疗法操作如下:抽取 200 mL 静脉血注入专用的带有抗凝剂的一次性无菌容器里,经医用三氧化(浓度 20 ~ 40 μg/mL)后将血液重新回输到患者静脉中。一般情况下 10 ~ 14 次为 1 个疗程。

(2)三氧直肠灌注:主要用于消化系统疾病如肝炎、溃疡性结肠炎、直肠炎、腹泻、放射性肠炎、缺血性肠系膜综合征的治疗,以及糖尿病足的辅助治疗等。

三氧直肠灌注操作如下:排便后,将 150 ~ 500 mL 医用三氧混合气体通过专门的装置注入直肠。医用三氧浓度是可变的,低浓度(20 μg/mL)医用三氧有加强修复和治愈的功能,高浓度(40 μg/mL)医用三氧可以止血和杀菌。三氧直肠灌注是一种系统性治疗路径,三氧在肠道中迅速与腔内物质反应,黏蛋白和具有抗氧化的分泌产物也会与三氧反应,生成活性氧和脂质类过氧化产物。上述化合物将穿透肌肉黏膜并进入到静脉及淋巴微循环血管中。因为这是无风险的非侵入性技术,通常将三氧直肠吹入疗法用于儿科、老年患者、三氧大自血静脉穿刺困难的患者。该疗法容易被接受,剂量也比较容易控制。

2. 三氧局部治疗

(1)创口清创:抗菌药物治疗对 Wagner 1 级患者并不是必需的。抗菌药物的效果与血管再通治疗成功与否有关。紧急情况下,对严重深部感染,应在感染灶充分地减压引流基础上应用广谱抗菌药物,并在获得感染灶分泌物培养结果后及时调整。

原则上，向溃疡深部及近端清除所有肉眼可见的感染坏死组织及无活性组织，直至暴露健康、渗血的软组织或骨组织。溃疡周围的表皮角质增生也必须清除。如合并骨髓炎、关节感染及坏疽，还应考虑截肢/趾。对于浅表感染或干性坏疽，暂时无截肢或生命威胁的情况下，应先行三氧治疗，以保证在后期清创中尽可能多地保留存活潜力组织。清创应除去所有碎片和坏死组织，使感染的可能性降到最低，首选是频繁用手术刀或手术剪锐性清创（图7-1）。外科清创术的紧急指征是有坏死组织，局部有波动感，排脓或X线检查软组织有气体的捻发音。对感染的引流也非常重要（图7-2）。清创、切开和引流、抗感染（图7-3）是治疗糖尿病

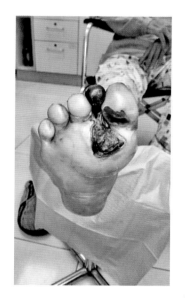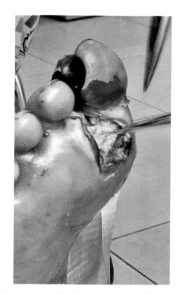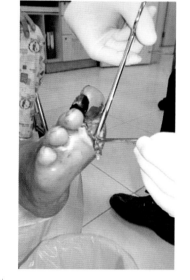

图7-1　用手术刀或手术剪锐性清创

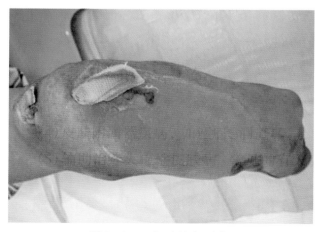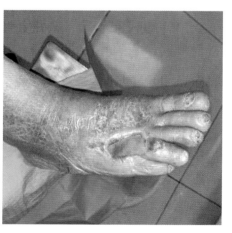

图7-2　三氧油纱条引流　　　　　　　　图7-3　三氧油纱条覆盖抗感染

足的基本方法。积极清创，健康组织应完整保留，术后可能有相对多的组织缺损或骨或肌腱暴露（图7-4）。三氧治疗方法提供特别有效的治疗。

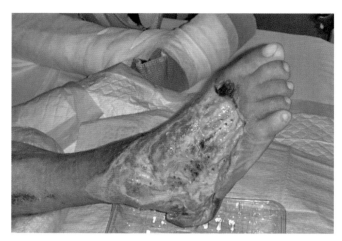

图7-4　清创术后有相对多的组织缺损、骨、肌腱暴露

（2）三氧包裹疗法：主要使用于皮肤、四肢、血管的缺氧、溃烂、坏死等病变，三氧对这些损伤有着非常显著的效果。

三氧包裹疗法主要的操作方法如下。

设置参数：启动三氧发生器，调整浓度在20～40 μg/mL，流速根据浓度对应值表调节。

操作：治疗前创面清创后用三氧生理盐水冲洗，使患处皮肤湿润，患者取舒适体位，充分暴露病变部位。加行局部密闭与三氧包连接，进气端连接三氧气体，排气口连接负压吸引装置、三氧治疗仪，向袋中持续通三氧20～30 min（充入三氧约60%）；关闭三氧发生器，维持三氧浓度20～40 μg/mL，保持20 min后，启动负压吸引装置从充气袋中吸净三氧气体，结束治疗。1次/天，10次为一疗程，根据情况重复2～4个疗程。治疗时间为10～30 min。具体三氧浓度、流速及总量根据病情调整。

行三氧包裹疗法时需注意：①呼吸道吸入三氧对人体呼吸系统有毒性作用，须防止其泄漏到空气中，三氧包裹疗法治疗室应通风良好；②高浓度三氧有消毒、抑制组织生长作用，低浓度三氧（15～40 μg/mL）有改善微循环和刺激组织细胞生长作用，因此，对感染性创伤患者可先用高浓度三氧短时间消毒，再用低浓度维持气浴；③三氧与液体容易起反应，对结痂干燥创面无作用，只有选择渗出或湿创面，或对结痂干燥创面彻底清创后，才能达到促进伤口愈合的疗效。建议联合三氧大自血疗法或三氧直肠灌注疗法等提高疗效。

通过三氧大自血疗法或三氧直肠灌注疗法方式，三氧及产物进入体内扩散和充当化学信使引起的生物反应包括：①增加红细胞内2，3-DPG的水平，改善血液循环和氧气输送到缺血组织；②由于提高氧气输送，可改善整体代谢；③通过上调抗氧化系统和诱导HO-1和HSP-70，纠正慢性氧化应激；④轻度诱导激活免疫系统，增加生长因子的释放；⑤通过激活神经内分泌系统，改善患者精神状态；⑥避免急性或远期损害发生。医用三氧与体液反应产生过氧化氢，过氧化氢可穿透细菌和病毒微的蛋白质膜，破坏膜保护，使细菌和病毒的脂质膜和蛋白质膜融合，导致细胞膜变硬易碎。

过氧化氢可通过它的强氧化作用破坏细菌及病毒的细胞膜，杀灭细菌和病毒。

过氧化氢可穿透细菌和病毒的蛋白质膜，打开细菌和病毒的细胞核，使DNA暴露，破坏其DNA。

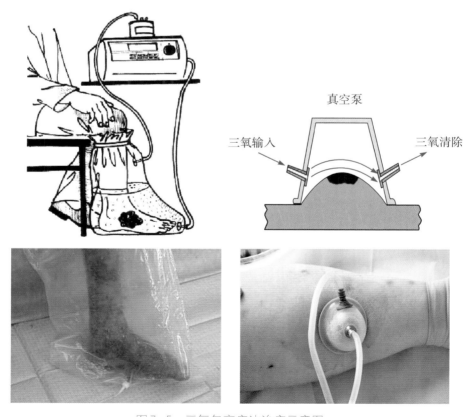

图7-5　三氧包裹疗法治疗示意图

2. 三氧橄榄油／三氧水制作

（1）制备三氧橄榄油。

准备：带有长、短针头瓶盖的 400 mL 玻瓶。

设置参数：启动三氧发生器，调整浓度在 20～40 μg/mL，流速为 1 L/min。

操作：当三氧发生器提示三氧氧气混合气体已生成时，与长针头连接，短针与三氧分解器相连，持续 40 h 通三氧气体进入装有橄榄油的玻瓶内。

三氧油应于避光阴凉处保存，保质期 3 个月。

（2）制备三氧水。

准备：带有长、短针头瓶盖的 400 mL 玻瓶。

设置参数：启动三氧发生器，调整浓度在 20～40 μg/mL，流速为 0.5 L/min。

操作：当三氧发生器提示三氧氧气混合气体已生成时，与长针头连接，通三氧气体进入装有蒸馏水的玻瓶内 10 min，短针与三氧分解器相连。

制备出三氧水后，需用玻璃器皿保存，浓度 20 μg/mL，半衰期 10 h，常温下保存 1 d，冰箱内冷藏保存 5 d。

使用三氧水或三氧油来处理慢性溃疡、污染的暴露外伤伤口、感染的伤口、烧伤、蚊虫叮咬疱疹性的皮肤损伤、真菌感染等，比使用三氧气体更加方便。因为用三氧水或三氧油浸湿的纱布敷布于身体的任何部位很容易，医护人员和患者不存在吸入三氧气体的风险。

七、疗效评价

病例1

基本信息：男性患者，74 岁。既往有糖尿病史 20 余年和高血压史 5 年。

主诉：左足皮肤溃疡 3 月余。

病史：患者于 3 个月前左足踇趾皮肤擦伤，未予治疗，后发现创面扩大，局部疼痛，在当地医院给予局部换药治疗。症状无改善，溃疡面逐渐扩大，局部组织发黑坏死，伴腐臭气味。专科检查：左侧踇趾与第二足趾间一溃疡，主要侵及踇趾内侧组织，大小约 0.3 cm × 0.3 cm，左足内侧 2 个 5 cm × 8 cm 大小的溃疡。有浅红色脓液渗出，可闻及腐臭气味，周围组织明显肿胀，发红；足背及胫后动脉搏动微弱。诊断为：①糖尿病坏疽；②糖尿病 2 型；③高血压 1 级。

治疗经过：入院后予降血糖、降血压、降血脂、抗血小板治疗；清创；三氧大自血2次／每周，三氧包裹、三氧低压杯1次／隔日。共治疗2个月。

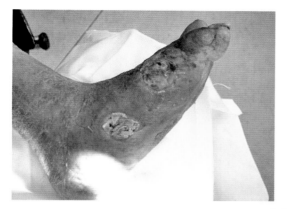 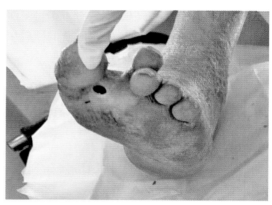

治疗前

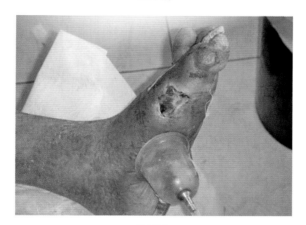

治疗中

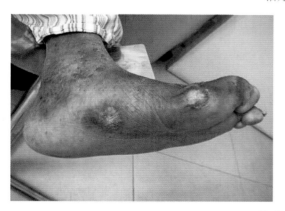 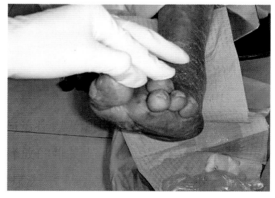

临床愈合

图7-6　三氧低压杯治疗（三氧浓度5～10 μg/mL，每次治疗30 min，频率1次／隔日）

病例2

基本信息：男性患者，84岁。既往有糖尿病史20余年，吸烟史60年。

主诉：右下肢皮肤溃疡2年余。

病史：患者2年前右下肢无明显诱因出现5 cm×5 cm大小的皮肤破损，未予重视，后皮肤破损面积逐渐增大，伴黄色分泌物，于当地医院治疗，效果不佳，破溃面逐渐增大至12 cm×5 cm左右，黄色渗液及分泌物逐渐增多；3个月前出现破溃伤口疼痛，活动时加重，口服止痛药后可缓解，伴右下肢轻微浮肿。入院见：右小腿胫前见12 cm×5 cm左右皮肤破损伴溃烂，破损深及筋膜层，见胫腓骨暴露，表面较多黄色分泌物，伤口周围红肿，疼痛。诊断为：①糖尿病坏疽；②外露性骨髓炎；③糖尿病2型。

治疗经过：入院后予降血糖、降血脂、抗血小板治疗；戒烟；清创；三氧大自血2次/每周，三氧包裹治疗、伤口换药1次/隔日，三氧大自血2次/每周。共治疗4个月。

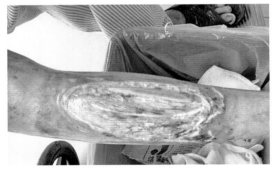

治疗前   治疗中

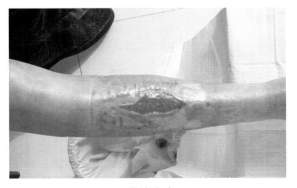

临床愈合

图7-7　三氧包裹疗法（三氧浓度5～10 μg/mL，每次治疗30 min，频率1次/隔日）

病例3

基本信息：男性患者，80岁。既往患2型糖尿病20余年。

主诉：因车祸致左下肢疼痛、右足背皮肤缺损4 h。

病史：患者于4 h前在马路不慎被车撞伤致左下肢疼痛，右足背皮肤大面积缺损。专科检查：左下肢皮肤部分擦伤，踝关节肿胀，疼痛，活动受限，右足背部可见皮肤缺损，面积约15 cm×10 cm，局部污染较重，红肿，伤口渗血，各趾屈伸活动受限。诊断为：①右足部碾压伤；②左外踝骨折；③糖尿病足；④2型糖尿病。

治疗经过：入院后予左下肢手法复位外固定，右足背清创术后抗感染治疗；降血糖、抗血小板、止痛等对症治疗；三氧大自血2次/每周、三氧包裹治疗、伤口换药1次/隔日；植皮。共治疗3个月。

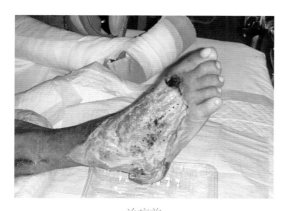
治疗前

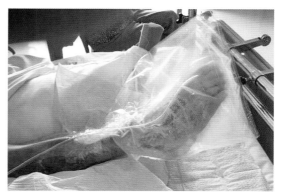
治疗中

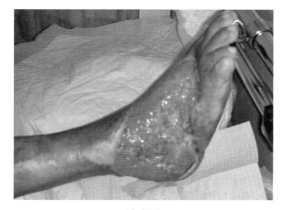
治疗后

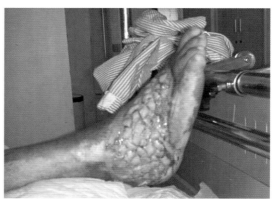
血供改善，肉芽生长，予以植皮

图7-8　三氧包裹疗法（三氧浓度5～10 μg/mL，每次治疗30 min，频率1次/隔日）

八、展望

糖尿病足是一种病因复杂、临床表现多变、致残率较高的疾病，严重影响患者的生活质量，同时也给患者及其家庭带来严重的经济负担。临床上虽已明确周围血管病变及周围神经病变为糖尿病足溃疡和坏疽的高危因素，但其早期诊断存在困难，容易漏诊。再者，目前患者对于糖尿病足的认识尚不足，容易忽视早期的自检。总之，近年来糖尿病足的诊断和治疗已获得了极大进展，但相关的治疗方法诸如干细胞移植技术尚不够成熟，其临床疗效有待于更多的长期随访研究加以证实。三氧治疗简单、安全、创伤小，无代谢产物残留，为传统治疗提供了补充治疗手段，使有药物禁忌或以往治疗效果不佳的患者可以得到治疗。将三氧技术与传统的糖尿病足治疗技术相结合，可有效减轻糖尿病足患者的痛苦，缩短治疗周期，是糖尿病足治疗方法的一大突破。但目前缺少大样本多中心的临床研究，其作用机制也有待于进一步研究。

（王伟　暨南大学附属祈福医院三氧治疗科　广州）

第八章

三氧治疗输卵管狭窄

一、概述

近年来，我国女性不孕症的患病率不断提高，输卵管阻塞是导致女性不孕症的重要因素，发病率占女性不孕症的30%～50%，占继发性不孕症患者的70%以上。究其原因，主要在于很多女性曾做过人工流产，若人工流产手术操作不当，则非常容易引起输卵管炎症，直接导致输卵管粘连，继而发生继发性不孕症。另外，随着宫腔操作次数的增多以及其他非炎性病变的增多，该病发病率呈逐年上升。传统医学和输卵管通液术在治疗输卵管梗阻方面疗效欠佳，目前临床上比较常用的方法为导丝介入治疗，其以治疗效果尚佳、手术操作简便、患者术后不良反应低而得到了临床的广泛认可。但导丝介入治疗为一过性的，将输卵管粘连部位物理性分离，虽达到了解剖学上的通畅，但没有真正解决导致粘连的病因，所以这样的治疗属于治标不治本。医用三氧用于妇科感染的治疗时间已有10年之久，具有较高的安全性，由于其具有较好的杀菌能力，对各种阴道炎、输卵管炎、宫颈炎、子宫内膜炎等都有较好的治疗效果，而且医用三氧在常温下20 min后就能自行分解为氧气，不但对人体无任何损害，还可以将输卵管的无氧环境转化为有氧环境，从而直接抑制厌氧菌的生长，以达到长效治疗的目的。基于医用三氧的这些特性，将其应用于输卵管梗阻的治疗并进行临床观察，取得了较好的疗效。

二、疾病基础知识

（一）不孕症的现状

不孕症是指婚后夫妇有正常性生活、未避孕，1年以上未曾妊娠。据统计，目前在我国处于生育年龄的夫妇中，有10%～15%的夫妇受到不孕症的困扰，因此不孕症也成为妇科最常见的疾病之一。其中，女性继发性不孕的发病率要高于原发性不孕，而在继发性不孕中输卵管因素占首位。

1. 输卵管因素

输卵管全长7～13 cm，分为左、右两部分，其间质部与子宫相连，之后有峡部、壶腹部和伞端。由于它是细长的管腔结构且峡部管腔直径较窄，壶腹部管腔直径较粗，直接导致了该器官发生病变的概率相对高于其他器官。输卵管在妊娠中主要担负着捕获卵子、卵子和精子受精并运送受精卵进入子宫着床的重要任务，一旦输卵管发生梗阻或其他病变，往往会直接导致不孕。据相关文献报道，由于输卵管病变所导致的女性不孕有逐年上升的趋势。

（1）盆腔感染性疾病：当病原体侵入正常女性体内，造成输卵管或输卵管周围正常组织发生炎症反应，直接导致输卵管或其周围组织原本正常的活动受到影响，这种情况我们通常称为盆腔感染性疾病。有31%的输卵管性不孕的患者曾有过盆腔炎病史，而其中1/3的盆腔感染史在2次以上。据统计，1次患盆腔炎病史，其导致不孕的概率约为11%；若曾有2次或3次患盆腔炎病史，其导致不孕的概率则分别增加到23%和54%。而盆腔炎性疾病主要是由于患者的不洁性生活、创伤性检查、抵抗力下降或产后、流产后月经期抵抗力下降导致，性生活不当也易导致盆腔感染。导致盆腔炎最主要的有两类：内源性病原体，如寄居于阴道内的厌氧菌；外源性病原体，如支原体、沙眼衣原体及淋病奈瑟菌。其中，因沙眼衣原体感染而引起的输卵管性不孕占到了43%。所以，在针对不孕的女性患者进行检查时，应加入沙眼衣原体的相关检查。同时有报道感染淋病3次以上的妇女，其不孕的发生率可达70%，而治疗淋病时应在治疗后连续观察3个月以上，以保证能够彻底治愈并防止复发。由于结核杆菌而导致的感染并造成不孕的，无论是治疗或恢复都非常困难，因其可破坏子宫内膜导致闭经，并侵犯盆腔组织导致盆腔粘连和输卵管阻塞。

（2）子宫内膜异位症（endometriosis，EMs）：它是育龄女性最为常见的妇科疾病，有研究显示30%～50%的子宫内膜异位症患者同时伴有不孕。2014年初欧洲举办的人类生殖与胚胎学大会（ESHRE）中更新了关于子宫内膜异位症的诊断和处理指南，并明确规定了有关子宫内膜异位症的处理原则。而在我国，子宫内膜异位症的诊断与治疗依旧沿用2007年中华医学会妇产科学分会子宫内膜异位症协作组发表的《子宫内膜异位症的诊断与治疗规范》。

目前国际上通用的是2010年一些专家学者提出的关于子宫内膜异位症生育指数（EFI）的评分标准，在子宫内腹异位症评分系统（AFS）的基础上，对患者的年龄、不孕时间、妊娠史、卵巢功能和输卵管功能进行量化分级，可以更准确地评估患者的生育能力。EFI分级中的最低功能评分标准是将左右卵巢、输卵管和输卵管伞端进行统计分析，具体标准为：正常为4分，轻度异常为3分，中度异常为2分，重度异常为1分，而缺失或无功能为0分。

（3）输卵管先天性发育异常：输卵管发育异常是比较少见的，也不容易被发现。输卵管先天性发育异常常与生殖道发育异常并存，包括输卵管缺失、输卵管发育不良等。

2. 卵巢因素

卵巢位于子宫底的后外侧，与盆腔侧壁相连接。卵巢每个月发生一次周期性变化并排出卵细胞，卵细胞是由卵巢内的卵泡分泌排出的，而各种引起卵巢功能紊乱的因素均可以导致无法排卵，如多囊卵巢综合征（PCOS）、卵巢早衰、高催乳素血症、先天性卵巢发育不全、功能性卵巢肿瘤等。

多囊卵巢综合征是以稀发排卵或无排卵、高雄激素或胰岛素抵抗、多囊卵巢为特征的内分泌紊乱的症候群，病症主要包括月经稀发或闭经、不孕、多毛、慢性无排卵。多囊卵巢综合征的病因尚不清楚，一般认为与下丘脑－垂体－卵巢轴功能失常、遗传、肾上腺功能紊乱等有关。

高催乳素血症最为突出的表现是性腺功能减退、卵泡发育异常、排卵功能和胚胎种植受到影响等。这些情况主要是由催乳素的水平升高所致，称为高催乳素性性腺功能减退。女性患者可有性欲降低、月经稀发甚至闭经或不孕等表现。催乳素的分泌受诸多因素的影响，如身体创伤、乳头及吸吮、生理性增高、超负荷体力劳动等。

3. 子宫因素

子宫因素多为宫腔粘连、宫颈粘连，主要是因为多次刮宫或在刮宫术中操作不当，使子宫内膜基底层面全部或部分缺失而引起，最终导致精子或卵细胞不能结合或受精卵不能着床。

（二）输卵管的解剖与超微结构

输卵管是女性生殖系统的主要组成部分之一，具有输送精子、卵子和受精卵以及提供精子储存、获能、顶体反应和受精场所等生理功能。输卵管由黏膜和环状平滑肌浆膜构成，分伞部、壶腹部、峡部和间质部，壶腹部与峡部之间称壶腹 – 峡连接（AIJ），峡部与间质部之间称子宫 – 输卵管连接（UTJ）。这些连接部位管壁较厚，管腔变化大。

1. 输卵管伞部

输卵管伞部由浆膜、平滑肌和黏膜组成，位于壶腹部的远端，覆盖于卵巢的表面。伞部肌纤维稀少，但黏膜皱褶丰富。黏膜上皮由纤毛细胞、分泌细胞和钉形细胞（peg cell 或 stiftchenzellen）组成。钉形细胞核浓密而无胞浆，位于黏膜皱襞的基底层靠近分泌细胞。正常情况下，黏膜上皮细胞的纤毛细胞占60%以上，纤毛的运动朝向宫腔，有助于卵子的输送。

2. 输卵管壶腹部

输卵管壶腹部是指输卵管腹腔端开口至壶腹 – 峡连接（AIJ）之间的一段，长5～10 cm，在AIJ处管腔直径仅1～2 mm，而靠近伞部直径可达1 cm。管腔充满了复杂的黏膜皱褶，由纤毛细胞、分泌细胞和钉形细胞组成，其中纤毛细胞占40%～60%，含有丰富的微纤毛，纤毛的摆动朝向宫腔。黏膜层外有内环和外纵两层平滑肌。壶腹部是精子和卵子受精的场所。

3. 输卵管峡部

输卵管峡部肌层较厚，由内向外由纵、环和纵等3层平滑肌组成。管腔狭窄，黏膜皱褶甚少，纤毛细胞仅占上皮细胞总数的20%～30%。峡部是精子获能、发生顶体反应和储存的主要部位。排卵发生时，储存于峡部的精子便缓慢地释放至壶腹部受精。

4. 输卵管间质部

输卵管间质部是穿透子宫肌壁的一段输卵管，是管腔最细的一段。黏膜的纤毛细胞在靠近子宫侧显著减少。

5. 输卵管黏膜的超微结构

纤毛细胞大量存在于黏膜皱襞顶部，从伞部到间质部逐渐减少，分泌细胞顶部有大量微绒毛覆盖，细胞的高度和分泌功能在临近排卵期时达高峰。卵泡期细胞内的分泌颗粒集聚，到分泌期释放出来，此时细胞变矮，分泌细胞的功能和颗粒的量受卵巢的调节，卵泡期细胞的变化可预示其分泌活性。此种颗粒常出现在卵细胞和发育中胚胎的表面，说明输卵管上皮在生殖和胚胎发育中的重要性。利用常规电镜和外源凝集素金组化（lectin-gold）观察分泌颗粒，发现有两种不同的颗粒，一种为均匀的电子浓缩基质（homo geneous electron-dense matrix），一种为电子透明基质（electron-lucent matrix）。颗粒内含有丰富的碳水化合物、氨基酸和各种营养物质，电镜下可见细胞内质网溢出，线粒体膨胀，基质内充满颗粒物质，高尔基体充分发育。分泌期出现大量分泌小滴，细胞内质网扩张，线粒体减少，高尔基体进一步膨胀。超微结构示胞浆内充满细小颗粒，内含小空泡状细胞内质网和大的线粒体，并可见直径约800 nm的胞浆小滴。人类的纤毛细胞不随月经周期而变化，但纤毛的摆动却受卵巢激素的影响，在排卵期和排卵后摆动最大，此时伞部的纤毛朝向开口处摆动，这种与排卵期的同步摆动有利于卵子的捡拾。

6.输卵管液的营养作用

卵细胞进入输卵管后悬浮于由输卵管上皮分泌细胞所分泌的液体内，这种液体也是精子获能和桑葚胚成熟的介质。输卵管液体为浆液性的漏出液含有优质蛋白质，其含量和质量受卵巢激素平衡的调节。输卵管上皮组织学及组化的周期性变化提供配子受精前和受精时以及桑葚胚的营养，发育中的胚胎与其相接近的输卵管上皮相互作用。绝大多数的输卵管液由壶腹部流向腹腔，但当受精卵进入子宫时液体容量减少并向相反方向流动而进入子宫，这是由于峡部和子宫输卵管交界处肌肉和黏膜的缩窄所致。输卵管液体帮助受精卵由峡部向子宫运输的机制尚未完全清楚，其流动动力学可能受下列因素的影响：周期中液体在质和量上的变化；纤毛的摆动；肌肉收缩和黏膜皱襞方向的不同使不同输卵管节段的管腔直径大小不一。

7.输卵管的生理

（1）卵子的捡拾：排卵时，卵细胞周围被颗粒细胞围绕形成卵丘，并由一层非细胞成分（糖蛋白）形成的透明带包绕，将卵子与卵丘分开。颗粒细胞与卵细胞通过卵细胞膜与卵丘之间的空隙连接（gap junction）进行代谢交换。LH（黄体生成激素）峰时卵细胞进行第2次成熟分裂，排卵前卵丘细胞与卵细胞脱离接触，以利于排卵。卵子捡拾的机制主要靠输卵管肌肉的收缩使伞向卵巢排卵部位移动，通过输卵管肌肉的收缩及输卵管伞端的摆动产生负压，将卵子吸入输卵管，加上刚排出的卵子表面的黏性较强，可黏附于伞端纤毛上，随纤毛的摆动移向输卵管口。摄像分析发现，这一运动速度主要与输卵管黏膜纤毛活动及输卵管蠕动和节断性收缩有关。多数学者认为，在纤毛运动和肌肉收缩中，以后者的作用为主，如切除一侧输卵管和对侧卵巢的妇女仍然得以妊娠，说明输卵管肌肉收缩使伞部可从陶氏腔或腹腔内捕获卵子，同时临床患纤毛不动综合征（immobile cilia syndrome）的妇女卵子仍可进入输卵管。输卵管伞端造口术复通后的妇女也可妊娠，说明伞端在捡拾卵子过程中起着重要的作用，但不是唯一的因素。如将动物输卵管部分行反向吻合后，卵子的运输受阻，表明纤毛对卵子的正向运动的重要性。

（2）卵子的运输：卵子在输卵管内的运动速度因动物的种属不同而异，人卵巢在 LH 峰后 28～36 h 即可发生排卵，96～120 h 之间便可在子宫内发现卵子，提示卵子在输卵管中的运输可达 80 h 之久。排卵后 30 h 卵子到达 AIJ，在此停留 30 h 后迅速到达宫腔。卵子在输卵管内的停留对卵子的发育有重要的作用，但卵巢子宫角部移植获得妊娠以及近年来配子子宫内移植妊娠的事实又证明输卵管内的停留并非必不可少的过程。卵子的运输受激素的调节，并存在较大的种属差异。如猴和人的卵子在输卵管中的运输发生在孕激素水平持续上升时，而兔卵子在输卵管中的运输开始于孕激素水平很低时；相同剂量的雌二醇能阻断小鼠的卵子在输卵管的运输，加速大鼠卵子的运输，但对人卵的运输则无影响。除种属差异外，激素给予的时间也很重要。如在排卵前 3 d 给兔注射雌二醇和黄体酮，卵子的运输可加速；但在排卵时和排卵后给予相同剂量的雌孕激素，则延缓卵子的运输。此外，α− 受体阻断剂可阻止兔卵子的运输，但对人和其他动物无效。PGF 2α 和 PGE 1 可刺激输卵管收缩，使兔卵子运输显著加快，但 PGE 2 能显著抑制输卵管的收缩，而不能阻止卵子的运输。对人类来说，PGE 2 虽有收缩输卵管的作用，但对卵子运输无影响。

（3）精子的运输和激活：精子进入阴道后，经过宫颈黏液、宫腔和输卵管间质部，最后到达输卵管峡部，大部分停留在输卵管峡部的近端，获能并发生顶体反应，等待排卵和受精。少部分在数分钟内便被运送到输卵管伞部，这可能与生殖道储存部位发生饱和有关。一旦发生排卵，精子即从峡部达到壶腹部受精。输卵管峡部控制精子释放和促进精子获能的机制尚不清楚，可能与下列因素有关：①排卵期输卵管近端血中黄体酮、雄烯二酮和雌二醇以及 PGF 2α 浓度升高，可调节峡部平滑肌的收缩和通透性；②排卵期峡部分泌细胞的分泌功能也最活跃，可分泌多种蛋白质如 33.8% 的白蛋白、44.4% 的球蛋白、1.8% 的 γ 球蛋白，以及各种各样的酶，如淀粉酶和乳酸脱氢酶等，这些酶能使糖原分解为丙酮酸和葡萄糖，丙酮酸是受精卵分裂和生长必需的底物，而葡萄糖则是精子和受精卵的主要能源；③子宫输卵管连接处和峡部分泌细胞膜上的碳酸酐酶，通过调节管腔的酸碱平衡，使碳酸根离子增加，输卵管 pH 由 7.1 ~ 7.3 升高到 7.5 ~ 7.8，有利于精子的活动；④峡部的钾离子抑制和刺激丙酮酸盐的合成也对精子的活动力有作用；⑤排卵期峡部管腔内儿茶酚胺，如多巴胺、去甲肾上腺素和肾上腺素的含量比壶腹部高，从而调节峡部平滑肌的张力以控制储存精子的释放。

三、疾病临床表现

（一）临床症状

1. 婚后不孕

好多输卵管狭窄患者出现婚后不孕症状。因为女性输卵管本身受到一些病损的侵害，形成阻塞，而导致不孕，一般以继发不孕较为多见。

2. 腹部不适

一些患者会出现腹部不适症状。不同患者的疼痛程度有所不同，多为隐性不适感，如腰背部及骶部酸痛、发胀、下坠感，常因劳累而加剧。

3. 月经不调

输卵管与卵巢相邻，患了输卵管性疾病，一般并不影响卵巢功能，对月经量多少也没多大影响。只有当炎症波及卵巢并对卵巢一般功能造成损害时，才会出现月经异常。

4. 痛经

因女性盆腔充血导致瘀血性痛经，也是其表现症状之一。多半在月经前1周开始就会有腹痛，越临近经期越重，直到月经来潮。

5. 其他

输卵管狭窄女性还会出现白带增多、胃肠道障碍、身体乏力等现象。

（二）特殊检查表现

1. 输卵管通液

输卵管的通畅情况与生理功能的正常与否，往往直接影响着女性的生育能力。有研究表明目前导致女性不孕的主要原因就是输卵管发生病变，当女性不孕时对输卵管进行简单、准确的检查是十分必要的。输卵管通液检查算得上是临床中应用比较早而且应用比较广泛的检查手段，但这种方法自身也存在缺陷，它只能对输卵管是否通畅给出结论，但不能具体说明其阻塞位置。这就直接导致了很多结果存在假阳性，给临床医生带来了不必要的麻烦，同时也造成了很多医疗纠纷。

WHO 提议并且推荐输卵管通液腹腔镜检查作为判断输卵管通畅度的方法，主要因为输卵管通液腹腔镜检查克服了单一内镜诊断不全面的缺点，可以全面、仔细地检查和治疗盆腔和腹腔的多种疾病，检查同时联合手术可以实现两种微创技术的优势互补，降低手术风险并减少患者痛苦，故目前宫腹腔镜检查已经成为诊断输卵管是否梗阻的金标准。

2. 子宫输卵管碘油造影

子宫输卵管碘油造影（Hysterosalpinography，HSG）是目前临床使用较多并且较为准确的输卵管通畅性检查方法，但造影剂充盈不足、子宫内膜碎片形成粘连或阻塞等原因也可造成假阳性的发生，操作者水平的差异及阅片经验的差异亦可造成误差。

3. 子宫输卵管超声造影

超声晶氧声学造影能将子宫输卵管清晰地显示出来，并达到明确诊断的目的，具有药物廉价、低黏低渗不干扰体内电解质平衡、造影剂副作用少、操作简单、无过敏不良反应等优点，并且避免了 X 线下输卵管瞬间拍摄造成的假阳性，患者及工作人员均可避免受 X 线辐射。

四、适应证及禁忌证

（一）适应证

年龄 20～45 岁，女性，输卵管造影确定为输卵管阻塞。患者同意三氧治疗，本人或其监护人在治疗前签署知情同意书。

（二）禁忌证

（1）输卵管发育不良及畸形。

（2）结核病、肿瘤等引起的输卵管阻塞。

（3）输卵管中重度积液。

（4）有不稳定或严重的心、肺、肝、肾、造血系统疾病。

（5）有未控制的高血压：收缩压 ≥ 160 mmHg 或舒张压 ≥ 100 mmHg。

（6）精神病患者，包括严重抑郁症患者。

（7）甲状腺功能亢进患者。

（8）存在异常实验室指标：白细胞计数<4.0×10^{9}L^{-1}或血小板<90×10^{9}L^{-1}，血红蛋白<100 g/L。

（9）对碘、三氧过敏及其他过敏性体质者。

五、常规治疗方法

输卵管不同部位阻塞，采取的治疗措施和治疗手段一般也有所不同。输卵管按照病变部位可笼统地分为输卵管远端不孕和输卵管近端不孕，一般情况下输卵管近端病变所导致的不孕经过治疗后预后一般较好，但输卵管远端病变的病变位置特殊，预后略差。

（一）近段输卵管不孕

近端输卵管阻塞导致的不孕占到输卵管病变导致不孕原因的30%～80%。近端输卵管不孕的治疗主要包括输卵管子宫植入术、选择性输卵管造影和经宫颈插管、辅助生育技术。针对绝育术后要求再生育的近端输卵管不孕患者，目前比较推崇的方法是输卵管吻合术及辅助生育技术。

1. 输卵管子宫植入

输卵管子宫植入术包括子宫输卵管移植术。张帝开等研究并报道了改良子宫输卵管移植术后情况，随访8年，患者怀孕率为71.9%，分娩率为87.4%，宫外孕率为28.1%。

2. 选择性输卵管造影和经宫颈插管

选择性输卵管造影是将插管插至输卵管口，然后用造影剂冲洗输卵管内的沉积物。经宫颈插管是用无创性导丝通过套管粉碎输卵管内阻塞物。二者均在输卵管镜、荧光透视、超声或宫腔镜下进行。

3. 辅助生育技术

辅助生育技术主要包括体外受精与胚胎移植（IVF–ET）、胚胎植入前遗传学诊断、宫腔内人工授精（IUI）及卵细胞胞浆内单精子注射（ICSI）。Farhi 等将不明原因不孕患者与一侧输卵管阻塞患者作为对照，经子宫内人工授精和控制性超排卵治疗3个周期后，观察并测定二者的怀孕率分别为42.6% 和30.9%，其中近端阻塞和远端阻塞怀孕率分别为38.2% 和19.0%，表明此治疗方法对于一侧近端输卵管阻塞具有很好的疗效。

（二）远端输卵管不孕

输卵管远端主要指的是输卵管伞端和壶腹部这两个部位。这两个部位特殊的解剖结构直接导致了其治疗预后较差，尤其是壶腹部发生粘连或梗阻后没有及时治疗而导致积水的患者。由于积水长时间存在，使得原本充满弹性的壶腹部失去弹性，将梗阻部位治疗通畅后也只是达到了解剖学上的治愈，并不能使输卵管获得原本的生理功能。所以，一旦发现有炎症或阻塞，一定要尽早治疗。治疗方法一般有输卵管通液治疗、外科手术治疗、辅助生育技术。

1.输卵管通液治疗

输卵管通液治疗主要包括直接通液治疗和分粘术后通液治疗，其中不同的术后通液时间及液体成分对术后怀孕率均有不同的影响。

2.外科手术治疗

治疗输卵管远端阻塞的外科手术主要包括输卵管造口术、输卵管结扎术后的再通手术、输卵管粘连分解术以及输卵管伞端成形术等。随着腔镜技术的不断发展，目前以上手术均可在腹腔镜下完成。腹腔镜治疗远端输卵管梗阻的主要目的是恢复输卵管的功能，将粘连处分离，最大程度修复输卵管的解剖结构。但解剖结构上的恢复往往并不意味着其功能上得到了恢复，所以在手术治疗前必须对输卵管功能进行评价，结合评价结果制定符合患者实际情况的治疗方案。临床医生必须对盆腔粘连分级和输卵管的功能分级及预后有足够清晰的认识。

（三）中医药治疗

中医在治疗输卵管不孕方面方法较多，但大多由于其疗效有限或起效较慢而被人们忽略，但将几种单独的治疗方法相结合后，还是可以起到比较好的治疗效果。一般中医常用的治疗方法有中药保留灌肠治疗、中药的内服和外用、针灸治疗等。有关传统中医治疗输卵管不孕的报道也比较多，其中包括中药保留灌肠、中药外敷和内服、针灸治疗等。顾华等研究并报道了妇炎汤保留灌肠治疗输卵管阻塞性不孕症的临床疗效：将82名患者随机分为中药治疗组和西药治疗组，其中中药治疗组50例，治疗方法选用妇炎汤保留灌肠；西药治疗组32例，治疗方法选用庆大霉素注射液加生理盐水、地塞米松、糜蛋白酶通液。治疗后，中药治疗组的50名患者中，妊娠18人，通畅17人，有效11人，无效4人，总有效率达92.0%；

西药治疗组的32名患者中，妊娠4人，通畅6人，有效10人，无效12人，总有效率62.5%。结果表明中药治疗组的妊娠率、输卵管复通率和改善症状方面优于西药治疗组，并且中药治疗组中未见不良反应。主要原因是妇炎汤通过保留灌肠的方法治疗，属于直肠直接给药，有利于肠道对药物的吸收，同时避免了药物对胃的刺激，也避免了肝脏的首过效应。

在中医针灸方面，黄定芳等研究并报道了丹红注射液穴位注射治疗输卵管通而不畅的疗效：将60名患者随机分为观察组和对照组，各30人。观察组选用丹红注射液穴位注射，注射穴位选择双侧归来穴、双侧次髎穴，丹红注射液每次注射量为2 mL，隔日一次，经期停用，并联合口服中药祛瘀通络。对照组仅口服中药祛瘀通络。两组均以1个月为一个治疗疗程，连续治疗3个疗程后观察组总有效率为86.67%，对照组的总有效率为50%。结果表明丹红注射液穴位注射治疗，通过联合中药通络汤对治疗输卵管通而不畅有较好的疗效。

（四）小结

近些年来，社会不断发展，人们思想也越来越开放，直接导致越来越多的婚前性行为发生，怀孕后多选择人工流产。这是目前导致继发性不孕的主要原因。随着输卵管梗阻性不孕发病率的不断升高，临床上迫切需要一种对患者损伤小、并发症少且输卵管再通率高的治疗手段。通过对目前国内外临床上常用治疗方法的客观比较，输卵管介入治疗因可在诊断的同时联合导丝对病变部位进行治疗，已成为目前临床上广泛认可的治疗输卵管梗阻性不孕症的有效方法，但其在对输卵管远端梗阻的治疗效果却不尽如人意。随着科学的进步，我们期待能够出现一种对患者更加有益的手术方式，以解除不孕症给患者以及患者家属带来的痛苦。

六、三氧治疗方法

（一）三氧治疗目前在临床中的应用

几代科学家对三氧的研究表明三氧是一种强氧化剂，通过强氧化反应来实现灭菌。细菌或病毒一般通过自身的细胞器、DNA 和 RNA 进行物质代谢和繁殖，而当三氧与细菌或病毒接触时，三氧会直接将它们的细胞器、DNA、RNA 破坏，使得细菌或病毒无法进行或完成物质代谢，最终导致细菌或病毒死亡。如果想让细菌本身畸变最终溶解死亡就必须破坏其细胞膜内的脂多糖和外膜脂蛋白。研究证实三氧可以直接透过细胞膜组织侵入细胞内，并作用于前两者。三氧可以与葡萄糖所需酶发生氧化作用导致其分解，当三氧进入细菌内部时其内部的葡萄糖所需酶就会被分解，导致细菌失去葡萄糖供应而灭活死亡。由于三氧具有以上作用机制，在临床上它被主要应用于抗炎抗感染。三氧的化学结构非常不稳定，易分解，在常温常压下它的半衰期短。所以，三氧用于临床治疗时要想达到好的治疗效果，必须遵循现用现制的基本原则。近些年，随着三氧制备技术的不断改进和革新，三氧的浓度控制也越来越有保障，使得三氧治疗的应用领域越来越广泛。

安良敏和李连娣等对52例病毒性肝炎进行分组对照研究，对照组患者给予阿德福韦酯胶囊治疗；治疗组则采用三氧自血疗法：按照无菌采血法，取患者100~150 mL血液备用，随后制取医用三氧100 m缓慢注入被取出的血液中，将其混合均匀后立即回输患者体内，同时取300 mL三氧经直肠灌注。三氧自血疗法每周3次，以3个月为一疗程，并随访6个月。结果显示使用三氧自血疗法治疗乙肝的效果基本与使用阿德福韦酯胶囊的治疗效果一致。

在妇科方面，女性生殖器官最常见的感染性疾病是阴道炎。药物治疗阴道炎是目前临床上最常使用的治疗方法，但药物治疗也存在着各种各样的问题，如使用药物的治疗周期比较长、部分药物所产生的毒性反应及不良反应大、停药后容易复发及长期用药会产生耐药等。张亚玲将300例霉菌性阴道炎的患者随机分为观察组与对照组，观察组的患者使用妇科三氧治疗仪进行治疗，将三氧的浓度设为6 mg/L，进行外阴阴道冲洗，每次5~10 min，一天治疗1次；对照组患者则实施常规药物治疗，0.15 g氟康唑，顿服，并于睡前在阴道内放置50 mg克霉唑栓剂，每天1次。所有的患者连续治疗7 d为一疗程。结果表明观察组的治愈率、总有效率明显高于对照组，而在复发率方面观察组明显低于对照组。

(二)治疗前准备

对患者进行常规妇科检查，排除急性或亚急性炎症；白带常规检查，排除霉菌、滴虫、支原体和衣原体感染。介入手术时间选择在患者月经干净后的3~7 d进行，并且术前3 d严禁同房。在手术1~2 d前应进行碘过敏实验，实验为阴性者则可进行介入手术治疗。

(三)设备和器械

在X数字减影血管造影机DSA引导下操作，导丝及导管为美国COOK公司生产的输卵管介入再通套装或国产配套导管；另需要医用三氧治疗仪。

（四）操作方法

1. 介入导丝加三氧通气通液法

患者取膀胱截石位，常规碘伏消毒后铺巾，使用一次性窥阴器暴露宫颈。在X线透视下，首先将14F导管送入宫腔内，使用10 mL注射器抽取2 mL空气注入气囊中，轻轻向外拉动14F导管，使气囊将宫颈口堵紧，防止对比剂从宫颈口流出。之后向宫腔内注入对比剂，待确定宫角位置后将5.5F导管经14F导管慢慢送至宫腔内，在5.5F导管中插入"J"形导丝，用"J"形导丝轻轻试探寻找输卵管开口。进入输卵管开口后，将5.5F导管跟进至宫角，然后退出"J"形导丝，换入3F导管。之后用浓度为20～30 μg/mL的医用三氧气体2～5 mL缓慢渐进式加压推注，如果有落空感，再行造影证实；如果阻力过大，无法疏通，将加入内导丝继续慢慢向前探通，直至输卵管通畅后退出导丝，注入对比剂，待输卵管显影后退出导管。双侧治疗结束后，我们将向导管内注入生理盐水10 mL、2%利多卡因5 mL、庆大霉素8万U、糜蛋白酶4 000万U的传统做法改为向宫腔内注入20 mL左右三氧水，观察输卵管注射阻力大小，进一步明确通畅情况。

2. 术后处理

术后患者留院观察1～2 h，如无不适症状方可离开医院。离院前叮嘱患者常规静脉注射抗生素3 d，15 d内禁止盆浴和同房，术后1个月在月经干净后的3～7 d入院复查。复查结果确认输卵管通畅后，再行三氧水通液治疗1次，叮嘱患者次月后择期同房。

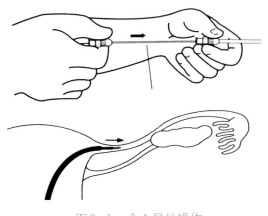

图8-1 介入导丝操作

（五）三氧注射宫、腹腔镜联合手术治疗输卵管堵塞

宫、腹腔镜是一种新型的微创术式，具有创伤性小、并发症少、术后恢复快等优点，近年来逐渐应用于输卵管堵塞治疗中，取得了良好的治疗效果，术中出血量、手术时间、术后排气时间均低，妊娠成功率、输卵管通畅率均高。三氧注射宫、腹腔镜联合手术治疗输卵管堵塞效果显著，且安全性高。原因在于，手术在

腹腔镜和宫腔镜下完成，可全面了解输卵管狭窄及开口情况，直视下观察周围脏器和盆腔组织情况，可通过腹腔镜监视宫腔镜输卵管插管过程，有效避免输卵管穿孔意外事件发生；在宫腔镜作用下，可全面观察宫颈管、子宫内膜是否正常，及时处理异常情况，术中在宫腔镜的引导下对输卵管不同堵塞程度及部位进行操作，有效提高操作精准度，增强手术疗效；术后在病变输卵管部位注射三氧水，从而有效地预防术后感染及粘连发生，降低术后并发症发生率。二者联合使用，充分发挥各自优势，达到协同作用，一次性将宫腔和盆腔异常情况解决，从而减轻机体创伤性，改善患者预后。综上所述，输卵管堵塞患者采用宫、腹腔镜联合手术可减轻创伤，提高妊娠成功率与输卵管通畅率，且并发症少，利于患者预后；且可避免 X 射线对医生和患者的损伤，利于妇产科医生接受。

1. 治疗方法

患者手术均于月经干净 1 周后进行。

适应证：经输卵管碘油造影确诊为输卵管堵塞者，患者及家属了解治疗目的后签署知情同意书，无凝血功能障碍。

禁忌证：合并严重肝、肾、心等器功能障碍者；合并手术禁忌患者；恶性肿瘤患者等。

2. 接受腹腔镜手术治疗

手术于气管插管全身麻醉下完成，患者呈仰卧位取膀胱结石位，于脐上缘做穿刺孔，常规建立 CO_2 气腹，并维持腹压在 12 mmHg 左右，置入腹腔镜，全面探查盆腔组织情况，于脐与两侧髂前上棘中外 1/3 连线处做操作孔，采用子宫内膜切除术治疗输卵管子宫内膜异位症，采用输卵管造口术治疗输卵管纤维闭塞，采用粘连松解和输卵管整形术治疗输卵管慢性炎症，腹腔镜操作结束后使用生理盐水冲洗盆腔。常规准备扩张宫颈后采用质量浓度为 5% 的葡萄糖溶液进行膨宫，完成后置入宫腔镜，仔细探查输卵管开口、子宫底及宫角情况，在宫腔镜的引导下使用 5F 专用导管植入输卵管开口，将 10 mL 亚甲蓝液注入导管内，若出现明显的推注阻力，且亚甲蓝液聚集、输卵管胀大，输卵管伞部无亚甲蓝溢出，则表明输卵管狭窄。同时，用浓度为 20~30 μg/mL 的医用三氧气体 2~5 mL 缓慢渐进式加压推注，如果有落空感，再行亚甲蓝注射证实；如果阻力过大，无法疏通，将加入内导丝继续慢慢向前探通，直至输卵管通畅后退出导丝。注入若无明显的推注阻力，且输卵管无膨大、伞部有亚甲蓝溢出，则表明输卵管通畅，退出导管。双侧治疗结束后，我们将向导管内注入生理盐水 10 mL、2% 利多卡因 5 mL、庆大霉素 8 万 U、糜蛋白酶 4 000 万 U 的传统做法改为再向宫腔内注入 20 mL 左右三氧水，观察输卵管注射阻力大小，进一步明确通畅情况。

双侧输卵管插管通液，输卵管通畅度判断：采用通水管。接受宫、腹腔镜联合手术治疗：腹腔镜操作方式与对照组一致。术后将糜蛋白酶、地塞米松、庆大霉素等药物注射于输卵管内，预防粘连及感染发生，退出操作仪器，术毕。

七、疗效评价

当医用三氧进入输卵管后，可以将输卵管中的无氧环境转变为有氧环境，直接抑制厌氧菌的生长，从而提高术后的再通率，降低术后的再次粘连率。医用三氧在治疗远端输卵管梗阻时只需向管腔内加压注入三氧气体，不需要寻找支点，只要有足够的压力即可产生能够分离粘连部位的力，这就使得医用三氧在治疗输卵管远端粘连时的效果要明显优于单纯的导丝介入治疗。如图 8-2 至图 8-7 所示，可见在导丝介入将近端粘连治疗通畅后发现远端有积水情况，导丝进一步治疗无

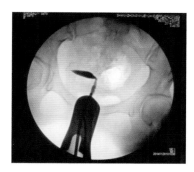
图 8-2 输卵管造影，提示双侧输卵管阻塞

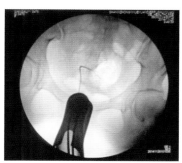
图 8-3 应用导丝进行左侧输卵管疏通

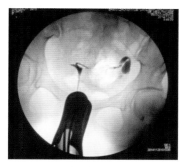
图 8-4 再次造影显示左侧输卵管间质部远端仍有积水伴阻塞

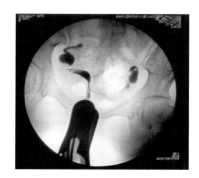
图 8-5 右侧导丝治疗后仍有积水

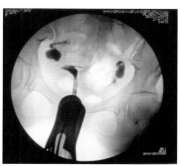
图 8-6 分别进行三氧治疗

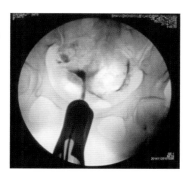
图 8-7 显示双侧输卵管通畅

果后选用医用三氧加压治疗,最终将左右输卵管全部治疗通畅。同时,在临床上介入治疗后有部分患者会出现头晕、头痛等症状,但根据该研究的术后随访,医用三氧治疗组无一例患者出现头晕、头痛等症状,在不良反应方面加入医用三氧治疗输卵管梗阻要优于介入治疗组。

采用 Wilcoxon 秩和检验比较试验组与对照组输卵管再通率的差异。计算试验组和对照组输卵管再通率差的95%置信区间,若该区间下限大于非劣效界值,则认为试验医用三氧治疗仪非劣效于对照介入器械,两种器械临床效果等价。2012年申刚等人的研究为我们提供了治疗新思路,该研究发现 A、B、C、D 组介入术中输卵管再通技术成功率分别为88.9%、85.0%、88.9% 和81.3%。与 D 组比较,A、B、C 组输卵管炎症改善显著,组间差异有统计学意义($P < 0.05$),A、B 组与 C 组比较,疗效差异亦有统计学意义($P < 0.05$),但 A 组与 B 组间疗效差异无统计学意义($P > 0.05$)。结论:30 μg/mL 和 40 μg/mL 三氧均可不同程度改善输卵管慢性阻塞性炎症,值得在临床进一步推广使用。基于此项研究,我们试将医用三氧治疗输卵管梗阻应用于临床,并就其安全性、有效性、适用性与导丝介入治疗进行比较分析,如图8-8、图8-9所示。

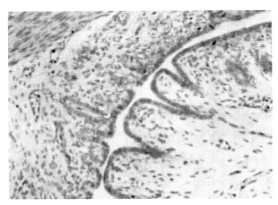 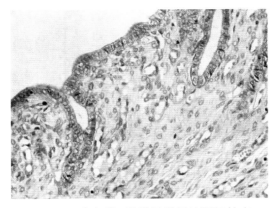

图8-8 经医用三氧治疗前纤毛稀疏、短小,胞核排列不规整,黏膜下结缔组织可见较多新生血管

图8-9 治疗后,黏膜皱襞周边可见较多短小纤毛,分布尚均匀但较稀疏,较多淋巴细胞浸润

由于医用三氧制取方便,一般现用现制,保证了其浓度的可靠性,而且一台三氧机可长期使用,只需要提供氧气即可,这就使得三氧制备价格低廉。为防止交叉感染,介入手术中的导丝都是一次性的,且手术所要求的导丝材质也十分严格,这就导致介入耗材的价格高昂。与之相比,三氧在价格上就有了很大优势。

八、展望

世界卫生组织规定,若夫妻同居1年以上,并且未采取任何避孕措施而不能妊娠的,称为不孕症。据不完全统计,全世界有6 000万至8 000万对夫妻因患有不孕症而承受非意愿无子女的痛苦。输卵管梗阻现在已成为导致女性不孕的重要因素,占导致女性不孕因素的30%以上。导致输卵管梗阻的疾病有很多,如输卵管炎症导致的输卵管粘连,输卵管内细小的纤维丝、炎症碎片均可引起输卵管梗阻。以往治疗输卵管梗阻的方法有中医及中药保留灌肠治疗、输卵管通液术等。这些治疗方法不但疗程长效果差,更重要的是有些治疗的疼痛程度使得患者难以忍受,特别是通液治疗宫腔内加压给药,使得宫腔过度扩张,从而产生扩张性疼痛,有些患者在这种疼痛下根本无法坚持治疗。

近些年来,随着介入治疗的引入和在临床上的广泛应用,通过介入方法治疗输卵管梗阻性不孕症为我们开辟了全新的治疗途径。它的主要优点在于可以简单、快捷、有效地治疗输卵管的梗阻部位,很大程度上提高输卵管的再通率,因此在临床上得到了广泛认可并大规模应用。介入治疗一般为物理性地将输卵管粘连部位分离,在解剖结构上到达输卵管通畅标准,但却不能针对输卵管梗阻部位进行长期有效的治疗,病变部位很容易再次粘连,导致输卵管再次梗阻进而导致不孕。究其原因,就是在于输卵管炎症并没有得到很好的治疗,而输卵管炎多由病原体感染引起,因此在治疗输卵管梗阻时一定要注意,不但要注重治疗不通,更要注重治疗炎症。但是,导丝介入治疗输卵管远端积水时效果十分有限,有时甚至是无能为力,这是由于输卵管壶腹部的特殊解剖结构决定的,当导丝进入壶腹部时,管腔增宽,使得导丝在壶腹部中无法找到支撑点,即使导丝准确地到达粘连部位,也没有足够大的力使粘连部位分离。在该研究中加入医用三氧进行治疗,正是基于以上这些情况。

医用三氧在治疗输卵管的通畅情况方面优于导丝介入组,同时也为患者减轻了治疗所带来的痛苦,值得推广。

参考文献

[1] 张炜,夏和霞. 输卵管性不孕的病因和流行病学 [J]. 实用妇产科杂志, 2011, 27(8): 561–563.

[2] 郎景和，周应芳，张震宇，等. 2015年子宫内膜异位症的诊治指南专家解读 [J]. 中华妇产科杂志，2017,052(012): 857–861.

[3] 梁燕. 宫 – 腹腔镜联合应用治疗输卵管性不孕的疗效观察 [J]. 重庆医学2012, 41(10): 998–1000.

[4] 胥丽霞，朱馥丽，周佩云，等. 治疗盆腔炎症所致输卵管性不孕经验 [J]. 国际中医中药志，2021, 43(04): 393–396.

[5] 邱芸. 妇炎舒胶囊联合左氧氟沙星片治疗盆腔炎临床研究 [J]. 新中医，2021, 53(10): 85–87.

[6] 赵本书，牟玲. 不孕不育患者解脲支原体、沙眼衣原体及淋病奈瑟氏菌感染状况调查 [J]. 中国性科学，2016, 25(10): 109–112.

[7] 刘海燕. 血清雌孕激素联合子宫内膜异位症生育指数预测子宫内膜异位症不孕症患者腹腔镜术后自然妊娠成功率的价值 [J]. 中国妇幼保健，2021, 36(10): 2325–2327.

[8] 王晓涛，刘剑锋. 超声诊断先天性子宫发育异常、输卵管异位伴右侧腹股沟卵巢疝1例 [J]. 中国超声医学杂志，2014, 30(02): 174–186.

[9] 张慧敏，朱文倩，马静，等. 多囊卵巢综合征患者颗粒细胞中 miR–1270 及其靶基因 CYP19A1 的表达及临床意义 [J]. 生殖医学杂志，2021, 30(05): 649–657.

[10] 孙擎擎，祁玉娟，刘颖，等. 催乳素水平在子宫内膜异位症不孕患者中的表达及意义 [J]. 中国性科学，2020, 29(08): 64–67.

[11] 黄丽霞，张野. 探讨子宫输卵管造影在女性不孕中的诊断价值 [J]. 当代医学，2021, 27(11): 58–60.

[12] 黄豪光，李士美，范春柳，等. 输卵管插管法动态三维超声造影评价输卵管伞部功能 [J]. 临床军医杂志，2019, 47(01): 66–67, 70.

[13] 吴秋华，刘惠芬，何惠娴，等. 腹腔镜下输卵管壶腹部妊娠切开取胚术的临床应用 [J]. 中国医学工程，2019, 27(09): 54–56.

[14] 韦艳芬，张春，邬华. 输卵管植入术及支架放置在输卵管间质部及峡部梗阻中的临床应用 [J]. 吉林医学，2016, 37(06): 1476–1477.

[15] 刘文娟，郑宁，高佩虹，等. MRI 在输卵管间质部妊娠及宫角妊娠诊断中的应用价值 [J]. 临床放射学杂志，2021, 40(03): 597–600.

[16] 刘爱军. 雌、孕激素对输卵管结构和功能的影响 [J]. 国外医学妇产科学分册，2000(03): 140–142.

[17] 李致永，杨堃，黄福存，等. 超声检查输卵管周期性积液的临床意义 [J]. 中国超声医学杂志，2019, 35(07): 667–668.

[18] 石晓卫，胡焕焕，姬国杰，等. 卵低温保存过程中透明带提早硬化的影响因素和调控机制 [J]. 中华生殖与避孕杂志，2019(02): 156–160.

[19] 魏建华，范京川，罗健，等.原发性纤毛不动综合征法则评分在儿童慢性湿性咳嗽的临床应用 [J].中国实用儿科杂志，2020, 35(12): 982-987.

[20] 施巍.海洋酸化对泥蚶受精的影响及机理研究 [D].浙江大学，2019.

[21] 罗丽兰.输卵管的解剖和功能 [J].中国实用妇科与产科杂志，2000(04): 21-22.

[22] 周怡，李婷婷，郭映纯，等.卵泡液中神经营养因子4及卵丘细胞 TrkB 受体与卵子发育潜能的关系 [J].中山大学学报（医学科学版），2021, 42(02): 257-265.

[23] 何晨，屈夏，王昊，等.ZK 93426 对小鼠和人精子获能的影响研究 [J].中国男科学杂志，2020, 34(02): 3-7, 14.

[24] 周立学，杨冬梓.输卵管性不孕的诊断方法和评价 [J].实用妇产科学杂志，2011, 27(8): 563.

[25] 李慧，卢丹，段爱红，等.碘油造影与腹腔镜检查对输卵管性不孕的诊断评价 [J].北京医学，2010, 32(7): 534.

[26] 李秀珍.超声下行子宫输卵管双氧水造影在治疗不孕症中的应用 [J].中国医学创新，2012, 9(2): 100.

[27] 苟辉亮.双球囊同轴导管导丝再通治疗近端输卵管阻塞 [J].贵阳医学院学报，2013, 38(04): 406-407.

[28] 张帝开，李艳秋，李秀云，等.药物黏堵绝育术后近端输卵管闭塞的手术复通效果分析 [J].中华妇产科杂志，2007, 42(2): 120-123.

[29] 许旭，许良智.不同部位输卵管不孕的临床循证治疗 [J].华西医学，2013, 28(06): 963-966.

[30] 佐满珍，桓发玉，陈爱华，等.宫、腹腔镜下微导丝疏通在输卵管阻塞性不孕中的应用 [J].中国微创外科学杂志，2006, 6(4): 264-265.

[31] 蒿长玲，陈萍.输卵管炎性不孕的研究进展 [J].光明中医，2019, 34(10): 1611-1614.

[32] 崔明华，王慧，凌霞.妇炎汤保留灌肠治疗输卵管阻塞性不孕症的临床疗效 [J].实用妇科内分泌杂志（电子版），2017, 27(v. 4): 40-44.

[33] 黄定芳，尹剑平，黄梦文，等.丹红注射液穴位注射联合中药通络汤治疗输卵管通而欠畅性不孕症30例 [J].江西中医药，2014, 45(03): 42-43.

[34] 朱文平，安良敏，李连娣，等.臭氧联合阿德福韦脂胶囊治疗乙型肝炎的安全性评估 [J].中国医药指南，2013, 11(20): 23-24.

[35] 张亚玲.妇科臭氧治疗仪治疗霉菌性阴道炎的临床观察 [J].求医问药（下半月），2013, 11(04): 304.

[36] 申刚，谭小云，陈德基，等.介入再通联合臭氧治疗阻塞性输卵管炎的实验研究 [J].介入放射学杂志，2012, 21(05): 405-409.

[37] 董建春，夏恩兰.临床妇产科内窥镜技术 [M].济南：山东科学技术出版社，2005:

120–126.

[38] Practice Committee of the American Society for Reprod–uctive Medicine. Endomtriosis and infertility: a committee opinion[J]. Fertil Steril, 2012, 98(3): 591–598.

[39] Dunselman G, Vermeulen N, Becker C, et al. ESHRE guideline: management of women with endometriosis[J]. Hum Reprod, 2014, 29(3): 400–412.

[40] Adamson G D, Pasta D J. Endometriosis fertility index: the new, validated endometriosis staging system[J]. Fertil Steril, 2010, 94(5): 1609–1615.

[41] Kaya Cihan, Alay Ismail, Yildiz Sukru, et al. Hy–steroscopic removal of intrauterine–retained suture material causing pelvic inflammatory disease[J]. Gynecology and Minimally Invasive Therapy, 2021, 10(2): 121–123.

[42] Wenjun Wang, Ruiqi Li, Tingfeng Fang, et al. Endometriosis fertility index score maybe more accurate for predicting the outcomes of in vitro fertilisation than r–AFS classification in women with endometriosis[J]. Reprod Biol Endocrinol, 2013, 11(1): 1789–1799.

[43] Usami Fumiko Matsukawa, Arata Masaki, Shi Dongbo, et al. Intercellular and intracellular cilia orientation is coordinated by CELSR 1 and CAMSAP 3 in oviduct multi–ciliated cells[J]. Journal of cell science, 2021, 134(4).

[44] Charles Banliat, Daniel Le Bourhis, Ophélie Bernardi, et al. Oviduct Fluid Extracellular Vesicles Change the Phospholipid Composition of Bovine Embryos Developed In Vitro[J]. International Journal of Molecular Sciences, 2020, 21(15).

[45] Farhi Adel, Gabis Lidia V, Frank Shay, et al. Cognitive achievements in school–age children born following assisted reproductive technology treatments: A prospective study[J]. Early human development, 2021, 155.

（贺朝　陕西中医药大学第二附属医院　咸阳）

第九章

三氧治疗皮肤病与美容

一、概述

三氧(O_3)曾因为其有特殊气味而得名"臭氧",也被称为"活性氧""蓝氧"。它由3个氧原子组成,易溶于水,性质不稳定易分解且具有强氧化性,可迅速杀灭病原微生物,在临床中得到广泛应用。三氧医用始于1835年,经过百余年的发展,三氧医用的效果已获得德国、意大利、美国等国医学工作者的认可。约自2000年开始,医用三氧在我国多个临床学科如骨科、神经内科、口腔科、皮肤科、疼痛科、妇科、内分泌科等得到推广运用。

近年来研究发现,三氧外用可有效治疗皮肤科多种常见病及辅助治疗皮肤科重症疾病,也可用于损容性疾病的治疗和美容术后的护理和修复。治疗的方法有三氧水(ozonated water)喷雾、湿敷、浸泡、淋浴等,三氧油(ozonated oil)、三氧油膏外用,三氧水 + 三氧油混合喷雾等。三氧水疗以及三氧油制剂具有高效、安全等特点,已在全国范围内推广应用。三氧自血疗法可辅助治疗多种皮肤病。

二、疾病基础知识

皮肤病(dermatosis)是发生在皮肤和皮肤附属器疾病的总称。皮肤是人体最大的器官,皮肤病的病因复杂、种类繁多,部分可伴有多器官、多系统受累,因此皮肤病无法用单一标准分类。常见皮肤病有感染性皮肤病、皮炎湿疹类皮肤病、红斑丘疹鳞屑性皮肤病、大疱性皮肤病等。皮肤病的治疗可使用系统治疗、外用药治疗、物理治疗、手术治疗以及中医中药治疗,但皮肤病治疗使用最多的是外用药。三氧可以多种外用方式广泛用于皮肤病的急性、亚急性、慢性皮损及瘙痒症等的康复治疗，具有较好的杀菌、消炎、止痒止痛、免疫调节等作用且无抗生素和激素的副作用，可以避免因外用药选择或使用不当导致无效甚至使病情加重等现象。

三、疾病临床表现

（一）感染性皮肤病

包括病毒性皮肤病、细菌性皮肤病、真菌性皮肤病等，常见的有脓疱疮、带状疱疹、体股癣、手足癣等。

1. 脓疱疮

它是一种常见的由细菌感染引起的急性化脓性皮肤病，流行于夏秋季节，多见于2～7岁儿童，好发于颜面、口周、鼻孔周围、耳郭及四肢暴露部位。表现为在红斑基础上发生的薄壁水疱，迅速转变为脓疱，周围有明显红晕。脓疱破后，脓液干燥结成蜜黄色厚痂，痂不断向四周扩张，可相互融合。自觉瘙痒，常因搔抓将细菌接种到其他部位，发生新的皮疹。

2. 带状疱疹

它是由水痘－带状疱疹病毒引起的急性感染性皮肤病。发疹前可有轻度乏力、低热、纳差等全身症状。好发部位依次为肋间神经、颈神经、三叉神经和腰骶神经支配区域。患处常首先出现潮红斑，很快出现粟粒至黄豆大小的丘疹，簇状分布而不融合，继之迅速变为水疱，疱壁紧张发亮，疱液澄清，外周绕以红晕，疹间皮肤可正常；皮损沿某一周围神经呈带状排列，多发生在身体的一侧，一般不超过正中线。神经痛为本病特征之一，可在发病前或伴随皮损出现，老年患者常较为剧烈。病程一般2～3周。

3. 浅部真菌病

由寄生于角蛋白组织的致病真菌所引起的皮肤病，包括体股癣、手足癣等。

体股癣指浅表部位的皮肤癣菌感染，皮疹始为红斑或丘疹、随后损害渐渐呈远心性向四周扩展，病灶中央有自愈倾向，日久成为环形。环的边缘稍微比邻近正常皮肤高起，炎症较明显，其上有小丘疹、水疱或鳞屑附着，自觉瘙痒。手足癣可有多种类型，皮损特点为深在水疱、瘙痒或皮肤粗糙、增厚、鳞屑，干燥间有皲裂。

（二）皮炎湿疹类皮肤病

常见的有接触性皮炎、湿疹、特应性皮炎、瘀积性皮炎等。

1. 接触性皮炎

表现接触部位出现皮炎。轻症时为局部红斑，淡红至鲜红色，稍有水肿，或有针尖大丘疹密集，重症时红斑肿胀明显，在此基础上有多数丘疹、水疱，炎症剧烈时可以发生大疱。水疱破裂则有糜烂、渗液和结痂。皮炎的部位及范围与接触物接触部位一致，界限非常鲜明，但如接触物为气体、粉尘，则皮炎呈弥漫性而无一定的鲜明界限，多发生在身体暴露部位。自觉症状大多有痒和烧灼感或胀痛感。

2. 湿疹

按皮损表现分为急性、亚急性、慢性等3期。

（1）急性湿疹：皮损初为多数密集的粟粒大小的丘疹、丘疱疹或小水疱，基底潮红，逐渐融合成片，由于搔抓，丘疹、丘疱疹或水疱顶端抓破后呈明显的点状渗出及小糜烂面，边缘不清。自觉剧烈瘙痒。好发于头面、耳后、四肢远端、阴囊、肛周等，多对称发布。

（2）亚急性湿疹：急性湿疹炎症减轻后，皮损以小丘疹、结痂和鳞屑为主，仅见少量丘疱疹及糜烂，仍有剧烈瘙痒。

（3）慢性湿疹：常因急性、亚急性湿疹反复发作不愈而转为慢性湿疹，也可病程开始即为慢性湿疹。表现为患处皮肤增厚、浸润，棕红色或色素沉着，表面粗糙，覆鳞屑，或因抓破而结痂，自觉瘙痒剧烈，易复发，经久不愈。

3. 特应性皮炎

特应性皮炎分为3期。

（1）婴儿期：在出生后第2或第3个月开始发病，急性或亚急性湿疹状，好发于面颊部及额部。皮疹分渗出型和干燥型，均伴剧烈瘙痒。

（2）儿童期：多数在5岁前发病。皮损分湿疹型和痒疹型，为亚急性或慢性湿疹状，好发于四肢屈侧，特别是肘、腘窝；或呈痒疹状，则好发于四肢屈侧。

（3）青年及成人期：皮损与儿童期类似。

4. 瘀积性皮炎

又名静脉曲张性湿疹，是一种下肢慢性潮红、鳞屑、瘙痒或肿胀的皮肤病，常有深褐色皮肤色素沉着，易发生于静脉曲张和水肿患者。一般起病缓慢，先开始在小腿下 1/3 处出现轻度水肿，休息后可消退，站立或行走时间长又复出现。渐起圆形红斑或褐红色斑片，有时可呈紫癜样斑片，自觉瘙痒明显，常抓破糜烂和结痂等。日久皮肤逐渐粗糙、脱屑、增厚、皲裂，呈苔藓样损害。反复发作或加重，以冬季为甚。部分患者可反复出现慢性溃疡。

（三）红斑丘疹鳞屑性皮肤病

常见的有银屑病、玫瑰糠疹等。

1. 银屑病

寻常型银屑病为最常见的类型，多急性发病。典型表现为界限清楚、形状大小不一的红斑，周围有炎性红晕，稍有浸润增厚。表面覆盖多层银白色鳞屑，鳞屑易于刮除，刮净后呈淡红发亮的半透明薄膜，刮破薄膜可见点状出血（Auspitz 征）。皮损好发于头部、骶部和四肢伸侧面，严重者泛发全身。部分患者自觉不同程度的瘙痒。关节病型银屑病、脓疱型银屑病、红皮病型银屑病往往是由寻常型银屑病发展而来的严重类型。

2. 玫瑰糠疹

本病多发于青年人或中年人，以春秋季多发。初起损害是在胸、颈、躯干或四肢出现直径 1～3 cm 大小的玫瑰色淡红斑或黄褐色斑片，边缘微高起，有细薄的糠秕样鳞屑，称为前驱斑或母斑，数目为 1～3 个。1～2 周后躯干与四肢近侧端相继有泛发性成批的皮损出现，常对称分布，皮损较母斑为小，形态与母斑基本相同，称为继发斑。直径为 0.2～1 cm，常呈椭圆形，斑片中间有细碎的鳞屑，斑片的长轴与肋骨或皮纹平行。可伴有不同程度的瘙痒。

（四）大疱性皮肤病

常见的有天疱疮、大疱性类天疱疮。

1. 天疱疮

平均发病年龄是 50～60 岁，男女发病率相近。天疱疮分为 4 型：寻常型、增殖型、落叶型、红斑型，其中寻常型最常见。半数以上患者先是口腔黏膜发生水疱和糜烂，而后出现皮肤损害，经久不愈。之后在外观正常的皮肤出现黄豆至核桃大小的水疱，疱液清或稍浑，疱壁薄而松弛，易破，尼氏征阳性。水疱破裂显露潮红糜烂面，有少许渗液或结痂，创面愈合慢，自觉灼痛，愈后留色素沉着和粟丘疹。水疱可以发生于全身任何部位，常见于头面、颈、胸背、腋下、腹股沟等处。

2. 大疱性类天疱疮

60岁以上好发。在红斑或外观正常皮肤上出现樱桃至核桃大小的水疱，疱壁紧张，不易破，疱液澄清或混有血液，尼氏征多为阴性。疱破后显糜烂结痂，愈合较快，遗留色素沉着。好发于四肢屈侧及胸腹部，常先发于某一部位，半月至数月后发展至全身，伴瘙痒。

（五）痤疮、酒渣鼻、脂溢性皮炎

主要表现为颜面部的红斑、丘疹、粉刺、脓疱、血管扩张等，部分有毛囊虫感染，可有瘙痒和干燥等不适。

（六）臭汗症

臭汗症多见于多汗、汗液不易蒸发和大汗腺所在的部位，如腋窝、腹股沟、足部、肛周、外阴、脐窝及女性乳房下方等，以足部和腋窝臭汗症最为常见。足部臭汗症常与足部多汗伴发，有刺鼻的臭味，夏天明显。腋窝臭汗症俗称狐臭，是一种特殊的刺鼻臭味，夏季更明显。少数患者的外阴、肛周和乳晕也可散发出此种臭味。

（七）雀斑、咖啡斑、黄褐斑

主要表现为颜面部的色素斑点或斑片。

四、适应证及禁忌证

（一）适应证

（1）感染性皮肤病，包括病毒性皮肤病、细菌性皮肤病、真菌性皮肤病等。

（2）皮炎湿疹类皮肤病，包括接触性皮炎、湿疹、特应性皮炎、药疹等。

（3）红斑丘疹鳞屑性皮肤病，包括银屑病、玫瑰糠疹、副银屑病、急性痘疮样糠疹等。

（4）皮肤附属器疾病，如痤疮、酒渣鼻、脂溢性皮炎、臭汗症等。

（5）辅助治疗大疱性皮肤病，常见的有天疱疮、大疱性类天疱疮；结缔组织疾病，常见的有红斑狼疮、硬皮病、皮肌炎；也可用于重症药疹、红皮病等。

（二）禁忌证

（1）三氧外用治疗皮肤病无绝对禁忌证，但不推荐用于荨麻疹的治疗。

（2）患有心脏病、呼吸系统疾病或孕妇等对水疗不耐受的患者，应在医生的指导下谨慎治疗。治疗时注意保暖，防止滑倒。治疗急性过敏性皮肤疾患时，三氧水的温度不宜太高。

（3）三氧水治疗蚕豆病的风险未知，不建议使用。

不良反应：因治疗室密闭或通风不好而导致缺氧，引发头晕、咳嗽；少数患者可出现皮损刺痛；严重心脑血管疾病、哮喘发作期等呼吸道疾病患者、甲状腺功能亢进症等患者可能因为浸浴或吸入三氧而导致心血管、呼吸系统不适。

五、常规治疗方法

上述皮肤病常以抗感染、外用皮质激素药物、激光等为常规治疗手段。

六、三氧治疗方法

（一）三氧水疗

三氧水疗是指通过特殊的装置采用医用氧源生成三氧气体，将三氧气体溶于水生成一定浓度的三氧水，通过洗浴、浸泡、湿敷、清创等方式进行干预的治疗方法。三氧水疗设备需要精确控制治疗过程中需要的最佳治疗浓度，临床建议三氧水的浓度应该控制在 2 ~ 10 mg/L 范围，以避免造成呼吸损伤以及细胞毒性。三氧水的浓度会随水温升高而降低且随时间而衰减，水温越高衰减越快。常温常压下三氧水水温在 20 ~ 30 ℃ 静置 30 min 内对常见的病原菌均具有较好的杀菌效果。建议患者三氧水疗时一次治疗 15 ~ 20 min，针对急性皮炎以及感染，连续治疗 3 ~ 5 次可见显著疗效，治疗次数需要根据患者年龄、疾病种类、病情程度等因素进行调整。

（二）三氧油及三氧油膏制剂治疗皮肤病

三氧油制剂有效物质是三氧油，是将三氧溶解在植物油中制备而得。三氧能够与植物油中的不饱和脂肪酸反应生成稳定物质，能够使三氧以"自由氧"的形式在植物油中保存较长的时间。三氧油制剂使得三氧更加便利地应用于皮肤病的治疗中。三氧油制剂有不同的形式，包括三氧油液体敷料、三氧油膏、三氧油纱布，可根据患者情况来选择不同的制剂形式。

三氧油的三氧化程度常用过氧化值评价。过氧化值为 2 000 ± 500 mEq/ 1 000 g

的三氧化山茶油（过氧化值可因检测方法不同而不同）无明显刺激反应，动物安全性实验发现实验动物生命体征及肝、脾系数正常，无皮肤角质层增生和炎性反应发生，无急性毒性；临床应用亦安全有效，未见明显不良反应。Valacchi 等研究发现使用过氧化值为 $1\,631 \pm 64\ mEq/1\,000\ g$、酸值为 $2.45 \pm 0.5\ mg\ KOH/g$ 的三氧化芝麻油可促进伤口愈合。三氧油过氧化值范围在 $2\,000 \pm 500\ mEq/1\,000\ g$ 是安全有效的。三氧油液体敷料或油膏取适量涂抹于皮损处，三氧油纱布覆盖于皮损处并固定好，三氧油制剂 1~2 次/日。

1. 脓疱疮

治疗前准备：依据皮损部位，嘱患者取坐位或卧位，充分暴露皮损区域。治疗以皮损为单位，局部行常规消毒。

操作要点：用一次性注射器抽出疱液，用三氧水湿敷或冲洗，之后外涂三氧油。

疗程：每日治疗 1~2 次，每次湿敷或冲洗 10~15 min，5~7 次/疗程。

皮损位于面部者，可用三氧水清洗或外敷面部以及眼部，三氧油勿滴入眼内；局部使用三氧油后不需要使用其他外用药，保持皮损局部清洁即可；可用于婴幼儿治疗，如有发热等全身不适，可进行系统抗感染治疗。

2. 带状疱疹

治疗前准备：依据皮损部位，嘱患者取坐位或卧位，充分暴露皮损区域。治疗以皮损为单位，局部行常规消毒。

操作要点：一次性注射器抽出疱液或者火针治疗后用三氧水湿敷或冲洗；三氧水喷雾后抽出疱液或者火针治疗，之后再次三氧水喷雾；棉签吸干创面液体外涂三氧油。

疗程：每日治疗 1~2 次，每次湿敷或冲洗 10~15 min，5~7 次/疗程。

皮损位于面部者，可用三氧水清洗或外敷面部以及眼部，三氧油勿滴入眼内；局部使用三氧油后不需要使用其他外用药，保持皮损局部清洁即可；可酌情使用三氧自血疗法；水痘患者可参照此方法治疗；孕妇和哺乳期妇女可使用三氧水疗和三氧油。

3. 浅部真菌病

治疗前准备：依据皮损部位，嘱患者取坐位或卧位，充分暴露皮损区域。治疗以皮损为单位，局部行常规消毒。

操作要点：用三氧水湿敷、浸泡或冲洗，吸干水分后外涂三氧油。

疗程：每日治疗1～2次，每次湿敷、浸泡或冲洗10～15 min，5～7次／疗程。

皮损位于面部者，可用三氧水清洗或外敷面部以及眼部，三氧油勿滴入眼内；局部使用三氧油后不需要使用其他外用药或与抗真菌外用药交替使用，干燥皲裂皮损可在外用三氧油基础上外用抗真菌膏剂；可用于儿童、孕妇和哺乳期妇女。

4. 特应性皮炎

治疗前准备：依据皮损部位，嘱患者取坐位或卧位，充分暴露皮损区域。

操作要点：急性、亚急性皮损用三氧水湿敷、浸泡或冲洗，吸干水分后外涂三氧油；皮损干燥、鳞屑较多的患者用三氧水洗浴后再用三氧水与三氧油喷雾上药；慢性皮损用三氧水浸泡，吸干水分后外涂三氧油，配合按摩、封包效果更好。

疗程：每日治疗1～2次，每次湿敷、浸泡或冲洗10～15 min，5～7次／疗程。

皮损位于面部者，可用三氧水清洗或外敷面部以及眼部，三氧油勿滴入眼内；急性、亚急性皮损局部使用三氧油后不需要使用其他外用药，保持皮损局部清洁即可，慢性皮损局部使用三氧油后可配合其他外用药；特应性皮炎患者病情易反复，三氧水疗和三氧油可以长期使用或者预防性使用，皮肤干燥者建议加用保湿霜；可用于婴幼儿、孕妇和哺乳期妇女，可用于褶皱部位。

5. 瘀积性皮炎

治疗前准备：依据皮损部位，嘱患者取坐位或卧位，充分暴露皮损区域。治疗以皮损为单位，局部行常规消毒。

操作要点：用三氧水湿敷、浸泡或冲洗，慢性溃疡可用三氧水清创，吸干水分后外涂三氧油。

疗程：每日治疗1～2次，每次湿敷、浸泡或冲洗10～15 min，5～7次／疗程。

局部使用三氧油后不需要使用其他外用药，保持皮损局部清洁即可；溃疡可配合换药；可用于孕妇和哺乳期妇女以及老年患者；可配合三氧自血疗法。

6. 红斑丘疹鳞屑性皮肤病

治疗前准备：依据皮损部位，嘱患者取坐位或卧位，充分暴露皮损区域。

操作要点：用三氧水浸泡或冲洗，吸干水分后外涂三氧油；皮损干燥、鳞屑较多的患者用三氧水洗浴后再用三氧水与三氧油喷雾上药；肥厚皮损用三氧水浸泡，吸干水分后外涂三氧油，配合按摩、封包效果更好。

疗程：每日治疗1次，每次冲洗10～15 min，浸泡时间可适当延长，5～7次／疗程。

皮损位于头皮、面部者，可用三氧水清洗或外敷，三氧油勿滴入眼内；局部使用三氧油后可配合其他外用药或者保湿剂；可用于婴幼儿、孕妇和哺乳期妇女，可用于褶皱部位和生殖器；水疗后可酌情配合 NUVB 照射治疗；可配合三氧自血疗法。

7. 大疱性皮肤病

均可配合三氧自血疗法。有皮损阶段都可以酌情外用三氧治疗。

治疗前准备：依据皮损部位，嘱患者取坐位或卧位，充分暴露皮损区域。

操作要点：水疱、糜烂、结痂用三氧水湿敷、浸泡或冲洗，吸干水分后外涂三氧油；如果皮损干燥、疼痛，可用三氧水洗浴后再用三氧水与三氧油喷雾换药；口腔皮损可用三氧水漱口。

疗程：每日治疗 1~2 次，每次湿敷、浸泡或冲洗 10~15 min，直到皮损愈合为止。

皮损位于面部者，可用三氧水清洗或外敷面部以及眼部，三氧油勿滴入眼内；可用于婴幼儿、老年人、孕妇和哺乳期妇女，可用于褶皱部位。

8. 臭汗症

治疗前准备：依据皮损部位，嘱患者取坐位或卧位，充分暴露皮损区域。

操作要点：用三氧水湿敷或冲洗，吸干水分后外涂三氧油。

疗程：每次湿敷或冲洗 10~15 min，可根据出汗和臭味的严重程度调整治疗的频次。

部分患者外用三氧油一段时间后可获得较长时间的缓解；可用于孕妇和哺乳期妇女。

9. 雀斑、咖啡斑、黄褐斑

黄褐斑常常需要综合治疗，可以配合三氧自血疗法。雀斑、咖啡斑、黄褐斑激光术后可外涂三氧油至结痂完全脱落。

（三）三氧油及三氧油膏制剂用于美容

皮肤美容包括面部损容性疾病的诊断与治疗以及利用美容技术年轻化等。因三氧具有抗氧化防御功能、酶系统及激素释放的维持与平衡、情绪和记忆力的改善、性能力的维持和恢复等作用，三氧自血疗法、三氧穴位注射等已被用于健康管理、康复以及美容。三氧外用技术可以治疗或辅助治疗损容性疾病、美容术后的护理修复等。相关的损容性皮肤病有痤疮、酒渣鼻、脂溢性皮炎、臭汗症、雀斑、咖啡斑、黄褐斑等。

治疗前准备：依据皮损部位，嘱患者取坐位或卧位，充分暴露皮损区域。

操作要点：用三氧水湿敷或冲洗，吸干水分后外涂三氧油；如果皮损干燥、疼痛可用三氧水洗浴后再用三氧水与三氧油喷雾换药。

疗程：每日治疗 1~2 次，每次湿敷或冲洗 10~15 min，5~7 次 / 疗程。

三氧油勿滴入眼内；可用于孕妇和哺乳期妇女。

七、疗效评价

三氧外用治疗以下皮肤病，获得满意疗效。

（一）感染性皮肤和黏膜疾病

可广泛应用于细菌、真菌和病毒感染导致的皮肤和黏膜疾病治疗。

细菌性感染如金黄色葡萄球菌、溶血性链球菌引起的脓疱疮，患儿可使用三氧水疗每日 1 次，外用三氧油每日 2 次，缩短创面痊愈的时间。患儿经过 3~7 次三氧外用治疗多可痊愈（图 9-1）。

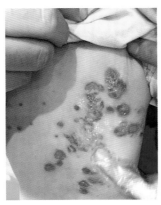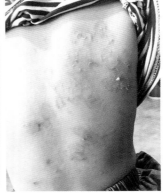

图 9-1　脓疱疮患儿外用三氧（三氧水疗和三氧油）治疗前后

真菌性感染如浸渍糜烂型足癣，有明显渗出、裂隙、脱皮、水泡、瘙痒感强烈，可使用三氧水浸泡 20 min，水疗后外用三氧油，治疗 4 周后基本痊愈，与使用萘替酚酮康唑乳膏治疗疗效接近。念珠菌性阴道炎外用三氧水疗 3 次能明显缓解瘙痒、减少阴道分泌物。三氧水疗结合三氧油外用能有效治疗间擦疹、体股癣和难辨认癣等。

病毒性感染如水痘 - 带状疱疹病毒引起的带状疱疹，在口服抗病毒药物治疗的基础上，联合三氧水疗、三氧油治疗，有助于缓解疼痛、缩短病程。三氧油外用可有效治疗单纯疱疹，三氧水疗结合三氧油外用可促进尖锐湿疣激光术后的创面愈合（图9-2）。

治疗前　　　　治疗后

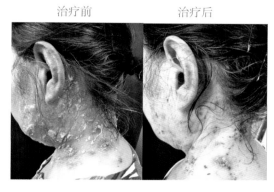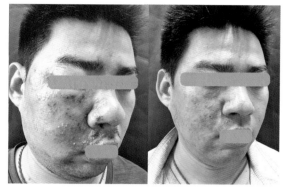

图9-2　带状疱疹患者抗病毒治疗和外用三氧（三氧水疗和三氧油）治疗前后

（二）皮炎、湿疹类皮肤疾病

特应性皮炎、湿疹可依据病情在常规抗组胺药物治疗的基础上，联合三氧水疗，患处在四肢可浸泡，在头部、躯干部可湿敷，全身疾患可淋浴或浸泡。有糜烂、渗出的皮损可在三氧水疗后外涂三氧油，无糜烂、渗出的皮损可外涂医用三氧油再结合保湿霜。三氧水疗联合三氧油治疗婴幼儿特应性皮炎，能减少患者表面金黄色葡萄球菌的定植，并与疗效有关（图9-3）。

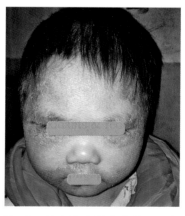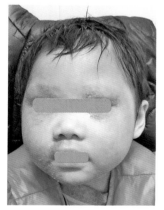

图9-3　特应性皮炎患儿外用三氧（三氧水疗和三氧油）治疗前后

（三）红斑丘疹鳞屑性皮肤病

寻常型银屑病可依据疾病的严重程度给予常用药物和（或）三氧水疗、三氧油外用治疗，患处在四肢可用三氧水浸泡，在头部、躯干部可湿敷，全身疾患可淋浴或浸泡，之后外用三氧油。对于病情稳定的患者，三氧外用的疗效与中效糖皮质激素制剂相当（图9-4）。

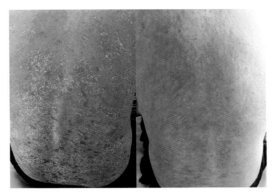

图9-4　红皮病型银屑病患者外用三氧（三氧水疗和三氧油）治疗前后

（四）瘙痒性皮肤病

由糖尿病、肝肾功能衰竭等引起的瘙痒症可用三氧水浸泡或淋浴，配合三氧油外用疗效更好。

（五）大疱性皮肤病

三氧水疗可作为治疗大疱性皮肤病的外用辅助治疗方式，依据病情，在常规药物治疗基础上辅助配合治疗（图9-5）。例如天疱疮患者，依据病情的严重程度给予相应剂量的甲泼尼龙和免疫抑制剂等药物治疗，细菌培养显阳性患者给予系统抗生素，并配合三氧水疗，轻中度患者使用三氧水湿敷，重度及极重度患者使用三氧水淋浴，每天1次，对照组则使用1∶8 000高锰酸钾治疗。两种外用治疗方式的有效率接近，三氧水疗有效率为84.38%，高锰酸钾组有效率为81.81%，但患者对三氧水疗的清洁认可度以及满意程度更高。三氧水疗组抗生素的使用率为

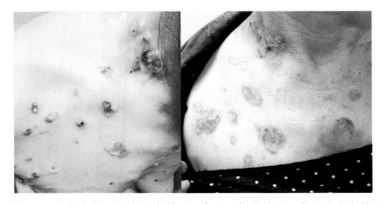

图9-5　大疱性类天疱疮患者外用三氧（三氧水疗和三氧油）治疗前后

15.63%，低于高锰酸钾组的36.36%，表明三氧水疗可以减少系统抗生素的使用。由天疱疮、重症药疹、口腔溃疡等引起的口腔黏膜损害可使用三氧水漱口和三氧油涂抹，具有快速清洁口腔和消炎止痛的作用。

（六）伤口、溃疡类

三氧水疗可有效治疗感染、烧烫伤、糖尿病等原因导致的急性、慢性伤口，患处在四肢可清创、浸泡，在头部、躯干部可三氧水湿敷，全身多处疾患可淋浴或浸泡（图9-6）。有感染全身症状者可配合系统抗生素使用，三氧水疗之后可配合理疗及外用药。隐翅虫皮炎是由于皮肤接触隐翅虫体内的强酸性毒液所引起的急性炎症反应，皮损特点为丘疹、水疱、脓疱及糜烂，三氧水湿敷清洗后外用三氧油，疗效显著（图9-7）。三氧油外用于激光术后可保护创面、预防细菌感染、促进伤口愈合（图9-8）。

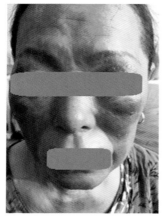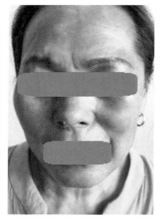

图9-6　烧烫伤患者外用三氧（三氧水疗和三氧油）治疗前后

治疗前　　　　　　　治疗1天　　　　　　　治疗2天

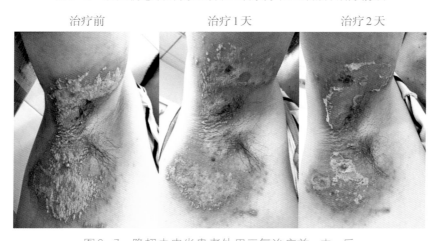

图9-7　隐翅虫皮炎患者外用三氧治疗前、中、后

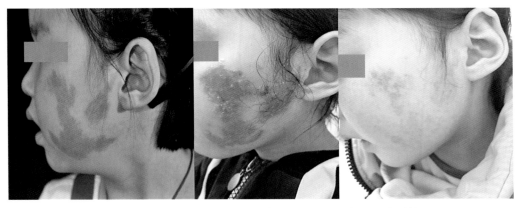

图9-8　咖啡斑激光术后患者外用三氧水和三氧油保护创面

八、展望

医用三氧应用于治疗皮肤病虽然时间不长，但适应证广，基本上可以涵盖感染类皮肤病和激素治疗类皮肤病，疗效独特、副作用不明显。外用治疗皮肤病可部分替代抗生素和糖皮质激素外用制剂，减少激素副作用和耐药菌的产生，是一种很有前景的治疗方法。但目前对三氧治疗皮肤病的作用机制所知甚少，治疗方式也比较局限，未来应该在这两个方面做更深入的研究。

参考文献

[1]　张学军，郑捷. 皮肤性病学 [M]. 9 版. 北京：人民卫生出版社，2018.

[2]　朱学俊，顾有守，王京. 实用皮肤病性病治疗学 [M]. 4 版. 北京：北京大学医学出版社，2017.

[3]　Jean L Bolognia, Joseph L Jorizzo, Ronald P Rapini. 皮肤病学 [M]. 2 版. 朱学骏，王宝玺，孙建方，等，译. 北京：北京大学医学出版社，2014.

[4]　V Bocci. 臭氧治疗学 [M]. 李庆祥，王燕申，译. 北京：北京大学医学出版社，2006.

[5]　鲁建云，李苗苗，高丽华，等. 臭氧水浓度衰减及其杀菌作用 [J]. 中南大学学报（医学版），2018, 43(2): 143–146.

[6]　黄华军. 臭氧水对感染性创面抗炎修复作用的初步实验研究 [D]. 南方医科大学，2010.

[7]　李云恺，陈丽艳，王惠，等. 臭氧、臭氧水联合改良型 VSD 治疗复杂性创面的效果及机制初探 [J]. 重庆医学，2014(23): 3019–3021.

[8]　李宗玉. 臭氧水在创面治疗中应用的实验研究 [D]. 第二军医大学，2010.

[9]　王晓琦. 医用臭氧在皮肤疾病中的创新性应用 [J]. 中南大学学报 (医学版), 2018, 43(2): 114－123.

[10]　潘伊枝, 欧春香, 喻小丽, 等. 臭氧外用治疗脓疱疮疗效研究 [J]. 当代护士 : 综合版旬刊 , 2017(12): 111－113.

[11]　鲁建云, 郭敏, 黎贵鸿发, 等. 臭氧水联合臭氧油治疗足癣的疗效 [J]. 中南大学学报 (医学版), 2018, 43(2): 147－151.

[12]　黄健, 黄进华, 向亚平, 等. 外用臭氧创新性治疗带状疱疹 [J]. 中南大学学报 (医学版), 2018, 43(2): 168－172.

[13]　张英博, 向亚平, 黄进华, 等. 联合臭氧水治疗特应性皮炎患者的疗效及白细胞介素 4、神经生长因子检测 [J]. 中华皮肤科杂志 , 2016, 49(10): 736－738.

[14]　向琴, 冯亚兰, 徐晓芃, 等. 臭氧水疗仪结合循证护理干预对湿疹皮炎疗效观察 [J]. 医学临床研究 , 2015(6): 1237－1238.

[15]　吕玉红. 臭氧水疗联合循证护理治疗湿疹皮炎的效果分析 [J]. 临床医学工程 , 2016, 23(7): 973－974.

[16]　鲁建云 , 李苗苗 , 黄健 , 等. 臭氧外用对特应性皮炎患者金黄色葡萄球菌定植的干预作用 [J]. 中南大学学报 (医学版), 2018, 43(2): 157－162.

[17]　谭丽娜, 黄健, 卢静, 等. 臭氧油外用治疗寻常型银屑病的临床疗效 [J]. 中南大学学报 (医学版), 2018, 43(2): 173－178.

[18]　姜福琼 , 邓丹琪 , 李晓岚 , 等. 臭氧水疗辅助治疗天疱疮的疗效 [J]. 中南大学学报 (医学版), 2018, 43(2): 152－156.

[19]　Khatri I, Moger G, Kumar N A. Evaluation of effect of topical ozone therapy on salivary Candidal carriage in oral candidiasis. [J]. Indian J Dent Res, 2015, 26(2): 158－162.

[20]　Song M, Zeng Q, Xiang Y, et al. The antibacterial effect of topical ozone on the treatment of MRSA skin infection: [J]. Molecular Medicine Reports, 2018, 17(2): 2449.

（鲁建云　中南大学湘雅三医院　　长沙）

第十章

三氧治疗软组织疼痛及关节疾病

一、概述

(一)慢性肌肉骨骼疼痛的概念

肌肉骨骼疼痛范围很广,几乎涉及全身的肌肉、骨骼、关节、肌腱或软组织等,疼痛超过3个月即为慢性肌肉骨骼疼痛(chronic musculoskeletal pain,CMP)。

WHO 于2018年6月发布的最新国际疾病分类(ICD–11),包含了原发性 CMP 和继发性 CMP。CMP 涉及人体运动系统百余种疾病,常见的如关节痛、颈肩痛、腰背痛、肢体疼痛、脊柱相关疼痛、纤维肌痛、肌筋膜炎等。疼痛的原因包括持续性炎症、结构改变及神经系统疾病等,主要与外伤、职业损伤、姿势不正、慢性劳损等有关。全球近1/3人口患肌肉骨骼疾病,并且随着年龄增长而增加,导致生活痛苦与残疾,甚至有患者长期处于抑郁、焦虑状态。CMP 的发病机制尚未完全明确,可能包括炎症反应、纤维化、神经递质及神经免疫异常和外周及中枢的敏化等。

(二)三氧治疗的机制

目前关于三氧治疗疼痛的机制尚不完全清楚,研究认为可能与以下机制有关:

(1)三氧可以刺激血管内皮细胞释放一氧化氮(nitric oxide,NO),而内源性NO 可以直接导致血管舒张,还可以抑制血小板在内皮细胞表面黏附和血小板聚集作用。NO 舒张血管可能是通过以下机制:NO 提高腺苷酸环化酶的活性,促使细胞内 cGMP 生成增多,继而激活依赖于 cGMP 的蛋白激酶,并抑制蛋白激酶 C 磷酸化作用，使肌球蛋白轻链去磷酸化。细胞内 Ca^{2+} 浓度下降，收缩蛋白对 Ca^{2+} 的敏感性减弱，肌细胞膜上 K^+ 通道活性也下降，从而导致血管舒张。此外，三氧可以使红细胞内 2，3–DPG 含量增加，使血红蛋白氧离曲线右移，增加氧气的释放。这二者共同作用可以改善组织局部的血液循环，增加氧的供应，迅速产生止痛效果。

（2）三氧治疗能够诱导抗氧化酶过度表达，以中和过量的反应性氧化产物（reactive oxygen species，ROS）的产生。三氧也可以诱导细胞因子拮抗剂和（或）免疫抑制因子如 IL–10 和 TGF–β 1 的释放。目前已证明，长时间、低浓度的三氧治疗可以增加抗氧化酶（SOD、GSH）的活性。

（3）三氧可以抑制无髓伤害感受器纤维，并且通过刺激抑制性中间神经元和释放脑啡肽来激活抗伤害系统，达到止痛作用。

（4）通过细针注射三氧可以起到"化学针灸"作用，目前研究认为此作用可能是三氧诱导产生的 H_2O_2 所引起的一系列反应所致。

（5）三氧的止痛效果可以使肌肉松弛和血管舒张，并且通过使乳酸盐氧化、中和酸中毒以及增加 ATP 的合成、Ca^{2+} 的重摄取和水肿的重吸收等作用来增加肌肉的新陈代谢。

（三）三氧治疗时的剂量和浓度

三氧的治疗效果与三氧浓度关系密切，三氧又是强氧化剂，浓度过高会消耗大量的抗氧化酶，对机体产生损害。此外，研究表明高浓度三氧主要发挥抗菌和消毒作用，低浓度三氧和它的多种生物学效应有更多关系。Bocci V 认为血液中三氧浓度在 20~80 μg/mL 是无害的，他建议应用自血疗法时应遵循"低剂量开始，每次增加 5 μg/mL 直到最大剂量"的原则。治疗肌肉骨骼疼痛的局部注射浓度目前尚无明确标准，总结文献中使用方法，绝大多数的注射浓度在 15~30 μg/mL。每个注射点剂量根据其容积在 0.5~5 mL 范围，例如寰枢关节注射，患者很难忍受超过 0.5 mL 的注射量；骶髂关节注射，注射量接近 2 mL 甚至更早就会诱发出患者相同区域和性质的疼痛，此时就不要再增加注射剂量了（图 10–1、图 10–2）。注射中要注意观察患者的反应和影像中三氧气体分布的情况决定治疗总量，多点注射的情况下每次总的剂量在 20 mL 左右。

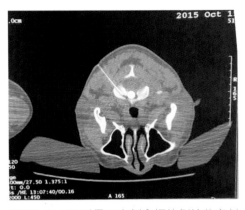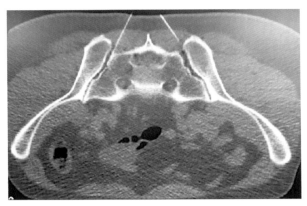

图10-1　CT引导下左侧寰枢外侧关节穿刺　　　图10-2　CT引导下双侧骶髂关节穿刺

（四）三氧的毒副作用

以往认为三氧是一种毒性气体，不适合用于临床。近年来的研究表明，只要由经验丰富的医师合理利用，三氧治疗是安全、有效的。据统计，与三氧有关的副作用发生率为0.000 5%。美国国立卫生院替代疗法办公室在1995年将三氧治疗纳入药物和生物治疗的范畴。三氧常见的副作用包括过敏反应、出血倾向、刺激呼吸道诱发或加重哮喘等。

二、疾病基础知识

（一）梨状肌综合征

梨状肌综合征是引起坐骨神经痛的一种原因。早在1928年Yoeman就提出坐骨神经痛可能与梨状肌有关。1937年，Freiberg首次采用梨状肌切断的方法治疗了12例原因不明的坐骨神经痛，其中10例有效。Robinson于1947年也报道了类似的效果，并首次提出了梨状肌综合征的概念。

梨状肌起自第2～4骶椎前面骶前孔外侧，经坐骨大孔离开小骨盆而移行为肌腱，紧贴髋关节囊的后上部，向外抵止于股骨大粗隆尖，整块肌肉呈三角形。梨状肌受骶丛分支支配，收缩时使髋关节外展、外旋。梨状肌上、下缘将坐骨大孔分为梨状肌上孔和梨状肌下孔。梨状肌上孔有臀上血管和神经出入，梨状肌下孔有坐骨神经、臀下血管和神经、阴部血管和神经等穿过。

坐骨神经出盆腔时与梨状肌的位置关系常有变异。常见类型有：以总干出梨状肌下孔者，约占66.3%；其变异以坐骨神经在盆内分为两支，胫神经出梨状肌下孔，腓总神经穿梨状肌肌腹者多见，约占27.3%；其他变异型约占6.4%。因为坐骨神经与梨状肌关系十分密切，当梨状肌损伤、出血肿胀时，易压迫坐骨神经引起坐骨神经痛。此外，在梨状肌抵止处的肌腱下方与髋关节囊之间，有5%±2.18%可见滑液囊，其炎症能刺激梨状肌而使其痉挛，引起坐骨神经痛。综合上述解剖学特点可知，梨状肌综合征多由于梨状肌的炎症或损伤、坐骨神经鞘水肿、梨状肌变异、梨状肌肌腱变异等压迫或刺激坐骨神经而引起。

1. 梨状肌炎症或损伤使其痉挛刺激坐骨神经引起坐骨神经痛

在臀区有许多滑液囊，尤其是梨状肌滑液囊，当梨状肌滑液囊有炎症时，可以引起梨状肌炎症或梨状肌痉挛，从而刺激坐骨神经引起坐骨神经痛。梨状肌滑液囊炎可以由其他部位炎症经由血行感染或邻近部位皮肤软组织感染直接蔓延所致，也可以是臀部外伤后引起的无菌性滑囊炎。此外，骶髂关节和髋关节疾患以及盆底肌疾患也可造成梨状肌病变，引起梨状肌综合征。

2. 坐骨神经与梨状肌关系的解剖变异

正常情况下，坐骨神经约65.2%是以总干经梨状肌下孔出骨盆，有34.8%的行径异常，尤其是穿经梨状肌型的坐骨神经。当某种原因引起梨状肌损伤或痉挛时，就会压迫或刺激穿经梨状肌的坐骨神经而引起坐骨神经痛。尤其当大腿内旋时，由于梨状肌肌腱被动拉直紧张相互并拢，间隙变窄而使坐骨神经受到挤压。相反，当大腿外旋时，由于梨状肌松弛，肌腱与肌腱之间或肌腱与骨面之间的间隙增大，神经可以正常通过而不受压。

3. 梨状肌肌腱压迫坐骨神经

正常情况下，梨状肌肌腱偏外侧，而坐骨神经偏内侧下行，一般不与肌腱相邻。当肌腱比较发达而向起始端（向内侧）延伸较长时，坐骨神经就会与梨状肌肌腱紧密相邻。这是造成坐骨神经压迫的潜在因素。

（二）肩关节周围炎

肩关节周围炎简称肩周炎，主要病理特点为肩关节囊内及其外周软组织，如滑膜、滑囊、肌肉、肌膜和肌腱以及韧带发生非特异性退行性无菌性慢性炎症改变，其病变首先是关节囊内软组织粘连，并逐渐波及关节囊周围，实际上它是肩关节周围粘连性退行性改变。临床主要表现为自发疼痛和活动时疼痛加剧，患肩活动受限，给患者造成很大痛苦，病程长者可致肩、臂部肌肉萎缩。1872年，Duplay

首次提出"肩关节周围炎"的诊断,因其高发年龄为50岁左右,故又称"五十肩"。

(三)颈部软组织劳损

颈部软组织劳损是指颈部肌肉、筋膜、韧带等软组织损伤性病变,临床上较为多见。颈部软组织损伤受累的组织多为斜方肌、肩胛提肌、胸锁乳突肌及项韧带等。肌肉的起点、止点和肌腹均可出现部分纤维撕裂。

1.急性颈部软组织损伤

多因工作或日常生活中头颈突然扭转、屈伸,肌肉在无准备的情况下强烈收缩、牵拉所致颈部肌肉纤维或韧带等组织发生撕裂所致。受伤组织出血、肿胀,刺激神经纤维末梢,产生局部疼痛而引起颈部肌肉保护性痉挛,可导致头部、肩背部疼痛。神经根刺激症状较少见。日常生活中所见的"落枕"也属于此类。

2.慢性颈部软组织损伤

本病多见于长期低头工作的人,如计算机操作员、编辑、打字员、缝纫工人等,因颈部肌肉韧带长时间处于紧张状态造成肌肉和韧带纤维退行性改变,少量纤维慢性撕裂造成疼痛。局部软组织纤维化及瘢痕形成,组织弹性差。瘢痕组织可以压迫神经纤维末梢而引起疼痛。研究表明,慢性颈痛常与颈椎间盘变性有关。长期低头工作,颈部处于前屈状态,使椎间盘前方受压,髓核后移,刺激纤维环后缘和后纵韧带而产生症状。

(四)急性腰扭伤

急性腰扭伤是腰部软组织突然遭受扭闪或过度牵拉或承受超负荷活动等外力所致的损伤,多见于青壮年重体力劳动者、运动员、舞蹈演员。损伤可累及腰部肌肉、筋膜、韧带、椎间小关节、关节囊、腰骶关节等,如不及时治疗,易转变为慢性。

1.腰部主要结构

(1)腰部肌肉及筋膜:腰部肌肉众多,按运动功能分为前屈后伸、左右侧弯、左右旋转等3组。与急性腰扭伤有关的重点肌肉是竖脊肌及包裹在其周围的胸腰筋膜。当脊柱在直立或中立位时,竖脊肌不紧张;当脊柱开始前屈时,该肌立即强力收缩,是致伤的主要时机;腰完全前屈或超过90°时,肌肉又变得松弛;当后伸再开始时,肌肉又重新收缩,又是一个致伤的时机。当腰扭伤后,竖脊肌又起保护作用而致痉挛。

（2）韧带：与急性腰扭伤有关的主要是棘上韧带和棘间韧带。棘上韧带是连接胸、腰、骶椎各棘突尖之间的纵行韧带，前方与棘间韧带融合，有限制脊柱过度前屈的作用。棘间韧带是连接相邻棘突间的薄层纤维，附着于棘突根部到棘突尖。向前与黄韧带、向后与棘上韧带相移行。这两个韧带均可限制脊柱的过度前屈。当脊柱突然过度前屈时，可以造成这两个韧带部分纤维撕裂。

（3）关节囊：关节囊又称脊柱后关节囊，由纤维结缔组织构成，其两侧附着于后关节面的外侧面并与骨膜连续包绕后关节。

（4）腰骶关节：腰骶关节由 L5 椎体与骶骨、L5 两侧下关节突与 S1 两侧上关节突关节面构成。腰骶关节位于活动度较大的腰椎和甚少活动的骨盆交界处，也是腰椎生理性前凸与骶椎生理性后凸的交接处，杠杆作用大，易受损伤。另外，腰骶部无论行走、站立或坐位均在负重，也是易受劳损的原因。

2.病因

（1）负荷过重：当负荷超过正常体力限度时，可引起局部肌肉强烈收缩，使肌肉、筋膜、韧带等发生损伤。

（2）腰部姿势失衡：弯腰搬重物，当弯腰 >90° 时，竖脊肌松弛，不再有维持脊柱位置和保护韧带的稳定作用，脊柱后方张力由韧带承担。此时，如腰部过度负重，再加上腰部突然旋转，可使肌纤维或韧带撕裂损伤。

（3）跌倒、踏空或突然摇摆等急性应力损伤：踏空时，肌肉韧带瞬间受到强大的应力，导致部分韧带纤维断裂。

（4）脊柱结构上的缺陷：先天性畸形，如隐性脊柱裂、移行椎、横突过长等使脊柱力学结构改变，即使遭受轻微的外力也可能发生损伤。

（5）急性关节扭伤：临床上常见急性腰骶关节扭伤、急性骶髂关节扭伤、急性小关节扭伤。

（6）动作不协调：急性腰扭伤可发生在咳嗽、喷嚏或伸腰时，俗称闪腰。此种扭伤因动作不协调，致使腰部肌肉韧带骤然收缩，造成小关节位移。

（五）腰臀部肌筋膜炎

腰背筋膜遮盖于背部诸肌的浅面，不仅具有保护肌肉、防止肌肉受损粘连的作用，而且还参与肌肉活动功能。当肌肉收缩时，肌筋膜不仅参与位移，还同时参与肌肉收缩的张力活动，从而保证肌肉完成收缩的正常功能。

有炎性病变的肌筋膜，使通过的感觉神经受到炎症刺激和炎性水肿组织的压迫而导致疼痛。疼痛又会带来反射性肌肉痉挛使局部缺血，从而加剧炎症的病理过程。常见的原因如下：

1. 外伤

外伤可引起筋膜的直接撕裂、形成局部疼痛性肿块。常见于肌肉筋膜附着处，如竖脊肌、臀大肌及其筋膜在髂嵴附着处的撕裂伤。

2. 劳损

由于长期肌肉筋膜牵拉、摩擦、受压的积累性损害所致，继而退变及炎症形成。疼痛一般发生于肌肉－神经－骨骼的附着交集处，如腰背筋膜－臀上皮神经－髂嵴交界处或筋膜骨端附着部。

3. 炎症或无菌性炎症

如风湿、类风湿、糖尿病及其他致痛因子所致的筋膜炎。

4. 环境因素

气候变化、过度寒冷、潮湿等，均可引起痛性筋膜炎。

（六）膝骨关节炎

膝骨关节炎是一种老年性退行性疾病。形态上的改变主要为局限性、进行性关节软骨破坏及关节边缘的骨赘形成，传统治疗方法主要使用贴敷膏药、关节腔内注射药物以及理疗等，临床疗效不是非常满意。意大利医生采用膝关节腔内注射三氧的方法能有效缓解关节疼痛，是目前治疗膝骨关节炎的一种新方法。

本病病因目前尚未完全明了，但已明确系多种因素造成了关节软骨的破坏，其内在因素是由于关节软骨本身的改变。由于机械性外伤或炎症等因素造成软骨损伤，而使软骨成分的"隐蔽抗原"暴露，引起自身免疫反应，造成继发性损伤。关节软骨的蛋白多糖合成受到抑制及胶原纤维受到破坏，软骨丧失弹性，增加了液压渗透性而使软骨细胞承受的压应力增高，分解酶增加，润滑作用下降，从而使关节软骨表面破坏。

发生膝骨关节炎常与下列因素有关：①损伤，如关节内骨折、半月板损伤、髌骨脱位等原因造成关节软骨损伤；②过度负重，由于肥胖或膝关节内、外翻畸形而导致关节面过度负重；③感染或炎症引起关节软骨破坏；④软骨下骨坏死，造成关节软骨面损伤。

1. 膝骨关节炎的生物力改变

正常膝关节的负重力线是通过关节内侧间隙，压力传导到胫骨平台。但如发生膝内、外翻畸形，则负重力线内移或外移，而使关节面有效负重面积减少，关节单位面积内的骨小梁微小骨折，而发生骨质塌陷，同时也出现软骨下骨的硬化现象。如膝关节是内翻畸形，则在胫骨内侧平台出现硬化，而外侧膝关节间隙的骨小梁变细，软骨下骨硬化区消退。晚期则膝关节间隙消失，骨硬化区扩大，外侧关节间隙增宽，最后内侧平台骨质吸收导致外侧副韧带松弛及膝关节半脱位。

由于骨关节的软骨失去了正常软骨所具有的受压后可挤出滑液的润滑作用，此软骨易受磨损。

在关节软骨破坏区的周围出现骨赘增生，这种修复现象可以增加关节负重面积，降低单位面积的承受压力。骨赘增生可由破坏软骨区下的血管增生、软骨下骨微小骨折愈合、骨内静脉瘀血、骨压力增高所致。

2. 软骨损伤后引起的自身免疫反应

骨关节炎患者常见关节突然肿胀，关节反复出现滑膜炎，损伤软骨病变也多呈进行性发展，这些现象难以用单纯机械外伤因素解释。骨关节炎患者反复关节肿胀，滑膜液常见单核细胞，这些现象显示骨关节炎可能与免疫反应有关。关节软骨受到机械性或其他原因破坏后，最终都会使软骨细胞、蛋白多糖及胶原蛋白的抗原决定簇暴露，有可能成为自身抗原而诱发免疫反应，而造成软骨继发性损伤。

三、临床表现

（一）梨状肌综合征

此征的主要特点是臀部痛及下肢放射性痛，其范围可波及骶髂关节、坐骨切迹及坐骨神经走行区。急性发病者多有臀部外伤或受凉史，疼痛始于臀部，逐渐向大腿外侧、小腿后外侧放射，站立或咳嗽均能使疼痛加剧。坐位或卧床休息时可使疼痛减轻，Lasegue 征均呈阳性，腘窝压迫试验时可引起下肢窜痛。慢性患者臀部及下肢可以出现肌肉萎缩。有时感觉异常，但无一定分布区。

诊断主要依靠病史和临床症状及体征检查。

（1）臀部痛及下肢放射痛。

（2）Freiberg 试验阳性：患者仰卧位，下肢伸直，检查者用力被动内旋髋关节，由于梨状肌起止两端远离，梨状肌及其肌腱被动拉直、紧张，肌纤维互相靠拢并贴近骨面，使其坐骨神经通道变窄而受压，出现疼痛或下肢放射痛者为阳性。

（3）Thiele 试验：当髋关节内收、内旋、屈曲时，梨状肌被拉紧而使症状加重者，或患侧下肢内收内旋，并向健侧下肢上交叉，引起下肢痛或疼痛加重者，称Thiele 试验阳性。

（4）Pace 试验：患者坐位，双膝并拢，检查者双手分别放于双膝外侧并向内推挤双膝，此时嘱患者用力对抗检查者双手，使其髋外展和外旋。阳性者为力弱并有疼痛，表明梨状肌功能障碍。

（5）梨状肌体表投影区压痛明显，沿坐骨神经分布区可找到固定的压痛点。

（6）经 X 线、CT 或 MRI 检查已排除因腰椎间盘突出症、腰椎管狭窄症等所致的腰、骶神经根受压所引起的腰腿痛。

（7）超声波检查：可见梨状肌肿大，其横断径增大；梨状肌下孔狭窄；梨状肌边界模糊，肌外膜不平滑；梨状肌回声光点增粗、增强，分布欠均匀等，对梨状肌综合征的诊断有参考价值。

（二）肩周炎

肩周炎的发病过程分为急性期、慢性期和功能恢复期等阶段。

1. 急性期

急性期又称冻结进行期，起病急、疼痛剧烈、肌肉痉挛、关节活动受限。夜间疼痛加重，难以入睡。压痛范围广泛，喙突、肩峰下、冈上肌、肱二头肌长头腱和大、小菱形肌在肩胛骨脊柱缘的附着点等部位均可以出现压痛。X 线检查一般无异常发现。此期可持续 2~3 周。

2. 慢性期

慢性期又称冻结期。此期疼痛相对减轻，但压痛范围仍较广泛。由急性期肌肉保护性痉挛造成的关节功能受限发展到关节挛缩性功能障碍。肩关节僵硬，梳头、穿衣、举臂托物等动作均感困难。肩关节周围软组织"冻结"，冈上肌、冈下肌及三角肌出现萎缩。X 线检查偶可观察到肩峰、大结节骨质疏松，囊样变。许秀茂等对 90 例肩周炎患者的 X 线平片分析发现：肱骨大结节皮质增高 43 例（占 48%），皮质下松质骨密度减低伴囊样改变 27 例（占 30%），仅密度减低 20 例（22%）。骨皮质密度增高、松质骨密度减低及囊样多种改变 23 例。2 例冈上肌腱钙化，22 例肩峰下脂肪线增粗、模糊，部分病例脂肪线全部消失。9例骨质疏松，关节端增生或骨赘形成，关节间隙变窄，关节造影，腔内压力增高，容量由正常的20~30 mL减少到5~15 mL。本期可持续数月至1年以上。

3. 功能恢复期

肱盂关节腔、肩峰下滑囊、肱二头肌长头腱滑液鞘以及肩胛下肌下滑囊的炎症逐渐吸收，血液供给恢复正常，滑膜逐渐恢复滑液分泌，粘连吸收，关节容积逐渐恢复正常。此时大多数患者的肩关节功能能恢复到正常或接近正常，而萎缩的肌肉需要较长时间的锻炼才能恢复正常。

（三）颈部软组织劳损

（1）颈部疼痛：为最常见的症状，严重者其疼痛似撕裂样或刀割样。疼痛可以放射到头、肩背及上肢。颈部活动时疼痛加剧。

（2）颈部活动受限。

（3）轻度软组织肿胀：急性期常见，慢性期不明显。

（4）压痛：急性期受损的肌肉有明显压痛且范围广泛，常有多个压痛点。慢性期压痛不明显，可触及增厚的纤维条索。神经系统检查均无异常。

X线检查一般正常，中年以上患者可见颈椎生理屈度变直、椎间隙变窄等退行性改变。

Larsson 等研究发现颈肩部疼痛时，患侧斜方肌的血流较对侧或正常人下降。

（四）急性腰扭伤

急性腰扭伤的病理主要为损伤后组织出血、水肿和吸收修复过程，损伤的程度和范围因受应力的大小而异。组织多为参差不齐的撕裂伤，出血可为散在点状或产生血肿。相邻组织产生炎性渗出，导致水肿。由于创伤代谢产物及周围神经末梢的刺激，可使局部肌肉痉挛，此时因为肌纤维不停收缩，以致代谢产物更为堆积，加上静脉回流受阻，淤血增加，从而加剧上述病理过程。

绝大多数患者有抬重物、弯腰、转身、失足、滑跌等扭伤史，在扭伤的过程中，患者自述伴腰部断裂感或撕裂声，重者即刻不能活动，也有当时不重，但次日因损伤组织的创伤反应，使疼痛加重而不能起床或活动。

X线检查可发现腰椎生理前凸消失或侧弯，棘上韧带及棘间韧带断裂者，棘突间隙可增大，椎间小关节扭伤可见椎间隙左右不等宽。

病变后期，除瘢痕组织形成、收缩或软化外，筋膜多显示增厚，以致末梢神经易被嵌压，产生疼痛。具体表现如下：

1. 腰痛

腰痛是急性腰扭伤的突出症状，患者自觉局部疼痛十分剧烈，并随腰部活动而加剧，平卧后可减轻。其痛点均较固定，并与肌肉韧带撕裂的部位一致，常位于髂后上棘、骶嵴后部竖脊肌附着处、椎旁或横突处。压痛明显、局限，在压痛点的深部，常可触摸到硬度较高的索条状物或痛性小结节。加压触摸这些增生物，可使疼痛加重或出现放射痛。用普鲁卡因或利多卡因局部封闭后疼痛可缓解。

2. 活动受限

由于腰部活动可使损伤组织的拉应力增加，疼痛加剧而明显受限，尤其是向健侧的侧弯、旋转及前屈为甚。

3. 肌肉痉挛

受损的肌肉由于疼痛和其他因素引起放射性痉挛，用手触之一般均呈明显的粗条状。处于痉挛状态的肌肉，由于肌肉纤维的频繁收缩而使代谢产物增加，从而可使疼痛加剧，并再度促使肌肉痉挛，以致形成恶性循环。

4. 强迫体位

严重者多卧床不起，轻者由于患侧腰肌痉挛而使腰椎前凸消失，并呈现向患侧屈曲状的被动体位。

（五）腰臀部肌筋膜炎

腰臀部肌筋膜炎患者大多数有受凉、受潮或过度劳累病史，但也有部分患者没有任何原因而发病。腰臀部肌筋膜炎的主要症状是腰痛和臀部疼痛，或腰臀部同时疼痛。腰痛急性发作的患者除有腰痛外，还出现腰肌痉挛，活动困难，不能翻身，不能平卧；臀部疼痛急性发作的患者可出现行走困难，不能久坐，不能下蹲；慢性腰臀部疼痛的患者常诉持续性腰臀部疼痛，既不能久坐，也不能久站。

腰臀部肌筋膜炎的局部压痛点常较显著，多在病变肌肉筋膜的起止点处。病情反复发作的患者有少数会出现筋膜钙化，临床检查时可触及结节状或条索状物。

诊断主要依靠病史和临床表现，影像学检查无特殊性。

1. 腰部肌筋膜炎

（1）腰痛、腰肌痉挛、腰部沉重感。

（2）天气变化如阴雨天气及处于潮湿地时疼痛明显加重。

（3）晨起腰部酸痛加重，稍活动后疼痛有所缓解，劳累后症状又加重。

（4）腰部有局限性压痛，常见于竖脊肌、臀大肌及其筋膜的髂嵴附着处。

（5）反复发作的病例，于竖脊肌所在部位可触及痛性条索状物。

2. 臀部肌筋膜炎

（1）主要表现为一侧或双侧臀部疼痛，天气变化或劳累后加重。

（2）臀部疼痛严重时常牵扯到膝关节以上及大腿后外侧，一般多局限在臀部。

（3）压痛点多在臀部、髂嵴的下方，反复发作者可触及条索状硬结。

（六）膝骨关节炎

1. 髌骨下疼痛

主动伸屈膝关节时引起髌下摩擦感及早期症状。在上下楼梯或由坐位站起等动作中，股四头肌收缩即引起起髌骨下疼痛。被动伸屈时则无症状，有时也出现交锁现象、髌骨下压痛。

2. 关节反复肿胀

不严重的外伤或轻度扭伤后多引起关节肿胀积液、疼痛，关节周围压痛，膝关节周围肌肉痉挛。休息1~2个月后，症状可自然消退。可以很长时间没有症状，但可因轻微外伤而反复发作。由于股四头肌无力或因疼痛，膝关节可出现"闪失"现象。

3. 关节畸形

病情逐步发展，膝关节出现内翻或外翻畸形，关节骨缘增大。关节主动及被动活动范围逐步减少，关节疼痛转重，在走平路及站立时也引起疼痛感。关节韧带松弛出现关节不稳感。有些患者不能完全伸直膝关节，严重时则膝关节呈屈曲挛缩畸形。初期只活动时疼痛加重，休息后缓解，以后可变为持续性疼痛。一般全身症状少见。

4. 物理检查

物理检查可见股四头肌萎缩，而膝关节粗大，偶尔可触及滑膜肿胀，浮髌试验阳性。髌骨深面及膝关节周围压痛。关节活动轻度或中度受限，但纤维性或骨性强直者少见。严重病例可见膝内翻或外翻畸形，侧方活动检查可见关节韧带松弛体征。单足站立时可观察到膝关节向外或内侧弯现象。

5. X 线所见

早期 X 线片常为阴性，偶尔侧位片可见髌骨上下缘有小骨质增生。以后可见关节间隙狭窄，软骨下骨板致密，关节边缘及髁间隙骨质增生，软骨下骨有时可见小的囊性改变，多为圆形，囊壁骨致密。

膝关节 X 线片角度测量：为了估计膝关节骨关节炎的严重程度及制订手术计划，均应进行膝股角度测量。应用 42 cm 长胶片，摄片范围应能包括股骨中段到胫骨中段。

患者站立位摄前后位侧相，站立位及卧位拍摄的患膝 X 线片，股胫骨角可有较大差别。如膝内翻畸形，卧位时拍摄的 X 线片膝关节内侧间隙仍可见，但站立则与股骨与胫骨骨相接触，关节间隙消失，内翻角明显加大。从 X 线片上测量股胫时应注意，在站立时下腿可能发生的旋转动作（可由胫、腓骨的排列位置看出）以及膝部屈曲挛缩畸形均可使 X 线片上的股角度增大。

Ahiback（1968）按膝 X 线片的表现将膝骨关节炎依其严重程度分为 5 级。

（1）关节间隙狭窄（50% 关节软骨磨损）。

（2）关节线消失。

（3）轻度骨磨损。

（4）中度骨磨损（磨损 0.5～1 cm）。

（5）严重骨磨损及关节半脱位。

根据上述分类及股胫角度测量，对治疗方法进行评估及比较。

6. 化验检查

血、尿常规一般都在正常范围。关节滑液检查可见白细胞增多，偶尔见红细胞。

四、适应证及禁忌证

三氧治疗的禁忌证主要有以下几种：甲亢、出血倾向、G-6-PD 缺乏症、对三氧过敏。此外，三氧治疗各种疾病时还有具体的适应证和禁忌证。

（一）梨状肌综合征

1. 适应证

由于梨状肌损伤后充血、水肿或痉挛刺激或压迫坐骨神经引起疼痛者。

2. 禁忌证

（1）坐骨神经痛是由于梨状肌肌腱压迫者。

（2）已出现神经功能障碍者。

（3）凝血功能障碍、有出血倾向者。

（4）对三氧过敏者。

（二）颈部软组织劳损

适应证：根据颈部突然扭转或屈伸，随即出现颈部疼痛及局部压痛、颈部活动受限、无上肢放射痛等病史可以做出急性颈部软组织损伤诊断的患者；根据职业史，颈部出现慢性不太严重的疼痛或酸痛不适，影像检查排除颈椎间盘突出及其他骨病、肿瘤性疾病的患者。

（三）急性腰扭伤

适应证：根据病史、症状及辅助检查确定诊断的患者。

禁忌证：凝血功能障碍、三氧过敏、精神状态异常者。

（四）腰臀部肌筋膜炎

适应证：符合肌筋膜炎诊断的患者。

禁忌证：凝血功能障碍、三氧过敏、精神状态异常者。

（五）膝骨关节炎

在考虑骨关节炎的治疗选择前，医生必须确定疼痛是否由骨关节炎引起，年龄仅为相对考虑因素，但生理年龄常决定治疗方案的选择。

五、常规治疗方法

对于CMP，目前治疗方法分为非手术和手术治疗。非手术治疗方法包括休息、理疗、按摩、应用止痛药物、激痛点松解、神经阻滞及针刀治疗等，对于非手术治疗无效者可根据病情酌情选用手术治疗。多年以来，各个领域的医生在治疗肌肉骨骼疼痛都将注射糖皮质激素作为主要的治疗方案，如肌肉痛、肌腱炎、关节炎等，短期内取得了较好的镇痛作用，但远期镇痛效果不尽如人意，糖皮质激素对肌腱、韧带、软骨的负面影响也时有报道。过去数年，一些新的物质，如医用三氧、自体富血小板血浆、间充质干细胞等，已经越来越多地应用于软组织、软骨疾病治疗。随着时间进展，传统的糖皮质激素为主的治疗会逐步被新的治疗物质取代，这些新的治疗物质具有调节局部炎症介质的同时提高组织自身修复能力的作用。应用介入技术将治疗物质导入治疗靶点可以提高注射的准确性，CT、C臂、超声甚至 MRI 都逐渐应用于肌肉骨骼疼痛的治疗，其中超声引导肌肉骨骼疼痛治疗因其所需设备空间要求简单、适合于单人操作，越来越受到临床医生的欢迎。

（一）梨状肌综合征

梨状肌综合征多数经非手术治疗可获得良好的效果。对症状严重、反复发作、坐骨神经痛确因梨状肌压迫所致、经非手术治疗无效者，应行手术治疗。

1. 非手术治疗

对于因臀部外伤引起者，应注意休息，减少患侧髋关节的活动，尤其要避免髋关节的内收、内旋和过度屈曲，以松弛梨状肌。酌情应用脱水剂、激素，同时应用理疗，减轻梨状肌的创伤反应。

梨状肌痛区封闭治疗，将局麻药物直接注入梨状肌可减轻症状，既是治疗方法也是诊断方法。

2. 手术治疗

对于非手术治疗无效，考虑坐骨神经痛是由于梨状肌压迫所致者，应及时行手术探查。针对病因，酌情处理，如将梨状肌附在大粗隆上的肌腹至肌腱部分或全部切断，松解其与坐骨神经及周围组织的粘连，以解除对坐骨神经的压迫。

（二）肩周炎

1. 非手术治疗

急性期的治疗原则是止痛、解除肌肉的痉挛，患肩关节制动，应用止痛、肌肉松弛药及理疗、按摩、针灸等，也可以用利多卡因和皮质激素局部封闭治疗。有睡眠障碍者，可以酌情应用镇静药物。

冻结期的治疗原则是加强肩关节的功能锻炼，防止出现肩部肌肉萎缩及关节功能障碍。采用爬墙、弯腰、垂臂做前后或左右钟摆式运动有助于达到上述目的。

在疼痛基本缓解后，应着重于关节功能的恢复，强化关节功能的主动运动训练，此时以理疗和体疗作为康复治疗的主要内容。

2. 手术治疗

适应证是处于冻结期、伴重度关节挛缩及功能障碍、经非手术治疗无改善者。

可采用开放手术或关节镜行关节松解。

（三）颈部软组织劳损

1. 急性颈部软组织损伤的治疗原则

（1）局部制动。限制颈部活动，可减轻疼痛及创伤性炎症反应，有助于损伤组织的修复。可以卧床休息或用颈托固定。

（2）止痛。一是全身用药。可以口服非甾体抗炎镇痛药物，如吲哚美辛、布洛芬、西乐葆等，也可以加用肌松类药物，如乙哌利松等。此外可以应用活血化瘀、消炎止痛的中药。二是局部处理。急性损伤后24 h 内局部冷敷可以止血，减轻肿胀；24 h 后改为热敷，可促进肿胀消退。外涂扶他林乳膏可以减轻疼痛，也可以应用理疗或局部封闭治疗。

2. 慢性颈部软组织损伤的治疗原则

（1）纠正长期低头工作的不良姿势。应劳逸结合，经常活动颈部，同时应避免睡觉时用高枕的习惯。

（2）对症治疗。采用理疗、部位力量适当的按摩可以减轻肌肉痉挛，促进局部血液循环，减轻疼痛。

（四）急性腰扭伤

1. 卧床休息

卧床休息不仅有利于解除腰肌痉挛，减少活动和减轻疼痛，而且有利于促进损伤组织的修复和愈合。

2. 局部注射治疗

0.5% 利多卡因溶液5~10 mL 加糖皮质激素适量，每周1次，3~4次为一疗程，可以明显减轻疼痛。

3. 手法治疗

急性骶髂关节损伤伴半脱位者可牵引复位，腰椎小关节滑膜嵌顿可用斜扳法。

4. 理疗和中医治疗。

（五）腰臀部肌筋膜炎

本病的治疗方法较多，主要包括手法治疗、针灸、理疗、局部注射治疗及药物治疗。对保守治疗无效者，可行手术治疗。手术治疗主要包括切除病变组织，分离因病变粘连的组织。

（六）膝骨关节炎

目前临床上绝大多数治疗并不能阻止骨关节炎的进程。因此，治疗的目的必须集中在减轻疼痛和改善功能上。

六、三氧治疗方法

近年来的研究表明，三氧除了强大的抗菌作用外，还具有良好的止痛效果，在临床上已用于治疗多种急、慢性疼痛，并取得了良好的临床效果。Arash Babaei-Ghazani 等报道三氧注射治疗足底筋膜炎，相比糖皮质激素治疗，疼痛缓解时间明显延长、复发率低。T Celakil 等报道，与安慰剂注射相比，三氧注射治疗咀嚼肌源性的颞下颌关节紊乱患者，与治疗前相比，无论疼痛程度还是关节活动度均有明显改善。Seyam O 在三氧治疗肌骨疾病的综述中说，三氧局部注射或者自血疗法可以治疗颞下颌关节紊乱、椎间盘突出、肩关节病变、冻结肩、肩袖损伤、髋关节滑囊炎、膝关节炎腕管综合征、小关节紊乱、风湿性关节炎、系统性硬化症、纤维肌痛症等，局部注射采用的浓度多在 $15 \sim 30$ μg/mL。笔者也观察到，对于颞下颌关节疼痛单纯注射糖皮质激素效果不好的患者，配合翼外肌注射三氧（图10-3），获得了长期的疼痛缓解和关节功能恢复，随访至今1年余仍无再发。随着影像引导技术的完善，三氧注射治疗肌肉骨骼疼痛会更加普遍、精确、安全及有效。

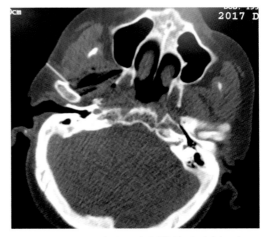

图10-3　CT引导下右侧翼外肌注射三氧

（一）梨状肌综合征

参照 Pace 和 Nagle 的方法，在坐骨切迹骨缘下方进针，手指在直肠或阴道内抵在梨状肌肌腹压痛点上，沿手指的方向缓慢进针，应在坐骨神经的上方以防损伤此神经。针尖抵达梨状肌内后，注入 $5 \sim 10$ mL 浓度为 25 μg/mL 的三氧氧气混合气体。每次注射前均应回抽无血后再注入，以免气体注入血管发生空气栓塞。注射时采用多个方向多点注射，可以取得更好的疗效。

目前在临床上，随着影像引导理念和技术的完善，梨状肌注射多采用CT或者超声引导，两者各有优缺点。其中CT引导可见到注射三氧后在肌肉中的分布情况（图10-4），超声引导注射气体后有时干扰图像，但在超声引导过程中可以观察到梨状肌周围血管神经情况，实时引导穿刺针到达梨状肌的同时避免了神经血管的损伤，与CT引导比较起来，便捷并且没有辐射。

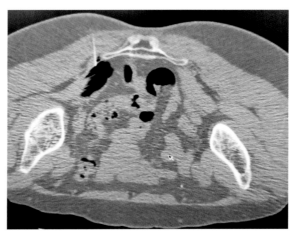

图10-4　CT引导下左侧梨状肌注射三氧

（二）肩周炎

三氧治疗可以明显缓解肩周炎急性期和慢性期的疼痛，改善局部的血液循环，促进肌肉的新陈代谢，减轻肌肉的保护性痉挛，缩短肩周炎的病程。同时，在良好的止痛下进行肩关节的功能锻炼可以防止肩关节功能障碍。具体的治疗方法为：在痛点注射浓度为20~25 μg/mL 的三氧氧气混合气体，每个痛点注射5~8 mL；如没有明显固定的压痛点，可以在肩关节周围肌内注射，同时穿刺肩关节行关节腔内注射，注射剂量为8~10 mL，3~4次为一疗程。肩关节腔内注射的穿刺途径以前侧入路最简单。在喙突尖端的下方肱骨头中间的部位，沿着关节间隙直接向背侧、内侧刺入。后侧入路穿刺，操作时远离患者的视线，更适合患者。患者手臂内旋内收交叉过胸前搭至对侧肩部，可使肩关节充分打开。进针点恰位于肩峰后外侧角的下方（1~2 cm）。注射完毕后嘱患者加强肩关节的功能锻炼。

目前，临床上超声引导下肩关节注射越来越普及，肩关节肌骨超声除了能够评估肩关节损伤程度外，也能引导穿刺针到达损伤区域进行注射治疗，与传统方法比较起来，穿刺路径以及注射药物范围清晰可见。除了进行冻结肩注射，对于肩关节周围肌肉、韧带等损伤，例如肩袖损伤、肩胛上神经卡压等，均有重要的诊断和治疗作用。

（三）颈部软组织劳损

三氧具有良好的对抗无菌性炎症、改善局部组织血液循环和氧气供应的特点，同时可以促进肌肉组织的新陈代谢，减轻肌肉痉挛。治疗时，在痛点注射浓度为20~25 μg/mL的三氧氧气混合气体，每个痛点注射5~8 mL。注射时应注入肌肉韧带内或肌腱附着处，注意避免注入血管和椎管内。如无明显固定的压痛点，可在受损的肌肉内多个部位注射三氧，总量一般不超过20 mL，4次为一疗程。注射前应向患者讲明，三氧注射后可以产生局部酸胀不适，持续1~2 min自行消失。三氧治疗可以明显减轻急性颈部软组织损伤所引起的疼痛，对于慢性软组织损伤也有一定的疗效。

（四）急性腰扭伤

三氧治疗适用于单纯腰肌、筋膜、韧带损伤所致的疼痛和肌肉痉挛，对伴有棘上韧带、棘间韧带断裂和小关节错位、滑膜嵌顿者三氧治疗效果欠佳。三氧治疗方法同局部封闭治疗，20~25 μg/mL的三氧氧气混合气体痛点注射，每周1次，3~4次为一疗程，可以明显缓解疼痛。

（五）腰臀部肌筋膜炎

三氧治疗主要适用于有明显局限性压痛点的急性期患者，对慢性期患者也有一定的疗效。对伴有筋膜钙化者，三氧治疗的效果较差。治疗方法类似局部注射治疗，4~5次为一疗程，如治疗效果不佳，间隔2周后可再治疗一疗程。

（六）三氧治疗膝骨关节炎

1. 治疗原理

（1）理化性：三氧有很强的氧化能力，氧化作用在瞬间完成，没有永久残留。三氧具有氧化蛋白多糖的作用，蛋白多糖带正电荷，可吸引负电荷，有增加正电荷的特性。

（2）抗炎作用：三氧刺激氧化酶过度表达，中和炎症反应，中和过量产生的氧化物，拮抗炎症中的免疫因子的释放，扩张血管。

（3）镇痛作用：注射后直接作用于神经末梢并抑制中间神经元的释放和脑啡肽等物质，从而达到镇痛的作用。

2. 治疗方法

所有患者均采用平卧位，在局麻下用5号针，以髌骨下缘的水平线与髌骨外缘的垂直线交点为穿刺点，经穿刺点向内下方进针入关节腔，也可经髌韧带的任何一侧紧贴髌骨下方向后进针，注射三氧10 mL。

七、疗效评价（含病例展示及评论）

（一）三氧治疗梨状肌综合征

目前有关三氧治疗梨状肌综合征尚缺乏大宗病例报道。俞志坚等应用三氧治疗28例梨状肌综合征患者，治愈21例，有效4例，无效3例，显示三氧有良好的治疗前景。

（二）三氧治疗肩周炎

三氧治疗对于急性期的疗效要优于慢性期，尤其是有固定压痛点的患者，经过一个疗程治疗后疼痛可以明显缓解。对于关节挛缩比较严重、合并肩袖损伤等的患者，三氧治疗应配合其他治疗。

病例评述1

患者，女性，68岁，因"双肩部疼痛不适伴活动受限数月，右侧为著"就诊。查体：双肩部无明显肿胀，喙突、三角肌附着处压痛明显，双肩关节活动受限，尤以侧举、背伸、梳头动作受限明显，化验检查排除风湿、类风湿及结核。X线检查：肩关节骨质未见异常。诊断为肩关节周围炎，给予三氧注射治疗，超声引导下穿刺针进入盂肱关节前侧关节囊，先注入一半，再退针至肩胛下肌注射完另一半。三氧浓度为25 μg/mL，注射10 mL，每周1次，3次为一疗程。注射后，患者诉局部酸胀不适，几分钟后消失，第2天感疼痛较前有所加重，未做处理，第3天后即感疼痛较前明显减轻。治疗2个疗程后，疼痛基本消失，患肩活动接近正常，随访半年无复发。疗效评价为治愈。

病例评述2

患者，男性，47岁，因"右肩部上举疼痛近1月"就诊。查体：右肩关节向上、后活动受限，临床检查排除其他疾病。X线检查：右侧肩关节无异常所见。经肩关节后方穿刺入路进入关节腔注射浓度为25 μg/mL的三氧10 mL，治疗2个疗程后，患者主诉疼痛较前减轻，右肩关节活动基本恢复。疗效评价为有效。

（三）三氧治疗颈部软组织劳损

病例评述3

患者，女性，55岁，因"发作性额部及颈枕部疼痛近10年"就诊。查体：后颈部及双侧胸锁乳突肌紧张，肌腹及锁骨止点处压痛，无明显疼痛加重因素。

X线检查：未见骨骼异常。诊断为"颈部软组织损伤"。超声引导下行双侧胸锁乳突肌痛点注射浓度为25 μg/mL的三氧各5 mL，并行激痛点针刺松解（图10-5）。第1次注射后4天内注射处酸痛明显，第5天起患者疼痛感较前明显减轻，间隔1个月第2次继续以同样方式松解胸锁乳突肌及头夹肌和头半棘肌，患者疼痛基本消失。

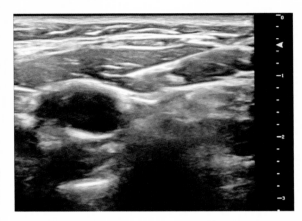

图10-5 超声引导下胸锁乳突肌穿刺

（四）三氧治疗急性腰扭伤

病例评述4

患者，男性，22岁，学生，因"站立行走出现左侧腰背部疼痛并放射至左髋及左侧大腿外侧数天"就诊。查体：患者呈左腰背肌紧张，左侧第三腰椎横突处及左髂后上棘处压痛明显，局部可触及索条状物，稍硬，腰部活动受限。X线检查：腰椎侧弯，未见骨质异常。诊断"腰方肌损伤"。给予腰方肌多点三氧注射（图10-6），总量20 mL，加少量消炎镇痛液，治疗一次后患者疼痛基本消失，只有腰部轻度酸胀。疗效评价为显效。

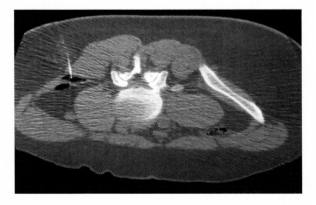

图10-6 CT引导下左侧腰方肌注射三氧

（五）三氧治疗腰臀部肌筋膜炎

病例评述 5

患者，女性，48岁，因"持续腰痛10年"就诊。患者无明显诱因出现腰背痛达10年，夜间明显，活动后有所缓解，劳累后又有加重。曾自行口服镇痛药物及理疗热敷等，效果不佳，症状持续并进行性加重。查体：患者竖脊肌于髂嵴附着处明显压痛，未触及条索状结节。X线检查：腰椎生理前凸变直，骨质结构未见异常。腰椎MRI检查：未见明显异常。诊断为"腰部肌筋膜炎"。给予超声引导下腰背筋膜浅层、中层及深层三氧注射治疗，同时给予0.5%利多卡因行水松解，当晚疼痛明显减轻，随访2周未有再发。

（六）三氧治疗膝骨关节炎

自2005年7月开始，采用三氧治疗技术治疗膝骨关节炎52例，获6个月以上随访52例，其中男性28例，女性24例；年龄46～77岁，平均63岁。主要症状为膝关节呈间断疼痛，疼痛的特点是关节间隙疼痛，运动时加重。所有病例均通过X线平片、CT等影像检查，并结合临床诊断明确。所有病例的穿刺和治疗过程均顺利，术中、术后未见与治疗相关的并发症。术后1周疼痛均有明显缓解。随访1～6个月（平均3.7个月），38例患者膝关节骨关节炎症状消失（73%），11例症状缓解（21.1%），3例无效（5.76%）。

八、展望

三氧治疗术是近年来应用的一项微创技术，国内与国外基本同时开始。国内由南方医科大学何晓峰教授首次引进，目前国内外均有报道。国内外实验研究均显示，该方法可以氧化蛋白多糖，具有镇痛作用。Arash Babaei-Ghazani 等人对比超声引导下膝关节注射糖皮质激素和三氧对膝骨关节炎的治疗效果，随访观察注射后1周、1个月和3个月的疼痛缓解状况，两组具有同样的减痛效果，但三氧组的镇痛时间更久。Dernek 等比较早期膝骨关节炎患者膝关节单独注射富血小板血浆或者配合三氧注射的治疗效果，发现二者长期治疗效果是一致的，配合应用三氧组患者注射后疼痛并发症少并且较快恢复。

现已逐步明确该病由多种因素包括生物因素（如遗传、年龄、炎症）、机械损伤造成关节软骨的破坏，引起一系列病理生理变化，造成结构上的损坏，又进一步引起生物力学方面的紊乱，而骨关节炎的表现更加明显。其中，软骨细胞与基质合成代谢的平衡破坏占主要原因。关节软骨中软骨组织包围在蛋白多糖的基质中，保持了软骨细胞的稳定，软骨细胞与基质之间持续存在合成与降解的平衡，而代谢平衡又受生长因子和酶的调节。基质与体液软骨来源的介质改变均可引起膝关节骨关节炎。另一个原因是关节力学的改变。造成软骨损坏的局部因素是异常载荷以及软骨减震作用的消失，而三氧具有强氧化作用，可氧化蛋白多糖，从而改变软骨与基质合成代谢平衡破坏的时间。三氧因其抗炎作用及镇痛作用可缓解因关节力学改变造成的疼痛。

参考文献

［1］ P Serge, C Milton, B Antonia, et al. The IASP classification of chronic pain for ICD－11: chronic secondary musculoskeletal pain. [J]. Pain, 2019, 160: 77－82.

［2］ Bocci V, Borrelli E, Travagli Valter, et al. The ozone paradox: ozone is a strong oxidant as well as a medical drug. [J]. Med Res Rev, 2009, 29: 646－682.

［3］ Zanardi I, Borrelli E, Valacchi G, et al. Ozone: A Multifaceted Molecule with Unexpected Therapeutic Activity. [J]. Curr Med Chem, 2016, 23: 304－314.

［4］ Bocci V. The case for oxygen－ozonetherapy [J]. Br J Biomed Sci, 2007, 64: 44－49.

［5］ Bocci V. Ozone as Janus: this controversial gas can be either toxic or medically useful [J]. Mediators of inflammation, 2004, 13(1): 3－11.

［6］ Cassidy L, Walters A, Bubb K, et al. Piriformis syndrome: implications of anatomical variations, diagnostic techniques, and treatment options [J]. Surgical & Radiologic Anatomy, 2012, 34(6): 479－486.

［7］ Rizk T E, Pinals R S, Frozen shoulder [J]. Semin Arthritis Rheum, 1982, 11: 440－452.

［8］ Gebhard J S, Donaldson D H, Brown C W. Soft－tissue injuries of the cervical spine [J]. Orthopaedic Review, 1994, Suppl: 9.

［9］ Liu Z. Acute Lumbar Sprain [M]. Springer London, 2009.

［10］ Saxena A, Chansoria M, Tomar G, et al. Myofascial pain syndrome: an overview [J]. Journal of Pain & Palliative Care Pharmacotherapy, 2015, 29(1): 16－21.

［11］ Felson D T, Engl N, Med J. Osteoarthritis of the Knee [J]. Current Orthopaedics, 2006,

4(2): 77–78.

[12]　Smith N L, Wilson A L, Gandhi J, et al. Ozone therapy: an overview of pharmacodyna-mics, current research, and clinical utility [J]. Med Gas Res, 2017, 7: 212–219.

[13]　Probst D, Stout A, Hunt D. Piriformis Syndrome: A Narrative Review of the Anatomy, Diagnosis, and Treatment [J]. PM R, 2019, null: S 54–S 63.

[14]　Carcia C R, Scibek J S. Causation and management of calcific tendonitis and periarthritis [J]. Curr Opin Rheumatol, 2013, 25: 204–209.

[15]　Babaei–Ghazani A, Karimi N, Forogh B, et al. Comparison of Ultrasound–Guided Local Ozone (O_2–O_3) Injection vs Corticosteroid Injection in the Treatment of Chronic Plantar Fasciitis: A Randomized Clinical Trial [J]. Pain Med, 2019, 20: 314–322.

[16]　Celakil T, Muric A, Gokcen Roehlig B, et al. Effect of high–frequency bio–oxidative ozone therapy for masticatory muscle pain: a double–blind randomised clinical trial [J]. Oral Rehabil, 2017, 44: 442–451.

[17]　Seyam O, Smith N L, Reid I, et al. Clinical utility of ozone therapy for musculoskeletal disorders [J]. Med Gas Res, 2018, 8: 103–110.

[18]　Babaei–Ghazani A, Fadavi H R, Eftekharsadat B, et al. A Randomized Control Trial of Comparing Ultrasound–Guided Ozone (O_2–O_3) vs Corticosteroid Injection in Patients With Shoulder Impingement [J]. Am J Phys Med Rehabil, 2019, 98: 1018–1025.

（崔文瑶　辽宁省肿瘤医院疼痛康复科　沈阳）

第十一章

三氧在肿瘤治疗中的应用

一、三氧概述

三氧（O_3）分子由3个氧原子组成，由于存在中间态而具有动态不稳定结构。该气体无色，气味刺激，在20℃的半衰期为40 min，在0℃的半衰期为140 min。三氧的药理特性依赖于与含有双键的有机化合物反应，在不饱和键上添加3个氧原子，形成三氧化物。三氧的毒性作用是通过自由基反应介导的，有两种不同的机制可以用来解释三氧衍生自由基的形成：一种是生物分子氧化产生经典自由基（羟基自由基）的直接机制，另一种是细胞毒性非自由基（醛）的自由基依赖生成机制。

二、肿瘤基础知识

（一）肿瘤的发病率

肿瘤分良性肿瘤与恶性肿瘤，良性肿瘤一般生长较慢，病灶不会通过媒介转移。恶性肿瘤症状较为复杂，生长进展快，可通过血液循环、淋巴循环、体内管腔转移到其他部位。肿瘤发病排行见表11-1。

表11-1恶性肿瘤发病排行

排名	癌症种类	2014年	2015年
1	肺癌	20.55%	20.03%
2	胃癌	10.79%	10.26%

（续表）

排名	癌症种类	2014年	2015年
3	结直肠癌	9.74%	9.88%
4	肝癌	9.59%	9.42%
5	乳腺癌	7.33%	7.74%
6	食管癌	6.78%	6.26%
7	甲状腺癌	4.46%	5.12%
8	子宫内膜癌	2.68%	2.83%
9	脑癌	2.66%	2.70%
10	胰腺癌	2.42%	2.42%
11	其他	23%	23.36%
合计		100%	100%

（二）肿瘤的临床表现

良性肿瘤大多表现为组织压迫的症状，一般无全身症状。

恶性肿瘤根据其生长和侵犯的部位不同，表现的症状有很大的差别，相当多的患者在确诊时已经处于中晚期。肿瘤的晚期常会出现全身症状：发热、消瘦、贫血、乏力、疼痛、恶性腔内积液、恶病质。

不同部位的恶性肿瘤有不同的临床表现。

1.肺癌

①早期症状：咳嗽、咳痰带血、胸痛、气促、声音嘶哑等。

②晚期症状：压迫或侵犯膈神经，引起同侧膈肌麻痹。

2.胃癌

①早期症状：早期无明显症状，或出现上腹不适、嗳气等非特异性症状。

②晚期症状：可有呕血、黑便等消化道出血症状。

3.结直肠癌

①早期症状：血便，腹痛，腹泻，粪便稀水样、脓血样或果酱样。

②晚期症状：长期进行性贫血、营养不良和局部溃烂、感染毒素吸收所引起的中毒症状，导致患者消瘦、精神萎靡、全身无力和恶病质。

4. 肝癌

常见的临床表现有肝区疼痛、腹胀、纳差、乏力、消瘦，进行性肝大或上腹部包块等；部分患者有低热、黄疸、腹泻、上消化道出血。

（三）常规治疗方法

良性肿瘤手术切除，恶性肿瘤进行综合治疗，期望较大幅度地提高治愈率，并改善患者的生活质量。恶性肿瘤的综合治疗方法有下面几种。

1. 放、化疗

（1）放疗：肿瘤放射治疗是利用放射线治疗肿瘤的一种局部治疗方法。放射治疗的效果仅能局限在接受照射的区域内。治疗的目标是要尽可能地破坏所有癌细胞，同时尽量减少对邻近健康组织的影响。

（2）化疗：化疗是化学药物治疗的简称，通过使用化学治疗药物杀灭癌细胞，达到治疗目的。化疗属于全身治疗，长处在于消灭术后可能存在的潜在转移病灶。对于晚期患者，化疗可以同时治疗多个病灶。

2. 手术治疗

通过外科手术的方式将目标瘤组织切除，使其病变部位与正常组织脱离。

3. 其他治疗

（1）靶向治疗：在细胞分子水平上，针对已经明确的致癌位点的治疗方式（该位点可以是肿瘤细胞内部的一个蛋白分子，也可以是一个基因片段）。其机制为：设计相应的治疗药物，药物进入体内会特异性地选择致癌位点相结合产生作用，使肿瘤细胞特异性死亡，而不会波及肿瘤周围的正常组织细胞，所以分子靶向治疗又被称为"生物导弹"。

（2）免疫疗法：利用人体内的免疫机制来对抗肿瘤细胞，通过重新启动并维持肿瘤－免疫循环，恢复机体正常的抗肿瘤免疫反应，从而控制与清除肿瘤。免疫制剂包括单克隆抗体类免疫检查点抑制剂、治疗性抗体、癌症疫苗、细胞治疗和小分子抑制剂等。

（3）中医中药治疗：中医中药配合手术、放化疗可以减轻放化疗的毒副作用，促进患者恢复，增强对放化疗的耐受力。

（4）基因治疗：通过外源基因导入人体以纠正基因缺陷的方法，最终达到直接或间接抑制或杀伤肿瘤细胞的目的。将外源正常基因导入靶细胞，以纠正或补偿缺陷和异常基因引起的疾病，达到治疗目的。

（5）内分泌治疗：由机体内分泌细胞产生一类化学物质，随血液循环到全身，可对特定的组织或细胞（称为靶组织或靶细胞）发挥特有的效用。

三、三氧治疗肿瘤

（一）三氧治疗方法

三氧治疗方法包括三氧自血疗法、三氧直肠灌注、三氧局部注射、三氧气浴、三氧水（油）、体外循环血三氧化等，其中常用的是三氧自血疗法，安全有效，但由于经常需要穿刺，部分患者很难坚持；三氧直肠灌注容易实施，没有任何疼痛，是接受化疗患者首选给药途径；三氧化水和三氧化油对放化疗导致的皮肤溃疡、口腔溃疡等有较好的治疗效果。

（二）三氧治疗原理

三氧利用直接的细胞毒性作用促进肿瘤细胞的死亡，通过改善抗肿瘤免疫，激活抗肿瘤 T 淋巴细胞和自然杀伤细胞，激活巨噬细胞，引发大规模的免疫反应。同时，三氧也是接受放化疗患者可行的辅助治疗方式，既可以增强放化疗的作用，又能减少恶心、呕吐、机会感染、口腔溃疡、脱发、疲劳等副作用，这种积极的治疗可以提高生活质量。

1. 三氧的细胞毒作用

三氧是一种强氧化剂，直接与肿瘤细胞接触后，三氧疗法通过氧化磷脂和脂蛋白破坏细胞包膜的完整性，达到促进细胞死亡。1980 年，著名期刊 *Science* 描述了三氧可以选择性地抑制（在细胞培养中）不同的人类肿瘤细胞（肺癌、乳腺癌和子宫癌）生长而不影响非肿瘤细胞系，三氧疗法可以剂量依赖性地抑制肺癌、乳腺癌和子宫癌的人癌细胞。0.3 μg/mL 和 0.5 μg/mL 的三氧浓度分别抑制癌细胞生长 40% 和 60%。此外，非癌细胞对照不受这些三氧水平的影响。在 0.8 μg/mL 时，癌细胞生长被抑制超过 90%，对照细胞生长抑制小于 50%。1987 年，一项工作描述了三氧对 3 种卵巢癌细胞系的细胞毒性作用。然而，该研究未在一个子宫内膜癌细胞系中显示出这种效应。2007 年，Cannizzaro 发现三氧对培养的神经母细胞瘤细胞有直接影响。最近，三氧被描述为在人结肠癌中具有直接的细胞毒性作用，具有时间和浓度依赖性。周玉川等人发现，经三氧处理过的肝癌细胞，细胞数明显减少，出现细胞膜破裂、核固缩甚至裂解现象，还可观察到三氧对肝癌细胞的生长、增殖和迁移有抑制作用。三氧在肿瘤中的治疗价值逐渐被挖掘出来，三氧已经在细胞培养中显示出对某些类型的肿瘤（肺癌、乳腺癌、子宫癌、卵巢癌、肝癌）有直接作用，并且与浓度有关，但对子宫内膜癌细胞无效，具有肿瘤特异性。

与体外细胞研究相比，动物模型更接近临床状态，一些实验动物模型的研究表明，三氧可以对一些肿瘤（肝癌、直肠癌、VX2癌、非肌层浸润性膀胱癌）产生抑制肿瘤的作用。张学彬等人利用VX2瘤细胞制成肝癌兔子模型，三氧化碘油栓塞治疗组可观察到肿瘤体积明显缩小，累积生存率高。三氧化碘油治疗方法利用碘油靶向性，使得三氧能在局部释放，更具指向性，能改善局部缺氧状态，增加氧合。但碘具有还原性，三氧化碘化油是否被氧化有待进一步研究确定。Kooei Kuroda研究三氧水对直肠癌的作用，得出结论：三氧水的局部给药不会伤害正常组织。另一方面，直接向肿瘤组织局部施用三氧水可诱导坏死并抑制肿瘤细胞的增殖，与时间和浓度有关。动物实验证明三氧对肿瘤具有细胞毒性作用，然而在临床实践中，肿瘤细胞位于体内，三氧很难直接作用于肿瘤细胞，利用三氧直接产生细胞毒性作用的给药方式有待进一步研究。

2. 激活免疫系统

当进行全身的三氧治疗（主要是通过自血疗法和直肠灌气），三氧不会进入血液循环到达肿瘤细胞，其效果是间接的，即由第二信使介导的。三氧与血液混合后，与多不饱和脂肪酸（PUFA）反应，产生足够的信使活性氧（ROS）和三氧脂质化合物（LOP），可以促发生物效应，H_2O_2是其中重要的一员，H_2O_2很容易扩散到免疫细胞中，在信号转导和促进多种免疫反应中起着调节作用。具体来说，三氧可以使干扰素、肿瘤坏死因子和白细胞白介素-2增加，白细胞白介素-2增加会启动免疫反应。H_2O_2的作用是通过NF-κB介导的，三氧通过增强酪氨酸激酶的激活，使Iκ-B磷酸化，使其从三聚体中分离出来，剩余的P50-P65被转移到细胞核中，激活100多个基因，这些基因可上调干扰素、肿瘤坏死因子和白介素-8。低剂量的三氧被证明可以抑制前列腺素的合成，释放缓激肽，增加巨噬细胞和白细胞的分泌；在三氧治疗中发现中性粒细胞吞噬活性增强；三氧刺激抗氧化酶会增加一氧化氮水平，一氧化氮可刺激IL-8显著升高。2008年，在一项研究中，将Ehrlich腹水肿瘤和肉瘤37肿瘤细胞植入小鼠的眼神经丛中，使用不同浓度的三氧气体直肠灌注，观察到肺转移数量显著减少。较高浓度下小鼠的肿瘤细胞较少，说明肿瘤可以通过激活免疫反应降低某种肿瘤细胞的转移，具体机制有待进一步研究。Siegfried Schulz 等用医用三氧氧气混合物进入腹膜治疗 VX2 癌，获得结论：将医用三氧氧气混合物吹入腹膜腔对治疗癌症是非常有效的。有研究表明医用三氧腹腔注射处理对 VX2 肿瘤兔白细胞数量及肿瘤组织内的 CD3+T 细胞数量有影响，发现肿瘤消退与 CD3+T 淋巴细胞的肿瘤浸润显著增加有关。此外，将肿瘤消退的兔子外周血中的白细胞注入具有诱导肿瘤的新兔子体内时，60% 的新动物具有肿瘤消退现象，相反，将具有肿瘤进展的兔子的白细胞注射到新兔体内时，未观察到抗肿瘤作用。这个模型表明三氧可以通过调节免疫系统发挥间接的抗肿瘤作用。在 K Z Itan 等人的研究中，在腹膜癌中使用医用三氧对肿瘤的消退和存活时间的提高都是有效的。由于三氧反应是瞬时的反应，并且腹膜内存在抗氧化剂，三氧对机体毒性作用较少显现。康海燕等人使用医用三氧自体血回输治疗射频消融术后老年肝细胞性肝癌患者，研究三氧对碱性成纤维细胞生长因子（BFGF）及甲胎蛋白（AFP）的影响，发现 BFGF 及 AFP 水平明显下降，对老年肝细胞癌患者具有改善肝炎、抗纤维化作用，延缓其病情进展，减少肝癌的转移和复发。细胞实验和临床研究均提示三氧的免疫调节作用。

3. 改善肿瘤的氧合作用

肿瘤缺血和缺氧是癌症中众所周知的不利因素，缺氧是细胞增殖机制、血管生成、糖酵解代谢和转移的基础。肿瘤缺氧状态增加了肿瘤对放疗和化疗的抵抗力，其中抗辐射能力增加 $2.5 \sim 3$ 倍，同时抑制肿瘤凋亡，增加了肿瘤血管生成和侵袭能力。治疗期间肿瘤中血流量的增加可能会增加化疗药物的局部递送，从而增加疗效。放射治疗期间肿瘤血流量的增加可能潜在地增加放射增敏药物的递送和氧气的局部递送，从而增加疗效。三氧不会增加动脉 O_2，但它可以通过几种机制增加组织和肿瘤的氧合作用：①三氧增加红细胞中 2, 3-DPG（2, 3-二磷酸甘油酸）的浓度，使血红蛋白解离曲线右移，增高氧气向组织输送；②提高红细胞膜的柔韧性和血液的流变性质并减小血液黏度；③通过血管内皮细胞诱导产生一氧化氮，从而在微循环水平产生血管舒张，增加血流量，产生超级红细胞，增加氧的递送。Kohei Kuroda 研究三氧化水对肿瘤缺氧的影响，结果表明三氧化水增加瘤内血液灌注，改善肿瘤缺氧。给药后 50 min 氧分压呈峰值时使用 Eppendorf 极谱探针系统，研究小组隔天进行三氧自血治疗，3 个疗程后肿瘤氧合作用可明显增加。值得注意的是，所有肿瘤组织的效果并不一致，肿瘤氧合的增加与基线肿瘤氧化成反比例关系，肿瘤氧合仅在大多数缺氧肿瘤中得到改善。

4. 增强肿瘤的放、化疗作用

体外研究表明三氧可增强顺铂、5-FU、依托泊苷对乳腺癌、结肠癌、神经母细胞瘤、Ehrlich 腹水肿瘤细胞的化疗作用，降低耐药性。体内动物模型研究表明三氧联合放射治疗可提高舌癌、Walker 癌肉瘤、Ehrlich 腹水肿瘤的放疗疗效，与三氧浓度有关。临床研究表明三氧可提高前列腺癌、头颈癌、胶质瘤等的放射治疗敏感性，减少副作用。1990 年，三氧被描述为对乳腺癌和结肠癌细胞系中的 5-氟尿嘧啶具有增效作用；联合治疗显示出先前对 5-氟尿嘧啶耐药的细胞系有效，Dogan R 等研究放射治疗加三氧对舌癌组织和存活的影响，这项研究证明放射治疗加三氧应用可使晚期舌癌大鼠模型的组织病理学改善和存活率延长。2007 年，Cannizzaro 发现三氧对培养的神经母细胞瘤细胞有直接影响，其中三氧进一步加强了顺铂和依托泊苷的作用。2015 年，使用 Ehrlich 腹水肿瘤细胞模型，腹膜内三氧治疗被描述为在抗水肿和抗肿瘤作用方面有效（单独或与 RT 同时施用），并且具有更长的存活时间。这些影响与三氧浓度有关。2018 年，土耳其的一项研究评估了单独使用三氧的影响，以及在实验性舌癌模型中与 RT 同时使用时的影响。该研究描述了与未经任何治疗的癌症组相比，三氧组的抗肿瘤效果以及存活率的改善。此外，最显著的观察结果是，与单用 RT 治疗的大鼠相比，用 RT 联合 O_3T 治疗的大鼠的肿瘤反应和存活率显著更高，中位生存率分别为 49 d 和 3.5 d。Richard Megele 总结三氧治疗脑胶质瘤得到结论：三氧治疗可以认为是接受放化疗的肿瘤患者的可行辅助治疗。

5. 降低肿瘤治疗副作用，提高生存质量

疼痛是肿瘤患者常见症状，会引起或加重患者的焦虑、抑郁、愤怒等情绪，严重影响患者生活质量，造成对后续治疗的抵抗。李泓锡等将医用三氧联合羟考酮缓释剂用于治疗中重度癌痛，结果显示医用三氧能够减少阿片类药物的用药量及相关副作用，改善患者的精神状态和生活质量。

口腔黏膜炎（Oral Mucositis, OM）是血液肿瘤、头颈部肿瘤化疗常见的毒性反应，表现为口腔黏膜的炎症性和（或）溃疡性病变，患者疼痛和进食受限，造成患者营养缺乏、水电解质紊乱等不良情况，降低患者生活质量，严重者还可以因溃疡面继发败血症，迫使放化疗减量或中断。Sonis 等提出活性氧（ROS）及 TNF-α 在 OM 发生发展中起重要作用，余斌等在大鼠身上实验，三氧水可以减少 TNF-α 水

平，促进内源性 EGF 并诱导激活机体的抗氧化酶系统，清除机体过多的 ROS 而发挥抗氧化能。郭燕等用 0.5 mg/L 的三氧水漱口治疗血液肿瘤患者化疗所致 OM，以及周丽君用 5 mg/L 的三氧水冲洗口腔均取得良好的临床效果。

扩张型心肌病是抗癌药物多柔比星的主要限制因素，导致氧化应激和心肌细胞死亡。三氧通过激活抗氧化系统，减少氧化大分子来预防阿霉素诱导的扩张型心肌病，同时三氧化橄榄油对多柔比星外渗导致的皮肤溃疡、坏死等严重并发症有较好的疗效。三氧直肠内应用通过刺激肾脏抗氧化系统某些成分的方式逆转顺铂治疗引起的肾脏促氧化失衡，从而减少肾脏损害。三氧对顺铂所致的耳毒性也具有较好的治疗效果。胃肠道毒性是氨甲蝶呤的主要副作用，主要来自氧化损伤，三氧通过激活抗氧化系统改善氨甲蝶呤诱导的大鼠肠损伤。

放射性直肠炎是盆腔肿瘤放射治疗后的潜在并发症，电离辐射引起肠组织内的变化，包括黏膜细胞损失、固有层中的炎症、嗜酸性隐窝脓肿形成和小动脉内皮肿胀。随后，结缔组织纤维化和小动脉内膜炎造成组织缺血，导致黏膜脆性和新生血管形成。轻度症状的放射性直肠炎可能在没有特异性治疗或内镜干预的情况下自发缓解。当出血性放射性直肠炎(HRP)持续或严重时，手术有较高的风险。Clavo B 等人局部使用三氧油治疗 17 名传统治疗无效的出血性放射直肠病患者，结果显示三氧对放疗诱导的直肠出血有显著改善。三氧的毒性作用是瞬态的，而三氧更能引起迅速的组织再生，可通过抗炎和增加氧合两方面治疗放射性肠炎。

三氧在临床应用广泛，据报道，三氧还可辅助治疗非小细胞肺癌、妇科肿瘤、舌癌等。目前三氧治疗癌症多数停留在实验阶段，缺乏足够的临床循证证据，但三氧具有便宜、操作简单、较少副作用的优点，随着三氧治疗理论的完善和治疗方式的改进，三氧将会在肿瘤治疗中发挥更大的作用。

三、适应证及禁忌证

1. 适应证
肺癌、乳腺癌、子宫癌及肝癌等肿瘤的辅助治疗。

2. 禁忌证
肿瘤晚期恶病质、凝血功能异常、肝肾功能衰竭、心肺功能不全。

四、疗效评价（含病例展示及评论）

病例评述 1

患者，男性，74岁。确诊原发性肝癌6年，行2次TACE，末次时间为2013年4月13日，后定期复查未见明显进展。2018年5月9日复查腹部B超发现肝内占位，考虑肝癌进展。

2018年11月22日就诊于我科，我院CT提示：肝内肿瘤复发并多发转移，门脉主干及左、右支广泛癌栓形成，左肺下叶外基底段及右肺下叶后基底段转移瘤（图11-1）。

2018年11月23日开始行三氧大自血回输及三氧直肠灌注治疗，2018年12月14日肝动脉灌注化疗。

复查，AFP明显下降，如图11-2所示。

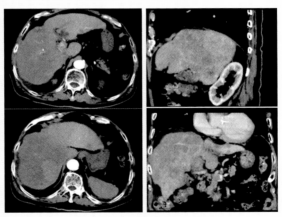

图11-1　肝脏CT增强扫描显示肝内多发占位

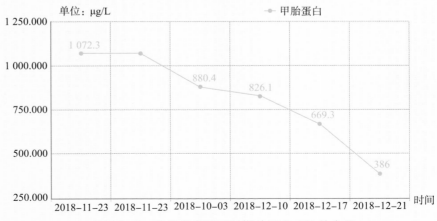

图11-2　肝癌患者不同时期外周血AFP的含量

病例评述2

患者，男性，42岁。直肠癌术后放化疗后复发2年余。

治疗方案：2019年2月21日粒子植入术后及化疗后，周期性行三氧自体血回输治疗3个疗程（10～15次，每日1次）。2019年4月2日开始行自体血回输治疗。

肿瘤指标变化见表11-2。

表11-2　肿瘤指标变化

	2019年2月18日	2019年3月26日	2019年4月9日
CA 199	211.29	213.05	136.08
CA 724	8.38	108.5	23.88
CEA	4.01	3.93	2.66

肿瘤影像学变化：肿瘤侵蚀范围未有明显增大，肿瘤较前缩小。

2019年2月19日，查见肿瘤复发。

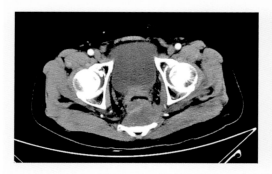
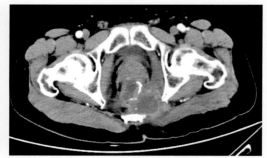

图11-3　CT平扫显示盆腔不规则占位，内见片状低密度坏死灶

2019年2月21日，行粒子植入术。

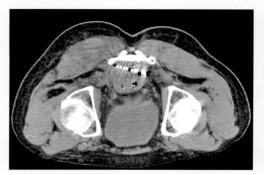
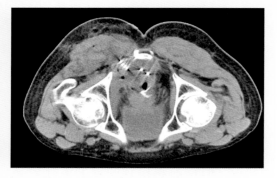

图11-4　CT平扫显示盆腔不规则占位，其内见多个高密度粒子影

2019年5月2日，进行自体血回输治疗。

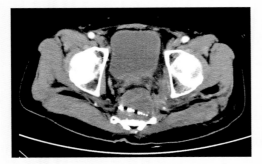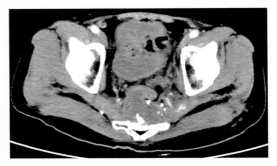

图11-5 CT平扫显示盆腔内见不规则占位，其内见多个高密度粒子影，病灶较前缩小

病例评述3

患者，男性，55岁。确诊肝癌2月余。

2020年10月20日开始口服索拉菲尼0.4 g，每日2次，10月26日出现红色斑丘疹，2020年11月4日进行三氧油擦拭及三氧大自血治疗。

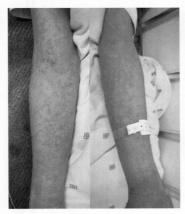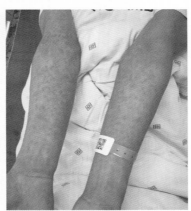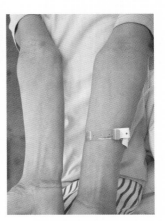

第1天，双侧前臂见多发红色小皮疹　　第2天，双侧前臂见多发红色小皮疹，较前减少　　第5天，双侧前臂红色小皮疹消失

图11-6 双臂前侧皮疹变化

五、展望

三氧对于肿瘤的治疗初见成效，但尚在探索中，还需要更多的临床应用及基础研究，但目前观察到的辅助治疗效果显著，为肿瘤治疗及提高肿瘤患者生活质量又增添了新的可能。

参考文献

[1] 周玉川, 刘康, 钟立明, 等. 医用臭氧对肝癌细胞 HepG2 生物学行为的实验研究 [J]. 西部医学, 2016, 28(4): 465-468.

[2] 张学彬, 花迎雪, 仇晓霞, 等. 肝动脉臭氧化碘油栓塞治疗兔 VX2 肝癌的初步研究 [J]. 介入放射学杂志, 2012, 21(09): 760-764.

[3] 康海燕, 杨静, 董江龙, 等. 医用臭氧自体血回输对射频消融术后老年肝细胞性肝癌 患者 BFGF 及 AFP 的影响 [J]. 现代中西医结合杂志, 2017, 26(30): 3351-3352.

[4] 余斌, 黄华军, 林庆荣, 等. 臭氧水对感染性创面内源性细胞因子含量的影响 [J]. 实 用医学杂志, 2010, 26(10): 1719-1722.

[5] 郭燕, 吴隼, 黄琰, 等. 低浓度臭氧水与复方利多卡因对血液肿瘤口腔黏膜炎的疗效 比较 [J]. 医学与哲学 (B), 2014, 35(2): 24-26.

[6] 何炎坤. 臭氧穴位注射联合化学疗法与单用化学疗法治疗中晚期非小细胞肺癌的比 较研究 [J]. 临床医学工程, 2015, 22(07): 897-898.

[7] Pryor W A. Mechanisms of radical formation from reactions of ozone with target molecules in the lung[J]. Free Radic Biol Med, 1994, 17(5): 451-465.

[8] Sweet F, Kao M S, Lee S C, et al. Ozone selectively inhibits growth of human cancer cells[J]. Science, 1980, 209(4459): 931-933.

[9] Karlic H, Kucera H, Metka M, et al. Effect of ozone and ionizing radiation on an in vitro model--a pilot study of 4 gynecologic tumors[J]. Strahlenther Onkol, 1987, 163(1): 37-42.

[10] Cannizzaro A, Verga F C, Martinelli M, et al. O(2/3) exposure inhibits cell progression affecting cyclin B1/cdk1 activity in SK-N-SH while induces apoptosis in SK-N-DZ neuroblastoma cells[J]. J Cell Physiol, 2007, 213(1): 115-125.

[11] Simonetti V, Quagliariello V, Giusetto P, et al. Association of Ozone with 5-Fluorouracil and Cisplatin in Regulation of Human Colon Cancer Cell Viability: In Vitro Anti-Inflammatory Properties of Ozone in Colon Cancer Cells Exposed to Lipopolysaccharides[J]. Evid Based Complement Alternat Med, 2017, 2017.

[12] Dogan R, Hafiz A M, Kiziltan H S, et al. Effectiveness of radiotherapy+ozone on tumoral tissue and survival in tongue cancer rat model[J]. Auris Nasus Larynx, 2018, 45(1): 128-134.

[13] Kuroda K, Azuma K, Mori T, et al. The Safety and Anti-Tumor Effects of Ozonated Water in Vivo[J]. Int J Mol Sci, 2015, 16(10): 25108-25120.

［14］ Orakdogen M, Uslu S, Emon S T, et al. The Effect of Ozone Therapy on Experimental Vasospasm in the Rat Femoral Artery[J]. Turk Neurosurg, 2016, 26(6): 860– 865.

［15］ Gulmen S, Kurtoglu T, Meteoglu I, et al. Ozone therapy as an adjunct to vancomycin enhances bacterial elimination in methicillin resistant Staphylococcus aureus mediastinitis[J]. J Surg Res, 2013, 185(1): 64– 69.

［16］ Caliskan B, Goven A, Ozler M, et al. Ozone therapy prevents renal inflammation and fibrosis in a rat model of acute pyelonephritis[J]. Scand J Clin Lab Invest, 2011, 71(6): 473– 480.

［17］ Schulz S, Haussler U, Mandic R, et al. Treatment with ozone/oxygen–pneumoperitoneum results in complete remission of rabbit squamous cell carcinomas[J]. Int J Cancer, 2008, 122(10): 2360– 2367.

［18］ Teke K, Ozkan T A, Cebeci O O, et al. Preventive effect of intravesical ozone supplementation on n–methyl–n–nitrosourea–induced non–muscle invasive bladder cancer in male rats[J]. Exp Anim, 2017, 66(3): 191– 198.

［19］ Stamou K M, Karakozis S, Sugarbaker P H. Total abdominal colectomy, pelvic peritonectomy, and end–ileostomy for the surgical palliation of mucinous peritoneal carcinomatosis from non–gynecologic cancer[J]. J Surg Oncol, 2003, 83(4): 197– 203.

［20］ Rossmann A, Mandic R, Heinis J, et al. Intraperitoneal oxidative stress in rabbits with papillomavirus–associated head and neck cancer induces tumoricidal immune response that is adoptively transferable[J]. Clin Cancer Res, 2014, 20(16): 4289– 4301.

［21］ Giunta R, Coppola A, Luongo C, et al. Ozonized autohemotransfusion improves hemorheological parameters and oxygen delivery to tissues in patients with peripheral occlusive arterial disease[J]. Ann Hematol, 2001, 80(12): 745– 748.

［22］ Valacchi G, Bocci V. Studies on the biological effects of ozone: 11. Release of factors from human endothelial cells[J]. Mediators Inflamm, 2000, 9(6): 271– 276.

［23］ Kuroda K, Yamashita M, Murahata Y, et al. Use of ozonated water as a new therapeutic approach to solve current concerns around antitumor treatment[J]. Exp Ther Med, 2018, 16(3): 1597– 1602.

［24］ Zanker K S, Kroczek R. In vitro synergistic activity of 5–fluorouracil with low–dose ozone against a chemoresistant tumor cell line and fresh human tumor cells[J]. Chemotherapy, 1990, 36(2): 147– 154.

［25］ Dogan R, Hafiz A M, Kiziltan H S, et al. Effectiveness of radiotherapy+ozone on tumoral tissue and survival in tongue cancer rat model[J]. Auris Nasus Larynx, 2018, 45(1): 128– 134.

[26] Cannizzaro A, Verga F C, Martinelli M, et al. O(2/3) exposure inhibits cell progression affecting cyclin B 1/cdk 1 activity in SK–N–SH while induces apoptosis in SK–N–DZ neuroblastoma cells[J]. J Cell Physiol, 2007, 213(1): 115–125.

[27] Kiziltan H S, bayir A G, Yucesan G, et al. Medical ozone and radiotherapy in a peritoneal, Erlich–ascites, tumor–cell model[J]. Altern Ther Health Med, 2015, 21(2): 24–29.

[28] Megele R, Riemenschneider M J, Dodoo–Schittko F, et al. Intra–tumoral treatment with oxygen–ozone in glioblastoma: A systematic literature search and results of a case series[J]. Oncol Lett, 2018, 16(5): 5813–5822.

[29] Clavo B, Perez J L, Lopez L, et al. Ozone Therapy for Tumor Oxygenation: a Pilot Study[J]. Evid Based Complement Alternat Med, 2004, 1(1): 93–98.

[30] Peterson D E, Bensadoun R J, Roila F. Management of oral and gastrointestinal mucositis: ESMO Clinical Practice Guidelines[J]. Ann Oncol, 2011, 22(Suppl 6): i78–i84.

[31] Delgado–Roche L, Hernandez–Matos Y, Medina E A, et al. Ozone–Oxidative Preconditioning Prevents Doxorubicin–induced Cardiotoxicity in Sprague–Dawley Rats[J]. Sultan Qaboos Univ Med J, 2014, 14(03): e342–e348.

[32] Kesik V, Yuksel R, Yigit N, et al. Ozone Ameliorates Doxorubicine–Induced Skin Necrosis – results from an animal model[J]. Int J Low Extrem Wounds, 2016, 15(3): 248–254.

[33] Kocak H E, TaskiN U, Aydin S, et al. Effects of ozone (O$_3$) therapy on cisplatin–induced ototoxicity in rats[J]. Eur Arch Otorhinolaryngol, 2016, 273(12): 4153–4159.

[34] Kesik V, Uysal B, Kurt B, et al. Ozone ameliorates methotrexate–induced intestinal injury in rats[J]. Cancer Biol Ther, 2009, 8(17): 1623–1628.

[35] Himuro H. The Effect of Ozone on Colonic Epithelial Cells[J]. Kurume Med J, 2018, 64(4): 75–81.

[36] Inui T, Amitani H, Kubo K, et al. Case Report: A Non–small Cell Lung Cancer Patient Treated with GcMAF, Sonodynamic Therapy and Tumor Treating Fields[J]. Anticancer Res, 2016, 36(7): 3767–3770.

（唐水英　南方医科大学南方医院　广州）

第十二章

三氧治疗窦道及瘘管

一、概述

肠外瘘、问题伤口、感染性窦道是外科手术严重的并发症，可引起感染、体液丢失、营养不良及器官功能障碍等一系列病理生理改变，由医源性手术引起占75%~85%。目前感染是导致上述患者死亡主要原因。因此，控制感染及通畅引流是提高患者生存率的关键。

既往的处理方法大多采用手术引流，但再次手术对患者创伤大，特别是年老体弱患者，二次术后的感染控制仍是一个巨大的挑战。随着介入医学及三氧医学的发展，三氧水及三氧气体局部盥洗、三氧油局部擦涂为上述患者提供了简单便捷的治疗方法。三氧可作用于普通抗生素无法企及的迂曲窦道并促进局部纤维结缔组织形成，控制感染，达到促进愈合的效果。

二、疾病基础知识

肠外瘘是腹部外科手术或外伤常见的严重并发症，病理生理过程涉及水电解质失衡、营养不良、感染、器官功能不全等方面，病情难以控制。在治疗过程中常发生难以预测的并发症，进展凶险。20世纪60年代以前，肠瘘的死亡率高达50%~60%。近年来，随着临床医学的不断进步，针对肠瘘的认知不断增加，治疗方法不断改进，但肠瘘的死亡率仍高达10%~20%。肝功能不全、ARDS、腹腔出血是肠瘘死亡发生的危险因素，确定性手术是减少死亡发生的因素，但部分患者在确定性手术后肠外瘘仍迁延不愈。

问题伤口常见但尚无确切定义，一般认为问题伤口即慢性伤口是指应用传统医疗或者外科手段在合理的时间内没有愈合的伤口。Lin 等认为，问题伤口是 1 个月后没有愈合的软组织损伤，并通过施特劳斯伤口分类评分系统评分少于 8 分的伤口（表12-1）。

表12-1　施特劳斯伤口分类评分系统

标准	评分		
	2分	1分	0分
外观	红色基底	基底呈黄色或白色	基底黑色
大小	小于拇指尖	介于拇指尖和拳头之间	大于拳头
深度	表皮或皮下	肌肉或肌腱	骨或关节
感染	没有或仅有表面污染	蜂窝组织炎	败血症
灌注	温暖的、粉红色的	凉的、苍白的	冷的、青紫的
	毛细血管灌注迅速	毛细血管灌注缓慢	没有毛细血管灌注
	有明显的脉搏	和（或）多普勒可检测到脉搏	和（或）无脉搏

慢性感染性窦道为外科常见病，形成的原因主要包括：①不洁手术，Ⅱ-Ⅲ类手术切口污染；②无菌意识欠缺，对切口的保护不周；③肿瘤性病变切除不彻底，术后残存病变经切口长出腹壁、缺血坏死或感染，形成经久不愈的窦或瘘管；④伤口深部异物存留，常见于外伤后伤口内金属异物、木屑及布片未能清除，或手术腹壁切口内过多结扎线结、胆结石引流管断端、移植物等感染，或伤口换药时遗留棉球等均可形成窦道；⑤手术器械、纱布用线未达灭菌要求和切口止血不彻底继发的感染等也是本病不可忽视的原因；⑥腹部外伤或手术造成胃肠、胆系等潜在的细小损伤，未能发觉，逐渐发展为与腹壁间的瘘（管状瘘）；⑦拔除 T 管后形成腹壁窦道（或瘘者）和自发性胆囊皮肤瘘；⑧先天性因素，如婴儿出生后卵黄管全部未闭合，在脐与回肠间形成瘘管，称为脐瘘；如肠端闭合，脐端残留则为脐窦；如仅脐端残留鲜红色息肉样黏膜，并有分泌物，则谓之脐茸。以往常规治疗均为切除窦道及开放填塞纱布换药治疗，一般治疗需在 2 个月以上，有时甚至 1 年，并常反复多次手术。

三、临床表现

肠外瘘多在术后 2~3 d 发生，但大多在 1 周左右才被确诊。绝大多数患者术后出现不同程度的腹膜炎症状和体征：腹痛、腹胀、发热、腹膜炎，引流管或伤口有肠内容物引出。所有患者均可行腹部彩超、腹部增强 CT、水溶性造影剂消化道造影等检查确诊。

综合目前对问题伤口的认识，问题伤口是指：①感染伤口或继发感染的一类伤口；②没有按预期愈合的一类伤口，其愈合时间比正常愈合的伤口有所延长；③其他，如通过施特劳斯伤口分类评分系统评分 <8 分的伤口（表 12-1）。

窦道患者病程短者 18 d，长者达 8 年之久，平均病程为 15 个月。多由手术切口感染形成，为异物及其炎性肉芽组织。窦道外口为 0.3 ~ 2.0 cm，平均外口为 0.6 cm。窦道深度短者 1.5 cm，最长者达 12 cm，平均为 4.15 cm。窦道类型以单管型最多，其次为双管型，复杂型最少。

四、适应证及禁忌证

1. 适应证

适用于各种原因（如手术、外伤、感染、免疫性疾病等）引起的消化道瘘及各种皮肤软组织难愈性窦道，经常规外科干预无效或迁延不愈的瘘或窦道。

2. 禁忌证

G-6-PD 缺乏症，即蚕豆病患者。

五、常规治疗方法

（一）肠外瘘

患者往往因肠道手术后腹腔感染导致手术切口长期不愈，皮肤与肠道沟通形成外瘘，因肠道细菌粪便外漏，导致感染难控制，并因长期体液丢失及无法正常进食导致营养不良，使肠外瘘的治疗更加困难。肠外瘘的常规治疗方法有保守治疗、早期控制性手术及确定性手术治疗。肠外瘘大多宜保守治疗，早期修补手术不易成功；有弥漫性腹膜炎者，及时行冲洗引流、粪便转流手术可以降低死亡率。因此，肠外瘘患者治疗为早期通畅引流、抗感染、营养支持、促进自愈为主。如不能自愈，3 ~ 6 个月后行确定性手术治疗，使死亡率下降至 12% ~ 20%，最低的可达 5%。但该种方法治疗周期长，住院费用高昂。任建安等提出：在肠瘘发生后 14 d 以内，腹腔粘连可以分离时，早期实施确定性手术并配合有效的围手术期支持，可以成功治愈肠瘘，有效缩短病程，提高治愈率。

（二）问题伤口

部分患者外科术后因局部血液循环差、全身营养差或伤口局部感染，甚至部分患者并发急性炎症或菌血症，导致伤口延迟愈合，甚至溃烂，最后因感染无法控制导致病情加重甚至死亡。常用的治疗方法有：植皮或皮瓣修复；碘伏纱条、含银敷料、白克瑞杀菌纱布、藻酸盐敷料处理问题伤口；空腔加压法、负压伤口治疗技术、重组人表皮生长因子、间充质干细胞移植、高压氧促进伤口愈合。

伤口清洗的传统方法是用棉球或纱布擦洗，但容易使棉纤维残留在伤口内，成为异物，损伤新鲜肉芽组织，增加局部出血，影响伤口愈合，同时对于有腔洞和窦道的伤口也不容易清洗干净，现在临床建议直接采用清洗液进行冲洗。

对伤口愈合的不同阶段，伤口清洗的方式应有所不同。在炎症阶段，为了去除坏死组织、残留的伤口护理产品等，可根据情况使用 10～50 mL 的注射器进行高压力灌洗；在增生阶段，为了避免对创面的损伤及妨碍上皮细胞生长，应采取低压冲洗的方法。进行伤口冲洗时将三氧水加温至 35～37℃ 可以降低对局部皮肤的刺激，避免局部毛细血管收缩，增加患者舒适度，同时也保证了局部血液循环。

（三）感染性窦道

目前腹壁窦道的治疗方法包括伤口引流、中医药治疗、窦道清创和扩创、窦道切除等。通常在局部麻醉或连续性硬膜外间隙阻滞麻醉下，术野无菌处理后，以银质探针探通窦道、瘘管方向，后将 2 mL 亚甲蓝抽入连接钝头注射针的注射器内，以左手拇指、食指捏紧窦口或瘘外口周围皮肤使之密闭，再将亚甲蓝缓慢注入窦道或瘘管中使之染色。按原手术切口或窦道、瘘管方向并环绕窦道口或瘘外口，切开其皮肤、皮下组织以电凝止血。以组织钳夹闭窦口或瘘外口，以左手掌心握该钳提起，并以拇指、中指及食指捏住钳夹的组织，取组织剪紧贴窦道或瘘管外壁剪除与之相连的周围组织，并以手指捏的方法感觉管道位置、方向，继续向纵深剪切管周围的联系，如此操作直至完整切除在腹壁内的窦道。如术前相关检查证实窦道已深入腹腔或瘘管形成，则需靠近病变部位另行切口进入腹腔，开腹后紧靠腹膜切断窦道或瘘管，钳夹并提起腹腔断端，参照上述方法切除窦道。注意：追踪解剖中避免损伤腹内脏器、血管，直到蓝染管道完整切除，如该管道通向空腔脏器，应探查清楚，做正确的相应处理，如本组中小肠瘘者行小肠部分切除、肠吻合术；对通向阑尾根部者，应除净蓝染的坏死组织（含黑线异物），做好阑尾根部的包埋；通向胆囊窝者做相应部位的刮除，如有漏胆应予缝扎，网膜包被，必要时胆总管应放置 T 管引流。在窦道、瘘管切除术中，应尽量避免切断蓝染管道，还应注意其有无分支，防止遗留病变，如管道切断应继续用钳提起断端，指捏管道，继续追踪解剖完整切除；在解剖中如发现蓝染组织范围广泛，均应一一切除，不得遗漏，否则有复发的危险。对另做开腹切口者，其腹壁上病变按前述方法予以切除，采用腹内外结合的操作方法较易完整切（刮）除所有病变，更易处理深入腹腔的异常情况。窦道或瘘管切除后应以生理盐水、甲硝唑液冲洗，局部宜放置剪有多侧孔的乳胶管，备负压引流。引流管或橡皮片引流可经切口或切口旁另做切口引出体外。窦道、瘘管切除后，经窦道瘘管外口切除的切口缘宜平行切除 1 条，使创缘新鲜以利愈合，腹膜、腹肌、腱膜、皮下组织、皮肤应予缝合。为降低过多线结引发感染的可能，常以 4 号丝线做切口全层缝合，待缝合完毕后，再逐一结扎。术后使用抗生素至体温正常 2 d 为止。

六、三氧治疗方法

（一）肠外瘘

我们利用三氧水及三氧气体灭菌消炎的作用，可以帮助控制肠瘘的感染。

经皮肤破溃处插入短导管行瘘管造影，了解瘘管长度、有无无效腔及其数量大小、与其相通的肠道等。然后将导管沿导丝插入瘘管，直至较大的无效腔或肠道。退出造影导管，经导丝引入 8.5F 的多侧孔引流管（Ultrathane 引流导管，COOK 公司）。再次造影，见侧孔置于窦道内及肠腔显影。外固定引流管。返病房后经引流管持续注入三氧水（40 μg/mL）。期间可定期造影复查，并根据脓腔变化调整引流管的位置。待患者引流量明显减少，可灌注三氧气体，以保持瘘口干洁。拔管指征为：造影未见明确无效腔，瘘口较前明显缩小或消失。

（二）问题伤口

三氧可以通过控制感染、改善局部血液循环及促进伤口组织再生。

传统观点认为伤口愈合需要干燥的环境；伤口的愈合需大气氧的参与，因而只有干燥透气的敷料如纱布和棉垫等才能保护伤口，促进伤口的愈合，也就是传统的干性愈合。1962 年英国动物学家 Winter 博士提出湿性愈合环境理论，随后

Hinman 等在人体上证实了这一观点，发明了伤口湿性疗法，即伤口在适度湿润环境下，细胞再生能力及游移加快，使创面不经过一般结痂过程而自然愈合，其复原速度比完全干燥环境下快1倍以上。

在该类伤口的处理中，我们推荐先应用三氧水对局部伤口进行冲洗，去除创面渗液及坏死组织，如已形成新鲜肉芽，则应低压冲洗；冲洗后可视创面情况局部套袋进行三氧气体熏蒸20 min，气体浓度可根据组织的不同而选取（20～40 μg/mL范围）；熏蒸后对创面进行三氧油局部浸润后以干纱布覆盖，这样既能保持相对湿润的环境，也能利用三氧抗菌性持续抑制伤口周围细菌，并促进局部组织生长。

（三）感染性窦道

治疗方式同肠外瘘。

七、疗效评价

病例评述1

患者，男性，41岁，因阑尾炎术后1年、右下腹壁脓肿9月余入院。查体可见右下腹皮肤破溃及窦道形成（A及B），DSA下置管造影可见升结肠及部分小肠显影（C）。三氧治疗1周后瘘口明显缩小，结肠未见显影（D）；2周后消化道造影未见明显异常（E），患者痊愈出院（F）。（图12-1）

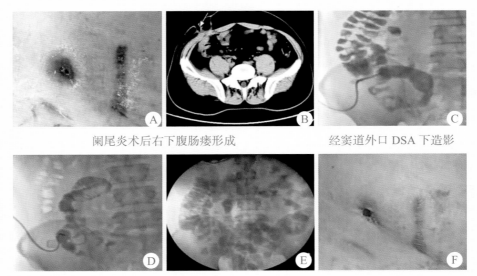

阑尾炎术后右下腹肠瘘形成　　　　　　　经窦道外口 DSA 下造影

治疗1周后经窦道外口 DSA 下造影　　治疗2周后消化道造影未见渗漏，窦道外口已愈合

图12-1　肠瘘患者三氧水治疗疗效观察

病例评述2

　　患者，男性，34岁，高处坠落伤后胸壁分枝杆菌感染，反复胸壁流脓10月余。外院多次清创植皮并口服抗生素，未见好转（A～C）。每日从窦道口插入引流管并以手术贴膜封闭，经引流管高压注入40 μg/mL三氧气体约150 mL，维持20 min（D～E）。然后拔出引流管塞入三氧油纱并包扎（F～G）。7 d后伤口愈合（H）。（图12-2）

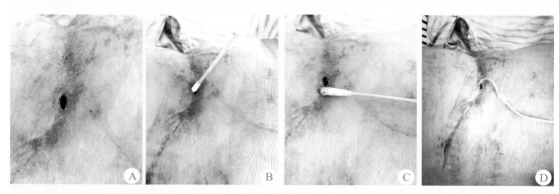

A～C：胸壁偶发分枝杆菌感染，反复窦道形成，1年未愈

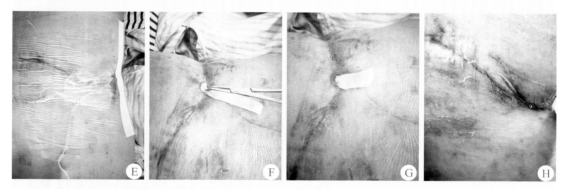

D～G：给予三氧气体熏蒸及三氧油纱条引流　　　　H：治疗1周后伤口愈合

图12-2　胸壁偶发分枝杆菌感染的三氧治疗

病例评述2

　　患者，男性，41岁，直肠癌综合治疗4年余，2018年7月直肠癌切除术后放疗致吻合口瘘并盆腔感染（A）。2018年7月9日就诊于南方医科大学南方医院介入科二病区（江高院区），行经导管三氧气体灌注及三氧大自血治疗18 d。

后返肿瘤科进行化疗（B）。2018年9月14日至2018年9月30日继续经引流管三氧气体灌注及三氧大自血治疗。后返肿瘤科进行化疗（C～D）。10月复查造影窦道已基本愈合，未见脓腔显影，拔除引流管（E）。（图12-3）

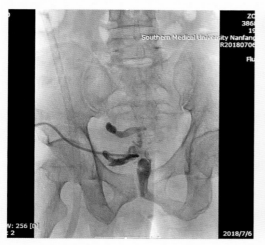

A：治疗前 DSA 造影

B：治疗18天后复查

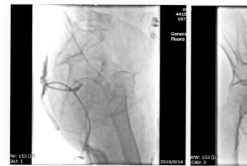

C～D：化疗后继续治疗16天

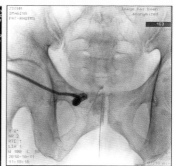

E：治疗后复查

图12-3　直肠癌术后吻合口瘘伴盆腔感染，引流管引流配合三氧治疗

八、展望

三氧因具灭菌及促愈作用，对肠外瘘、问题伤口及感染性窦道具有较好的治疗效果，为临床治疗提供了新的治疗方法，可以协助临床医师治疗相关难治疾病，提高患者治愈率。但目前缺乏三氧灭菌及促愈的进一步研究，尚需我们进行更多的基础研究，为临床应用提供更多的理论依据。

参考文献

[1] 孙立杰. 关于胃肠手术后肠瘘治疗时机及方式选择的研究 [J]. 中国医药指南，2017(06): 111.

[2] 郭广香，佟景许，韦超. 腹部术后肠外瘘22例诊治体会 [J]. 临床医学研究与实践，2018(12): 69–70.

[3] 刘蔷. 风湿免疫性疾病伤口的护理与研究进展 [J]. 实用临床护理学电子杂志，2018(03): 196, 198.

[4] 黄振. 介入下置管引流联合三氧治疗腹部手术后肠外瘘临床疗效研究 [J]. 实用医学杂志，2014(10): 1569–1572.

[5] 张远圆，吴学东. 问题伤口的预防和治疗现状 [J]. 创伤外科杂志，2017, 19(02): 152–154.

[6] Singer A J, Dagum A B. Current management of acute cutaneous wounds[J]. N Engl J Med, 2008, 359(10): 1037–1046.

[7] Winter G D. Effect of air exposure and occlusion on experimental human skin wounds[J]. Nature, 1963, 200: 378–379.

（赵玮、郝珂楠　南方医科大学南方医院　广州）

第十三章

三氧在日常生活中的应用

一、概述

三氧及三氧水除应用在医疗领域，在我们的日常生活中更是大有作用。早在19世纪中叶，人类就认识了三氧及其强氧化性。19世纪末20世纪初，三氧已应用于蔗糖精制和亚麻制品的漂白，牛奶、肉制品等蛋白质含量较高食品的保鲜，造酒业上消毒杀菌，印染业中脱色以及下水道脱臭除菌等。

三氧在我国的应用虽然比国外要迟，但随着人们对三氧认识的深入以及三氧技术的不断发展，三氧在我国现已广泛应用于许多行业和部门，如食品厂、化妆品厂、档案室、冷库、食堂、制药厂、学校、宾馆、酒店、医院、餐厅等的空气净化与消毒，矿泉水、食品饮料水、纯净水、超纯水、游泳池水、种植及养殖用水、医疗和工业污水等水处理行业的水净化、消毒杀菌及除藻，农产品保鲜及去除农药残留，畜牧养殖业饲养场地消毒等。

除了以上提到的众多行业应用，随着国家对三氧消毒器械的规范和引导，三氧及三氧水也逐渐走进老百姓家庭，在人们日常生活中发挥着越来越重要的角色。以下主要介绍三氧及三氧水在家居日常消毒与除臭、衣物消毒、个人护理等方面的应用。

二、三氧气体与三氧水

（一）三氧气体与三氧水的区别

三氧气体与三氧水在物理状态与产生方式都存在一定区别，用途也是各有不同。三氧气体更适合大面积的室内空气消毒，而三氧水制备过程中几乎没有三氧气体溢出，无氮氧化物等副产物，安全性极高，适用范围更广。目前三氧水广泛应用于家居消毒与除臭、食品解毒、个人护理等方面。表13-1为三氧气体与三氧水之间的一些区别。

表13-1　三氧气体与三氧水的比较

物理状态	气态	液态
反应物	三氧分子	三氧分子、羟基自由基
反应性	选择性	非选择性，即时反应，反应性更强
半衰期	~天	<30 min
皮肤刺激性	有刺激性	无刺激性
黏膜刺激性	有刺激性（浓度>0.1 μg/mL）	无刺激性
吸入刺激性	头疼，咳嗽，喉咙干燥，胸闷，气短	三氧气体溢出量<0.01 mg/m³，安全无刺激
安全限值（TLV）	PEL：0.1 μg/mL STEL：0.3 μg/mL（15 min×2次/日）	无限值，基本无害

注：安全限值中，PEL指容许暴露水平，STEL指短期暴露水平，数据源自美国职业安全与健康管理局（OSHA）。

（二）传统与新型三氧水制备方法对比

传统的三氧水制备，一般采用高压放电法先制备出高浓度的三氧气体，再将三氧气体通入气水反应器中，通过特殊装置使水雾化成特殊颗粒并与三氧气体充分混合，产生三氧水；或者将生成的三氧气体通过气泡石直接鼓入水中，与水混合成三氧水。此方法的缺点是制备三氧水过程烦琐、三氧水浓度普遍不高，设备体积大，生成三氧气体过程中有三氧气体和氮氧化物溢出风险。

随着科技的进步，目前最为先进的新型三氧水制备方法为导电纳米金刚石电解法。导电纳米金刚石具有世界上最宽的电化学窗口，比贵金属铂高出2 V，特别适合电解制备三氧水。此方法的优势是以自来水或纯净水为三氧源，不以空气或氧气为三氧源，因此没有氮氧化物等有害副产物，由水转换成三氧水的过程极短，几乎是同步生成，且三氧溢出量<0.01 mg/m³，对人体呼吸道的损害几乎可以忽略。此方法生成的三氧水浓度高，基本都大于0.8 mg/L，高者可达到2.5 mg/L以上。权威检测结果表明，以导电纳米金刚

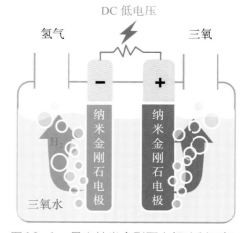

图13-1　导电纳米金刚石电解法制三氧

石电解法制备的三氧水30 s内对大肠杆菌、金黄色葡萄球菌、白色念珠菌、铜绿假单胞菌等常见细菌的杀灭对数值均 >3.0。此法制备的三氧水同样也会随时间的增加而逐步降解并还原成水，无任何化学残留，对皮肤及黏膜无刺激，入口无毒，对金属基本没有腐蚀性。

与传统的高压放电法对比，导电纳米金刚石电解法能耗更低、安全性更高、效率更高、设备体积更小，为目前最先进的三氧水制备方法。

三、空气消毒

三氧气体对室内空气中的微生物有较强的杀灭作用，还可去除异味、杀灭隐藏在死角的霉菌等，使用简便。在相对湿度 $\geqslant$ 70%、浓度 $\geqslant$ 20 mg/m³、消毒时间 $\geqslant$ 30 min 的条件下，对自然菌的杀灭率达到90%以上。三氧气体同时还可以对家中家具、装修材料等释放的甲醛有一定的去除作用。应用三氧气体对室内空气消毒时应关闭门窗，人、畜应离开消毒现场，避免因吸入过量三氧而中毒。

除此之外，三氧还可应用于汽车内部空间消毒。使用三氧气体对汽车内部进行熏蒸，可有效去除内饰材料所释放的二甲苯、苯等有害物质，杀灭车内细菌病毒，去除车内异味。在给车内空气进行净化消毒时，打开车内空调并调至内循环模式，即可同时对空调系统进行消毒除味，从内部杀灭细菌污染源。

因三氧是强氧化剂，易使橡胶、乳胶类物品以及铅、锌、铝等大部分金属加速腐蚀老化，消毒时应对含有此类材料的物品加以保护。

四、家居消毒与除臭

（一）三氧水家居应用场景

1. 客厅物品消毒
如桌椅、茶几、沙发等家具的表面消毒、地面消毒、茶具消毒等。

2. 厨房物品消毒
如餐具消毒、刀具及菜板消毒，炉灶及烟机表面消毒、橱柜台面消毒等。经过三氧水清洗的餐具，表面细菌已基本杀灭，不必再使用消毒碗柜进行消毒，真正做到经济环保降能耗。

3. 家电消毒及除臭
如冰箱内部消毒除臭、洗衣机内缸或滚筒消毒除臭等。

4. 卫浴消毒及除臭

如洗手盆、马桶及马桶盖、蹲厕、浴缸等卫生洁具的清洁消毒与除臭，毛巾、牙刷、漱口杯等洗漱用品的消毒等。

（二）衣物消毒

三氧水一定程度上可漂白衣物外表的污垢，减少洗衣粉及水的用量，并能杀死长期附着在衣物上的细菌，降低衣物细菌对人体的感染。袜子、内衣、汗衫、毛巾、浴巾等经过三氧水浸泡，除了可以杀菌消毒，还可去除异味。

酒店、宾馆、理发店等场所使用三氧水对床铺、毛巾等公用纺织物品进行消毒，可有效防止细菌交叉感染。

（三）食物保鲜

收获后的鲜果蔬菜虽然脱离了母株，但仍然是活的有机物，还在继续进行生命活动，同时还会自动释放出乙烯或碳酸气体，这些气体是引起果蔬生理变化、致使果蔬提早成熟、老化以至于腐烂变质的根本原因，并且由于果蔬间会产生霉菌和酵母菌的相互作用，加速收摘后的成熟和腐烂。目前使用的保鲜剂虽有多种，但按照乙烯除去方式而言，分为以活性炭为代表的吸附型和以高锰酸钾为代表的氧化分解型两大类。前者虽然除去率高，但吸附饱和后即失效，甚至还有脱附的危险。针对此特点，三氧技术脱颖而出。

三氧的强效杀菌能力及杀菌速度，极好地抑制了瓜果蔬菜的新陈代谢及病原菌的滋生蔓延，延缓果蔬的后熟衰老、增强抗病力、防止腐烂变质，达到保鲜效果。经过三氧气体或三氧水处理的果蔬，其保存期限一般会增加3倍以上。

（四）食品解毒

1. 去除农药残留

我国农药使用量大，农药残留无法避免，如西兰花、葡萄、杨梅等水果蔬菜生长过程中容易受到病虫害的威胁，需要喷洒农药以防止病虫害。长期食用含有过量残留农药的蔬菜，会引发多种疾病，对人们的身体健康大有影响。

农药分解之不易，化学氧化法一直是技术人员想要尝试的方法，其中有关三氧的使用渐被重视。三氧对有机农药的清除作用依然与其氧化能力有关，三氧具有使许多有机化合物氧化成二氧化碳、水及其他化合物的能力。简言之，在氧化过程中，三氧能断裂农药化学分子键，而使农药产生化学变化，从而不具毒性。研究表明，在浓度为 1.4 mg/L 的三氧水中浸泡 30 min，可以使 60% ~ 99% 的甲基 – 硝苯硫磷脂、硝苯硫磷脂、氯氰菊酯和二嗪农氧化分解。三氧处理对甲胺磷、氧化乐果、敌敌畏这种有机磷农药的清除效果也非常明显。

2. 清洗水果

水果经过采摘、包装、运输、销售等环节才到达消费者手中，水果表皮难免会沾染灰尘及细菌，加之果农或商贩为了防止水果过快腐烂，会在水果表面喷洒防腐剂。人们一般使用清水、盐水或果蔬洗涤剂等对水果进行清洗。如今使用三氧水清洗水果，可以有效杀灭水果表面的细菌病毒，清洗残余防腐剂，清洗后的水果无须多次过水以清除洗涤剂的化学残留，可以直接食用，食用更加安全放心。

3. 分解肉类激素

一些商人为了追逐高额利益，在牲畜饲养过程中添加大量生长激素、荷尔蒙和抗生素，如"瘦肉精"。"瘦肉精"正式名称为盐酸克伦特罗，大剂量用在饲料中可以促进牲畜的生长发育，提高瘦肉率。但食用含有"瘦肉精"的肉类对人体是有害的，"瘦肉精"在我国早已明令禁止使用。如担心市场上买到的肉类含有"瘦肉精"成分，可用三氧水浸泡数分钟，能有效分解此类物质，同时不会造成肉类的营养流失，让肉类保持鲜美口感。

除了肉类，海洋中的鱼、虾、蟹、贝类和海藻等海产品可能存在副溶血性弧菌。副溶血性弧菌是一种嗜盐性细菌，含盐分较高的腌制食品如咸菜、腌肉等也有可能存在此类细菌。该菌存活能力强，在抹布和砧板上能生存 1 个月以上，海水中可存活 47 d。食用了含有此菌的食物会引起食物中毒，临床上以急性起病、腹痛、呕吐、腹泻及水样便为主要症状。本病多在夏秋季发生于沿海地区，常造成集体发病。近年来，由于海鲜可以空运，内地城市病例也渐增多。使用三氧水对海产品进行喷淋或浸泡，可有效杀灭海产品含有的副溶血性弧菌，同时可以在一定程度上去除海产品的腥味。当然，海产品还是以彻底煮熟再吃为宜。

五、个人护理

由于三氧水具有强氧化性、强效杀菌能力以及无皮肤刺激性、入口无毒等优点，在个人护理方面得到越来越多的关注及应用。

（一）美容

三氧在美容领域的应用及其效果在本书的第九章已有介绍，此处不再详细叙述。

（二）口腔护理

口腔疾病大多是因细菌或病菌的感染而发生，齿缝是细菌、病菌或牙斑菌生长的温床。三氧水具有很强的渗透力，可以渗入齿槽深处，杀灭口腔内细菌。日常生活中每天刷牙前用三氧水进行漱口，可以有效预防蛀牙、缓解牙痛、扁桃体发炎、喉咙发炎等症状。三氧水还可加快口腔溃疡的愈合，同时起到清新口气的作用。

（三）女性护理

女性外阴阴道口前面是尿道口，后面是肛门，这种独特的生理结构很容易导致细菌繁殖。而且女性每日会有阴道分泌物流出，加上小解后的尿渍，女性内裤上会有分泌物沉积，这些分泌物富含蛋白质，是细菌的良好培养基。如果内裤不及时更换清洗，就成了一个病原库。另外，女性每月生理期都要使用卫生巾，因为卫生巾防渗漏、防侧漏，可以保持比较长的时间不更换，但这些血液在卫生巾上，温暖湿润富有蛋白质，各种病原会很快繁殖，超过2 h细菌会翻倍。以上诸多因素都有可能导致瘙痒、异味、黏腻不适、炎症等妇科问题的发生，严重时会影响女性自信与生活质量。

日常使用三氧水对外阴进行清洗，可以有效预防各类妇科问题，三氧水还可以代替目前常用的妇科洗液，综合使用成本低，效果好，对皮肤及黏膜无刺激性，无化学残留，还可以对内衣裤进行消毒，是理想的新型妇科保健洗液。

（四）婴幼儿护理

孕妇、婴儿、儿童都属于易感人群，容易受到各种细菌的感染，导致疾病的发生。奶瓶、奶嘴、衣物、毛巾、玩具、餐具等都是婴幼儿经常接触的物品，正所谓"病从口入"，每位母亲为了孩子的健康成长，都希望让孩子的生活用品、生活环境远离细菌病毒感染。以往是采用高温、化学消毒剂等方式进行消毒，除了过程麻烦，还有化学残留，刺激婴幼儿娇嫩的肌肤。三氧水的出现让消毒变得更加简单及安全，特别是便携式三氧水发生器的问世，让消毒随时随地进行，时刻呵护孩子的健康成长。

三氧水在婴幼儿的日常生活中还有更多的作用，如日常洗手、洗脸、处理蚊虫叮咬、缓解婴儿湿疹、处理伤口等。

由于婴幼儿的抵抗能力弱，过度消毒反而会导致正常生活环境中细菌明显减少，对人体免疫刺激不足，容易生病。因此，我们提倡科学消毒，对婴儿奶瓶奶嘴等时常接触的物品，应该每天进行消毒；玩具、衣物、地板、婴儿手推车等物品，可定期进行消毒。

（五）老人护理

老年人抵抗力降低，也属于易感人群之一，且老年人如果生病长期卧床，容易患压疮。糖尿病足也是老年人常见的疾病，处理不好会有截肢风险。临床证明，三氧水对压疮、糖尿病足、失禁性皮炎等问题有较好的治疗或缓解作用。老年人用三氧水日常洗手、洗脸，对食物及家中物品进行消毒，也可有效降低细菌病毒感染概率，降低患病风险。

（六）宠物护理

随着人们生活质量的提高，宠物成为众多家庭的标配。宠物毛发容易携带细菌及病毒，但如猫等宠物不适宜经常洗澡，否则有可能降低其自身免疫力。以往宠物主人都是采用清水或宠物用沐浴液给宠物洗澡、杀菌，效果不佳。如今只要使用适宜浓度的三氧水往宠物毛发甚至皮肤上喷洒，即可达到杀菌、消除宠物体味的效果。平时使用三氧水对宠物餐具、笼子、玩具等进行消毒，可有效预防因细菌感染导致宠物患病。

养宠物的人经常会遭遇被宠物抓伤、咬伤的情况，此时可用三氧水对伤口进行消毒，防止伤口感染病毒，同时加快伤口愈合。

六、展望

科技日新月异，随着三氧发生器及三氧水发生器的技术进步，越来越多的更加安全、高效、环保、多用途的三氧消毒产品将投放市场，会逐渐成为每个家庭必备的健康守护者。

参考文献

[1] 黄文琼. 氧的应用 [J]. 化学教学，2008(4): 53–55.

[2] 陆福军，孔明钊，孙丽萍，等. 臭氧在果蔬保鲜储存中的应用 [J]. 植物检疫，2009(4): 48–50.

（张文英、王健东 广州德百顺蓝钻科技有限公司 广州）

附 录

中国医师协会介入医师分会疼痛与生物氧化治疗学组三氧治疗专家共识（初稿）

执笔：何晓峰　唐水英

第一部分：基本说明

1. 制备医用三氧

医用三氧（MO）是一种三氧氧气混合物，由纯净的 O_2 和纯净的 O_3 组成，由医用三氧发生器产生，浓度范围为 $10\sim80$ μg/mL（mg/L）。

2. 医用三氧浓度测量

三氧在紫外线范围内具有强大的吸收带，在波长 253.7 nm 处具有最大吸收率。因此，在该波长下利用光度测量程序连续进行三氧浓度测量，是国际上通用的标准方法。

第二部分：全身血液治疗

1. 材料

（1）通常使用塑料血袋或玻璃瓶作为盛放血液的容器。要求血袋对三氧呈惰性法反应，不含增塑剂，没有邻苯二甲酸盐和塑料微粒的释放。将抗凝剂注入瓶中，通常使用3.8%柠檬酸钠（或枸橼酸钠）。与所采集的血液量体积比为1∶10。

玻璃瓶须预先施加真空成负压状态。多数情况下瓶内已有抗凝剂，血液体积应是玻璃瓶所含抗凝剂体积的10倍。

（2）操作者须使用一次性无菌手套。

（3）氧气源须采用医用纯氧。

（4）必须使用三证齐全的医用三氧治疗发生器产生三氧源。

2. 三氧化的血液量

相对是灵活的，与患者的体重、疾病种类和治疗阶段相关。为避免治疗中出现低血容量、溶血等副作用，一般情况下一次抽取不超过200 mL的血液。欧洲众多专家认为100 mL的血液量是最佳的；无论多少三氧化血液都会产生如ROS、LOPs等关键信使，表达关键的药理作用；增加单次治疗血液量，减少治疗次数，对于提高疗效无明显益处。治疗期间须遵循绝对无菌原则，防止血液污染。

3. 三氧治疗浓度

须从较低浓度（15 μg/mL）开始，经3~5次治疗后逐渐增加至25~30 μg/mL，直至治疗结束。

4. 标准疗程

每周进行3~5次治疗，总共14~21次。该方案被大多数欧洲专家认同，但也可以对其进行适当修改，以满足个体化治疗需求。治疗期间若患者出现酱油色尿液，须停止治疗。本次与下次治疗的时间间隔为3~6个月。

5. 适应证与禁忌证

（1）主要适应证：单纯疱疹、带状疱疹、脑梗死、帕金森氏症、阿尔茨海默病、血管性头痛、痤疮、类风湿性关节炎、褥疮溃疡、慢性感染、牛皮癣、肿瘤、免疫功能低下、溃疡性结肠炎、哮喘、过敏、抑郁症、肝病。

（2）禁忌证：蚕豆病、出血疾病（颅内出血、咳血、消化道出血、泌尿系出血等）、妊娠、失代偿性心脏病、恶性高血压、甲状腺功能亢进、注射点感染、口服抗凝药物等。

（3）相对禁忌证：卵圆孔未闭、未成年人（14岁以下）、全身抗凝治疗或双抗血小板治疗。

第三部分：系统性直肠治疗

1. 材料

有资质的导尿管，长度25~40 cm、一次性注射器（50 mL或100 mL）；辅助材料有凡士林或三氧油。

其他要求与前述一致。

2. 标准疗程

单纯采用直肠治疗的疗程为每2周10～15次；也可与前述全身血液治疗同步进行。治疗医师可以根据患者情况实施个体化治疗。

3. 适应证与禁忌证

同"第一部分：全身血液治疗"。

第四部分：三氧水治疗

1. 制备

三氧水是通过电解水或三氧气体通入灭菌注射用水中发生相关物理化学反应产生的新液体。三氧水中包含了大量的单线态氧（$^1O_2$）、羟基自由基（—OH）及少量的游离 O_3 分子。三氧水在20℃的半衰期通常是20～30 min。

2. 三氧水的特点

①三氧水氧化能力极强，反应极快；

②三氧水不稳定，易迅速转为氧气，增加水中溶解氧浓度；

③具有很强的抗菌作用，1.0 mg/L 三氧水1 min 对铜绿假单胞菌、大肠杆菌、金黄色葡萄球菌、耐甲氧西林金黄色葡萄球菌和白色念珠菌的平均杀灭率分别为99%、100%、100%、100% 和100%；

④三氧水可有效破坏细菌生物膜，发挥抗菌作用；

⑤杀菌和杀灭病毒的同时，三氧水可以氧化分解坏死组织；

⑥三氧水促进多种生长因子，如 VEGF、TGF-β 和 PDGF 的生成，促进组织愈合。

3. 适应证

种植牙、龋齿、慢性牙周炎、牙髓炎等口腔疾病；糖尿病足；各种窦道、瘘管；抗肿瘤治疗；慢性盆腔疼痛；慢性骨髓炎；妇科炎症；各种皮肤疾病的辅助治疗。

4. 给药方式

局部冲洗。

5. 疗程

视患者情况而定。

第五部分：三氧油治疗

1. 制备

三氧油须由专用医疗设备来生产。

2. 用途

主要用于消毒、灭菌及促进组织再生。

3. 适应证

皮肤溃疡、糖尿病足、痤疮、皮肤炎症、皮肤增白等。

4. 给药方式

局部涂抹。

5. 疗程

视患者情况而定。

第六部分：三氧局部注射治疗

1. 部位

各种疼痛痛点、各关节腔、硬膜外腔间隙。

2. 操作规范

（1）椎旁穿刺

适应证：椎间盘突出、脊柱关节病、椎间盘突出症术后残余疼痛（FBSS）、脊柱管狭窄。

a. 腰椎

每个周期的注射次数：12 ~ 15 次。

一次注射与下一次注射之间的最短时间间隔：2 ~ 3 天。

治疗周期与下一个治疗周期之间的时间间隔：6 个月（如果需要，可以重复注射）。

三氧注射量：每次注射 5 mL。

最大注入的总体积：50 mL。

三氧浓度：10 ~ 25 μg/mL。

技术要求：穿刺范围在待治疗的区域 2 ~ 3 cm 内；穿过皮肤、皮下脂肪组织达椎旁肌。

b. 颈椎

每个周期的注射次数：10～12次。

一次注射与下一次注射之间的最短时间间隔：3天。

治疗周期与下一个治疗周期之间的时间间隔：6个月（如果需要，可以重复注射）。

三氧注射量：每次注射2～4 mL。

最大注入的总体积：25 mL。

三氧浓度：10～20 μg/mL。

技术要求：同"腰椎"。

c. 背部区域

每个周期的注射次数：10～12次。

一次注射与下一次注射之间的最短时间间隔：3天。

治疗周期与下一个治疗周期之间的时间间隔：6个月（如果需要，可以重复注射）。

三氧注射量：每次注射3～5 mL。

最大注入的总体积：30 mL。

三氧浓度：12～25 μg/mL。

技术要求：同"腰椎"。

（2）神经卡压综合征

针对的疾病部位：正中神经（腕管综合征）、尺神经（Guyon综合征）、胫后神经（跗骨中隧道综合征）、腓深神经（前跗管综合征）、腘肌外侧坐骨神经、股外侧皮神经（麻痹性肢痛）。

每个周期的注射次数：5～12次。

一次注射与下一次注射之间的最短时间间隔：2～3天。

治疗周期与下一个治疗周期之间的时间间隔：3～6个月（如果需要，可以重复注射）。

三氧注射量：每次注射量为1.5～4 mL。

最大注入的总体积：15 mL。

三氧浓度：8～12 μg/mL。

技术要求：通过皮肤穿刺神经，可以感觉神经疼痛。针头缩回 1～2 mm，以避免神经内部给药。

（3）腕关节炎

每个周期的注射次数：10～12次。

一次注射周期与下一个治疗周期之间的时间间隔：6个月（如果需要的话，重复注射）。

三氧体积：每次注射 1.5～3 mL。

最大注入的总体积：10 mL。

三氧浓度：10～20 μg/mL。

技术要求：以45°倾斜穿刺，通过皮肤并到达皮下组织达关节周围。

（4）肌腱炎

每个周期的注射次数：10～12。

一次注射与下一次注射之间的最短时间间隔：3天。

治疗周期与下一个治疗周期之间的时间间隔：3～6个月（如果需要，可以重复注射）。

三氧注射量：每次注射 1～3 mL。

最大注入的总体积：15 mL。

三氧浓度：10～20 μg/mL。

技术要求：穿刺通过皮肤达肌腱周围，避免肌腱内注射。

（5）腱鞘炎（扳机指）

每个周期的注射次数：10～12。

一次注射与下一次注射的最小时间间隔：3天。

治疗周期与下一个治疗周期之间的时间间隔：3～6个月。

三氧体积注射：每次注射 1～4 mL。

最大注入的总体积：15 mL。

三氧浓度：8～15 μg/mL。

技术要求：穿刺通过皮肤达肌腱周围，避免肌腱内注射。

（6）膝关节腔

注射部位：膝关节。

每个周期的注射次数：10～12次。

一次注射与下一次注射之间的最短时间间隔：3天。

治疗周期与下一个治疗周期之间的时间间隔：3~6个月（如果需要，可以重复注射）。

注射三氧体积：每次关节内外注射8~12 mL。

最大注入的总体积：40 mL。

三氧浓度：10~20 μg/mL。

技术要求：经常采用以45°的倾斜度穿刺入髌骨和股骨间隙达关节腔内，晚期关节炎患者采用膝关节以60°~90°的角度弯曲，穿刺入与胫骨平台平行的旋转肌腱。

（7）髋关节腔

每个周期的注射数量：2~4次。

一次注射与下一次注射的最小时间间隔：7天。

治疗周期与下一个治疗周期之间的时间间隔：3~6个月（如果需要的话，重复注射）。

三氧注入量：每次注射2~8 mL。

最大治疗的总体积：8 mL。

三氧浓度：10~25 μg/mL。

技术要求：患者稍向内旋转下肢，在皮肤表面定位大转子和髂前下棘。穿刺点位于大转子的上侧，以15°~20°的倾斜度向髂前下棘直到进入关节腔。有条件时利用CT扫描以验证穿刺针的定位。

（8）腰椎关节腔

每个周期的治疗次数：3~4次。

一次治疗与下一次治疗之间的最短时间间隔：7天。

治疗周期与下一个治疗周期之间的时间间隔：6个月（如果需要，可再次治疗）。

三氧注射剂量：每次注射3~5 mL。

每次注射最大剂量：20 mL。

三氧浓度：12~25 μg/mL。

技术要求：在X线引导下识别腰椎关节间隙，穿刺针沿入射光束方向通过椎旁肌束达关节腔内。

（9）肩关节腔

每个周期的治疗次数：3～4次。

一次治疗与下一次治疗之间的最短时间间隔：7天。

治疗周期与下一个治疗周期之间的时间间隔：6个月（如果需要再次治疗）。

三氧注射量：每次注射4～6 mL。

每次治疗最大注入剂量：12 mL。

三氧浓度：12～25 μg/mL。

技术要求：在 X 线引导下穿刺至关节囊内。

（10）腰椎间盘化学溶解术及神经根阻滞术

每个周期的治疗次数：多数情况下是一次治疗，在症状部分缓解或复发时可重复施行。

治疗周期与下一个治疗周期之间的时间间隔：1～3个月。

（11）颈椎间盘化学溶解术

每个周期的治疗次数：多数情况下是一次治疗。在症状部分缓解或复发时可重复施行。

治疗周期与下一个治疗周期之间的时间间隔：3～6个月。

附件:

系统性三氧治疗知情同意书

全身三氧治疗主要包括全身静脉间接给药(主要是自体血液疗法)。通过使用无菌的医用耐三氧高科技设备,可以将气态氧和三氧的混合物与患者自己的血液混合。静脉全身治疗,通过插入静脉的导管取出80~120 mL血液(血液量取决于患者体重),与肝素或柠檬酸钠(抗凝血剂,以保持血液不凝固)混合,并用氧气与三氧气体混合物进行三氧化处理,然后将三氧化的血液输回患者体内。据报道,用这种方法进行的三氧治疗没有发生严重不良反应或副作用的显著风险。

其他全身施用三氧的技术是直肠注气和气浴。本方案是在医学检查期间进行全面病史分析后决定的,可适用于各种内科疾病,如肝病、过敏、严重头痛、抑郁症和其他遗传或自身免疫来源的罕见疾病。

三氧治疗的益处,与免疫系统的调节、血液流动性质的改善、促进氧气输送和利用、改善代谢和解毒、改善防御感染以及稳定许多血液标记物有关。

三氧疗法绝对的临床禁忌证包括严重心脏病发作或严重心脏病、甲状腺功能亢进、G-6-PD缺乏症、急性酒精性精神病、动脉导管未闭。相对禁忌证表现为妊娠、抽搐、严重心脏病。由于三氧的初始反应相对较低,建议在抗抑郁药、抗精神病药或其他精神活性药物的使用中密切关注患者。建议给予强有力的心理支持,从而获得患者的依从性。

据报道,三氧治疗从未引起过敏反应,偶尔有赫克斯海默尔反应报道,包括轻度至中度流感样症状:发烧、发冷、疼痛、疼痛、头痛、疲劳、嗜睡、皮疹和咳痰等。

静脉穿刺会引起静脉的损伤。任何类型的静脉注射均可引起静脉刺激或血栓性静脉炎。任何涉及针的手术都可能有感染和出血的风险。从病人身上抽取的血液在采集容器中凝结(导致血液的流失)的风险很小。

本协议上的签名将构成我们对三氧疗法和/或任何其他医疗处理所产生的法律责任的全面和最终解释。

阅读并理解上述陈述。我愿意接受三氧治疗,并同意上述陈述。我理解三氧治疗的可能风险,理解任何结果都不能保证,并给予知情同意并接受治疗。

我确认＿＿＿＿＿＿＿＿＿＿为我提供了充分的机会提出问题并得到了令我完全满意的答案。

患者签名:＿＿＿＿＿＿＿＿＿＿＿＿＿＿＿＿＿＿＿＿＿

医生签名:＿＿＿＿＿＿＿＿＿＿＿＿＿＿＿＿＿＿＿＿＿

日期:＿＿＿＿＿＿＿＿＿